PEPP 2025

Pauschalierende Entgelte in der Psychiatrie/Psychosomatik

DKR-PSYCH 2025

Deutschen Kodierrichtlinien für die Psychiatrie/Psychosomatik

Praxisausgabe 2025
inkl. der relevanten
ICD- und OPS-Codes Version 2025

Deutsche Krankenhausgesellschaft (DKG)
GKV-Spitzenverband
Verband der privaten Krankenversicherung (PKV)
Institut für das Entgeltsystem im Krankenhaus (InEK GmbH)

Praxisausgabe PEPP • DKR-Psych

Vereinbarung zum pauschalierenden Entgeltsystem für psychiatrische und psychosomatische Einrichtungen für das Jahr 2025 (Vereinbarung über die pauschalierenden Entgelte für die Psychiatrie und Psychosomatik 2025 – PEPPV 2025) vom 26.09.2024

Deutsche Kodierrichtlinien für die Psychiatrie/Psychosomatik (DKR-Psych), Stand: 10. Oktober 2024

Auszug aus dem ICD-10-GM Systematisches Verzeichnis Version 2025

Internationale statistische Klassifikation der Krankheiten und verwandter Gesundheitsprobleme, 10. Revision - German Modification, Stand: 13.09.2024

Die vorliegende Ausgabe beruht (1) auf der vollständigen amtlichen Fassung der Internationalen statistischen Klassifikation der Krankheiten und verwandter Gesundheitsprobleme, 10. Revision, und (2) auf der australischen ICD-10-AM, First Edition. Die englischsprachige Originalausgabe zu (1) wurde 1992 von der Weltgesundheitsorganisation veröffentlicht als International Statistical Classification of Diseases and Related Health Problems, Tenth Revision, Geneva, WHO, Vol. 1, 1992; die englischsprachige Originalausgabe zu (2) wurde 1998 vom australischen National Centre for Classification in Health veröffentlicht als Volume 1 of The International Statistical Classification of Diseases and Related Health Problems, 10th Revision, Australian Modification (ICD-10-AM). First Edition.

Der Generaldirektor der Weltgesundheitsorganisation hat die Übersetzungsrechte für eine deutschsprachige Ausgabe an das Deutsche Institut für Medizinische Dokumentation und Information vergeben, das für die Übersetzung allein verantwortlich ist. Das Commonwealth of Australia hat die Übersetzungsrechte für eine deutschsprachige Ausgabe an das Deutsche Institut für Medizinische Dokumentation und Information vergeben, das für die Übersetzung allein verantwortlich ist.

Herausgegeben vom Bundesinstitut für Arzneimittel und Medizinprodukte (BfArM) im Auftrag des Bundesministeriums für Gesundheit (BMG).

Der Druck erfolgt unter Verwendung der maschinenlesbaren Fassung des Bundesinstituts für Arzneimittel und Medizinprodukte (BfArM).

Auszug aus dem OPS Systematisches Verzeichnis Version 2025

Operationen- und Prozedurenschlüssel - Internationale Klassifikation der Prozeduren in der Medizin (OPS), Stand: 18.10.2024

Herausgegeben vom Bundesinstitut für Arzneimittel und Medizinprodukte (BfArM) im Auftrag des Bundesministeriums für Gesundheit (BMG). Der Druck erfolgt unter Verwendung der maschinenlesbaren Fassung des Bundesinstituts für Arzneimittel und Medizinprodukte (BfArM).

ISBN: 978-3-910921-11-5

- Druckjahr 2024 -

Verlag und Vertrieb:
pictura Werbung GmbH
Schlossgasse 6d, D-35423 Lich
Tel. 0 64 04/66 87 20
Fax 0 64 04/66 87 21
info@pictura-gmbh.de
www.pictura gmbh.de

Inhaltsverzeichnis

Vorwort und spezielle Hinweise zu dieser Sonderauflage

Die vorliegende Praxisausgabe kombiniert die Abrechnungsregeln mit Anlagen des neuen Entgeltsystems für die Psychiatrie und Psychosomatik für das Jahr 2025, die DKR-Psych sowie die für die Psychiatrie relevanten Abschnitte der ICD-10-GM Version 2025 und des OPS-Katalogs 2025.

Bei der Erstellung dieser Druckversion wurde größtmögliche Sorgfalt aufgewendet, um für die Anwender die Benutzerfreundlichkeit bestmöglich zu gestalten. Für Schäden, die durch Fehler bei der Erstellung entstanden sind, wird jegliche Haftung ausgeschlossen. Es kann bei Redaktionsschluss nicht ausgeschlossen werden, dass sich weitere Änderungen und Anpassungen ergeben.

Wir weisen ausdrücklich darauf hin, dass die hier zusammengestellten ICD- und OPS-Codes nur einen praxisorientierten Ausschnitt aus den vollständigen Verzeichnissen darstellen.

PEPPV 2025 – Vereinbarung zum pauschalierenden Entgeltsystem für psychiatrische und psychosomatische Einrichtungen für das Jahr 2025 (Stand 26.9.2024)
Die PEPPV 2025 enthält die auf Selbstverwaltungsebene konsentierten Abrechnungsregeln und Kataloge; dieser angefügt sind die Klarstellungen der Vertragsparteien nach § 17b Abs. 2 Satz 1 KHG zur Vereinbarung pauschalierende Entgelte Psychiatrie und Psychosomatik 2025. Die Fallbeispiele wurden entsprechend Punkt 2 der Klarstellungen aus der Version 2018 übernommen.

DKR-Psych (Stand 10.10.2024)
Die DKR-Psych stellen die Regeln zur Kodierung von Diagnosen und medizinischen Leistungen dar. Basis für die DKR-Psych sind die von der InEK GmbH – Institut für das Entgeltsystem im Krankenhaus – im Auftrag der Selbstverwaltung veröffentlichten zur Verfügung gestellten Datenbestände in der Version vom 10. Oktober 2024.

Auszug aus ICD-10-GM Version 2025 (Stand 13.09.2024)
Als für die Psychiatrie/Psychosomatik hauptsächlich relevanter Inhalt der ICD-10-GM Version 2025 sind die Kapitel V (Psychische Verhaltensstörungen) und VI (Krankheiten des Nervensystems) vollständig wiedergegeben. Die außerhalb dieser Kapitel vorhandenen Diagnosen können natürlich ebenso relevant sein und dürfen daher bei der Kodierung nicht unberücksichtigt bleiben.

Auszug aus OPS Version 2025 (Stand 18.10.2024)
Diese Praxisausgabe beinhaltet einen Auszug all jener psychiatrischen und psychosomatischen Prozedurenschlüssel, die nur im Bereich der Bundespflegesatzverordnung kodiert werden dürfen (Geltungsbereich des § 17d KHG). Nicht anzuwendende Kodes sind zusätzlich grau hinterlegt. Die weiteren vorhandenen OPS-Schlüssel in den offiziellen Katalogen sind bei Erbringung selbstverständlich ebenso zu kodieren. Ergänzend wurden die die Psychiatrie betreffenden Klarstellungen und Änderungen gemäß § 295 Absatz 1 Satz 8 und § 301 Absatz 2 Satz 6 SGB V aufgenommen. Das Bundesinstitut für Arzneimittel und Medizinprodukte (BfArM) ist berechtigt, bei Auslegungsfragen zu ICD-10-GM und OPS Klarstellungen und Änderungen mit Wirkung auch für die Vergangenheit vorzunehmen, soweit diese nicht zu erweiterten Anforderungen an die Verschlüsselung erbrachter Leistungen führen.

PEPPV 2025

Pauschalierende Entgelte in der Psychiatrie/Psychosomatik

Vereinbarung zum pauschalierenden Entgeltsystem für psychiatrische und psychosomatische Einrichtungen für das Jahr 2025 (Vereinbarung über die pauschalierenden Entgelte für die Psychiatrie und Psychosomatik 2025 – PEPPV 2025)

zwischen

dem GKV-Spitzenverband, Berlin,

und

dem Verband der Privaten Krankenversicherung, Köln,

gemeinsam und einheitlich

sowie

der Deutschen Krankenhausgesellschaft, Berlin

Präambel

Gemäß § 17d Absatz 1 Krankenhausfinanzierungsgesetz (KHG) ist für die Vergütung der allgemeinen Krankenhausleistungen von Fachkrankenhäusern und selbständigen, gebietsärztlich geleiteten Abteilungen an somatischen Krankenhäusern für die Fachgebiete Psychiatrie und Psychotherapie, Kinder- und Jugendpsychiatrie und -psychotherapie (psychiatrische Einrichtungen) sowie Psychosomatische Medizin und Psychotherapie (psychosomatische Einrichtungen) ein durchgängiges, leistungsorientiertes und pauschalierendes Vergütungssystem einzuführen. Der GKV-Spitzenverband und der Verband der Privaten Krankenversicherung gemeinsam vereinbaren mit der Deutschen Krankenhausgesellschaft gemäß § 17d Absatz 3 KHG auch dessen jährliche Weiterentwicklung und Anpassung, insbesondere an medizinische Entwicklungen, Veränderung der Versorgungsstruktur und Kostenentwicklungen und die Abrechnungsbestimmungen, soweit diese nicht gesetzlich vorgegeben werden. In diesem Zusammenhang vereinbaren sie gemäß § 9 Absatz 1 Nummern 1 bis 3 Bundespflegesatzverordnung (BPflV) einen Katalog mit insbesondere tagesbezogenen Entgelten nach § 17d Absatz 1 Satz 6 KHG, einen Katalog ergänzender Zusatzentgelte nach § 17d Absatz 2 Satz 2 KHG sowie die Abrechnungsbestimmungen für diese Entgelte.

In Erfüllung dieses gesetzlichen Auftrages vereinbaren die Parteien das Folgende:

§ 1
Abrechnungsgrundsätze

(1) Die pauschalierenden Entgelte für die Psychiatrie und Psychosomatik (PEPP) sowie die jeweiligen Zusatzentgelte (ZP) und ergänzenden Tagesentgelte (ET) werden jeweils von dem die Leistung erbringenden Krankenhaus nach dem am Tag der vollstationären, stationsäquivalenten oder teilstationären Aufnahme geltenden Entgeltkatalog und den dazu gehörenden Abrechnungsbestimmungen abgerechnet.

(2) Zur Einstufung in die jeweils abzurechnenden Entgelte sind Programme (Grouper) einzusetzen, die vom Institut für das Entgeltsystem im Krankenhaus der Selbstverwaltungspartner zertifiziert sind. Die Einstufung nach den Anlagen zu dieser Vereinbarung erfolgt in Entgelte und innerhalb dieser Entgelte - soweit vorhanden - in kalkulationsbasierte Vergütungsklassen. Ist bei der Zuordnung von Behandlungsfällen zu einem Entgelt auch das Alter der behandelten Person zu berücksichtigen, ist das Alter am Tag der Aufnahme in das Krankenhaus maßgeblich. Die Entgelthöhe je Tag wird ermittelt, indem die im Entgeltkatalog ausgewiesene maßgebliche Bewertungsrelation nach Anlage 1a oder Anlage 2a bzw. Anlage 5 jeweils mit dem Basisentgeltwert multipliziert und das Ergebnis kaufmännisch auf zwei Nachkommastellen

gerundet wird. Für die Rechnungsstellung wird die Anzahl der Berechnungstage je Entgelt addiert und mit dem Entgeltbetrag nach Satz 4 multipliziert. Ist die Anzahl der Berechnungstage größer als die letzte im Katalog ausgewiesene Vergütungsklasse, ist für die Abrechnung die Bewertungsrelation der letzten Vergütungsklasse heranzuziehen. Für Patienten[1], die im Vorjahr aufgenommen und noch in das aktuelle Jahr hinein vollstationär, stationsäquivalent oder teilstationär behandelt werden, gilt § 15 BPflV entsprechend.

(3) Maßgeblich für die Abrechnung ist die Zahl der Berechnungstage. Berechnungstage sind der Aufnahmetag sowie jeder weitere Tag des Krankenhausaufenthalts bzw. bei stationsäquivalenter Behandlung Tage mit direktem Patientenkontakt inklusive des Verlegungs- oder Entlassungstages aus dem Krankenhaus bzw. der stationsäquivalenten Behandlung; wird ein Patient am gleichen Tag – gegebenenfalls auch mehrfach – aufgenommen und verlegt oder entlassen, gilt dieser Tag als Aufnahmetag und zählt als ein Berechnungstag. Für Fallzusammenfassungen nach den §§ 2 und 3 sind zur Ermittlung der Berechnungstage der Aufnahmetag sowie jeder weitere Tag des Krankenhausaufenthalts zusammenzurechnen; hierbei sind die Verlegungs- oder Entlassungstage aller zusammenzuführenden Aufenthalte mit in die Berechnung einzubeziehen. Vollständige Tage der Abwesenheit nach Absatz 4, die während eines Behandlungsfalles anfallen, sind keine Berechnungstage. Sie sind gesondert in der Rechnung auszuweisen und werden bei der Ermittlung der Vergütungsklassen nicht berücksichtigt

(4) Vollständige Tage der Abwesenheit sind Kalendertage, an denen der Patient sich während einer voll- und teilstationären Behandlung nicht im Krankenhaus befindet bzw. bei stationsäquivalenter Behandlung kein direkter Patientenkontakt stattfindet. Für diese Tage kann kein Entgelt abgerechnet werden. Für Kalendertage des Antritts und der Wiederkehr aus einer Abwesenheit des Patienten sind die Entgelte in voller Höhe abzurechnen. Bei Fortsetzung der Krankenhausbehandlung nach einer Abwesenheit liegt keine Wiederaufnahme im Sinne von § 2 vor.

(5) Bei Abrechnung von tagesbezogenen vollstationären, stationsäquivalenten oder teilstationären Entgelten zählt jede Aufnahme als ein Fall. Abweichend von Satz 1 sind Aufenthalte, die unter die Regelungen der Wiederaufnahme nach § 2 oder der Rückverlegung nach § 3 fallen, zusammenzufassen und nur als ein Fall zu zählen.

(6) Vor- und nachstationäre Behandlungen sind nach § 115a des Fünften Buches Sozialgesetzbuch gesondert zu vergüten. Die Leistungen der vor- und nachstationären Behandlung sind bei der Gruppierung des Behandlungsfalles nicht zu berücksichtigen.

(7) Wenn eine Dialysebehandlung während der stationären Behandlung in einer psychiatrischen oder psychosomatischen Abteilung an einem Krankenhaus mit eigener Dialyseeinrichtung im Geltungsbereich des Krankenhausentgeltgesetzes (KHEntgG) durchgeführt wird, kann diese Dialyse entweder ambulant oder in der eigenen Dialyseeinrichtung erbracht werden. Sofern die Dialyse in der eigenen Dialyseeinrichtung des Krankenhauses durchgeführt wird, ist die Dialyse nach § 2 Absatz 2 Satz 3 KHEntgG als Leistung des Krankenhauses berechenbar. An den Tagen der Dialysebehandlung können neben den Entgelten nach der Bundespflegesatzverordnung für die psychiatrische oder psychosomatische Behandlung die Entgelte für teilstationäre Dialyse (Basis-DRG L90) nach den Vorgaben des Krankenhausentgeltgesetzes abgerechnet werden.

(8) Sofern keine Vereinbarung nach § 11 Absatz 1 Satz 3 oder § 8 Absatz 4 Satz 3 BPflV getroffen ist, kann für eine Abschlagszahlung eine Zwischenrechnung erstellt werden, indem für jeden vollstationären Berechnungstag eine Bewertungsrelation in Höhe von 1,00, für jeden teilstationären Berechnungstag eine Bewertungsrelation in Höhe von 0,75 und für jeden stationsäquivalenten Berechnungstag eine Bewertungsrelation in Höhe von 0,80 herangezogen wird; § 8 Absatz 4 Satz 2 BPflV bleibt unberührt. Abweichend von Satz 1 kann für Patienten, die in der Kinder- und Jugendpsychiatrie behandelt werden, für vollstationäre Berechnungstage eine Bewertungsrelation in Höhe von 1,50, für jeden teilstationären Berechnungstag eine Bewertungsrelation in Höhe von 1,00 und für jeden stationsäquivalenten Berechnungstag eine Bewertungsrelation in Höhe von 1,20 herangezogen werden.

(9) Bei der aus medizinischen Gründen notwendige Mitaufnahme einer Begleitperson des Patienten oder die Mitaufnahme einer Pflegekraft gemäß § 2 Absatz 2 Satz 2 Nr. 3 BPflV findet für die Erstattung der Unterkunft und Verpflegung die „Vereinbarung von Zuschlägen für die Aufnahme von Begleitpersonen nach § 17 b Abs. 1 Satz 4 KHG“ vom 16.09.2004 Anwendung. Dies gilt nicht

für Mitaufnahmen im Rahmen eines Eltern-Kind-Settings gemäß OPS 9-686.* oder Mutter/Vater-Kind-Setting gemäß OPS 9-643.*, bei denen sämtliche Leistungen für eine Begleitperson mit der Vergütung der Patientin oder des Patienten abgegolten werden.

§ 2
Wiederaufnahmen in dasselbe Krankenhaus

(1) Das Krankenhaus hat eine Zusammenfassung der Aufenthaltsdaten zu einem Fall und eine Neueinstufung in ein Entgelt vorzunehmen, wenn ein Patient innerhalb von 14 Kalendertagen, bemessen nach der Zahl der Kalendertage ab dem Entlassungstag der vorangegangenen Behandlung wieder aufgenommen wird und in dieselbe Strukturkategorie einzustufen ist.

(2) Eine Zusammenfassung und Neueinstufung nach Absatz 1 ist nur vorzunehmen, wenn ein Patient innerhalb von 90 Kalendertagen ab dem Aufnahmedatum des ersten unter diese Vorschrift der Zusammenfassung fallenden Krankenhausaufenthalts wieder aufgenommen wird.

(3) Bei der Anwendung der Absätze 1 und 2 hat das Krankenhaus eine Neueinstufung in ein Entgelt mit den Daten aller zusammenzufassenden Krankenhausaufenthalte durchzuführen. Als Hauptdiagnose des zusammengefassten Falles ist die Hauptdiagnose des Aufenthaltes mit der höchsten Anzahl an Berechnungstagen zu wählen. Bei mehr als zwei zusammenzufassenden Aufenthalten sind die Berechnungstage einzelner Aufenthalte mit gleicher Hauptdiagnose aufzusummieren und mit der Anzahl an Berechnungstagen der anderen Aufenthalte zu vergleichen. Ist die Anzahl der Berechnungstage für mehrere Hauptdiagnosen gleich hoch, so ist als Hauptdiagnose die Diagnose des zeitlich früheren Aufenthaltes zu wählen. Hat das Krankenhaus einen der zusammenzufassenden Aufenthalte bereits abgerechnet, ist die Abrechnung zu stornieren.

(4) Die Regelungen zur Wiederaufnahme nach den Absätzen 1 bis 3 sowie die Regelungen zur Verlegung nach § 3 gelten nur für mit Bewertungsrelationen bewertete Entgelte nach den Anlagen 1a und 2a sowie stationsäquivalente Entgelte nach den Anlagen 6a und 6b. Eine Zusammenfassung von Behandlungsfällen zwischen den Bereichen vollstationär, stationsäquivalent und teilstationär erfolgt nicht.

(5) Für Aufenthalte mit Aufnahmedatum aus unterschiedlichen Jahren erfolgt keine Fallzusammenfassung.

§ 3
Verlegung

(1) Im Falle der Verlegung in ein anderes Krankenhaus rechnet jedes beteiligte Krankenhaus die Entgelte auf Basis der im eigenen Krankenhaus erfassten Daten ab. Eine Verlegung im Sinne des Satzes 1 liegt vor, wenn zwischen der Entlassung aus einem Krankenhaus und der Aufnahme in einem anderen Krankenhaus nicht mehr als 24 Stunden vergangen sind.

(2) Wird ein Patient in ein anderes Krankenhaus verlegt und von diesem oder einem anderen Krankenhaus in dasselbe Krankenhaus zurückverlegt (Rückverlegung), gelten die Regelungen zur Fallzusammenfassung entsprechend den Vorgaben zur Wiederaufnahme nach § 2.

(3) Unterliegt ein Krankenhaus neben dem Geltungsbereich der Bundespflegesatzverordnung auch dem Geltungsbereich des Krankenhausentgeltgesetzes, sind diese unterschiedlichen Geltungsbereiche im Falle von internen Verlegungen wie eigenständige Krankenhäuser zu behandeln. Für den Geltungsbereich der Bundespflegesatzverordnung sind die Absätze 1 und 2 entsprechend anzuwenden. Bei Verlegungen innerhalb eines Krankenhauses am selben Kalendertag aus dem Geltungsbereich der Bundespflegesatzverordnung in den Geltungsbereich des Krankenhausentgeltgesetzes ist abweichend von § 1 Absatz 3 der Verlegungstag von der verlegenden Abteilung nicht abrechnungsfähig.

(4) Wird ein Patient in demselben Krankenhaus sowohl vollstationär, stationsäquivalent oder teilstationär behandelt, so sind diese Fälle jeweils getrennt zu betrachten. Eine Zusammenfassung von vollstationären, stationsäquivalenten und teilstationären Behandlungsfällen erfolgt nicht. Innerhalb der Bereiche finden die Regelungen zur Wiederaufnahme nach § 2 und zur Verlegung nach den Absätzen 1 bis 3 Anwendung. Bei interner Verlegung bzw. Wechsel am selben

Kalendertag zwischen vollstationärer, stationsäquivalenter oder teilstationärer Behandlung innerhalb des Geltungsbereichs der Bundespflegesatzverordnung, ist dieser Verlegungstag abweichend von § 1 Absatz 3 für den verlegenden Bereich nicht abrechnungsfähig.

§ 4
Jahreswechsel bei Extremlangliegern

Sofern ein im Jahr 2024 oder zuvor aufgenommener Patient am 31.12.2025 noch nicht entlassen wurde, wird für Zwecke der Abrechnung eine Entlassung zum 31.12.2025 angenommen. Eine Fallzusammenfassung nach § 2 Absatz 1 und 2 findet nicht statt. Die Abrechnung ab dem 01.01.2026 wird für Patienten nach den Sätzen 1 bis 2 nach den dann gültigen Kodierregeln, ICD- und OPS-Katalogen und Entgeltkatalogen durchgeführt. Die Zählung der Berechnungstage beginnt mit dem 01.01.2026 neu.

§ 5
Zusatzentgelte

(1) Zusätzlich zu den mit Bewertungsrelationen bewerteten Entgelten nach den Anlagen 1a, 2a und 6a oder zu den Entgelten nach den Anlagen 1b, 2b, und 6b können bundeseinheitliche Zusatzentgelte nach dem Zusatzentgelte-Katalog nach Anlage 3 abgerechnet werden. Neben Zusatzentgelten der Anlagen 3 und 4 sind auch ergänzende Tagesentgelte nach § 6 abrechenbar. Die Zusatzentgelte nach Satz 1 sind mit Inkrafttreten der Vereinbarung (§ 11) abrechenbar.

(2) Für die in Anlage 4 benannten, mit dem bundeseinheitlichen Zusatzentgelte-Katalog nicht bewerteten Leistungen vereinbaren die Vertragsparteien nach § 11 BPflV krankenhausindividuelle Zusatzentgelte nach § 6 Absatz 1 BPflV. Diese können zusätzlich zu den mit Bewertungsrelationen bewerteten Entgelten nach den Anlagen 1a, 2a und 6a oder den Entgelten nach den Anlagen 1b, 2b und 6b abgerechnet werden. Für die unbewerteten Zusatzentgelte der Anlage 4 gilt § 15 Absatz 1 Satz 3 BPflV entsprechend. Können für die Leistungen nach Anlage 4 auf Grund einer fehlenden Vereinbarung für den Vereinbarungszeitraum 2025 noch keine krankenhausindividuellen Zusatzentgelte abgerechnet werden, sind für jedes Zusatzentgelt 600 Euro abzurechnen. Wurden für Leistungen nach Anlage 4 für das Jahr 2025 keine Zusatzentgelte vereinbart, sind im Einzelfall auf der Grundlage von § 8 Absatz 1 Satz 3 BPflV für jedes Zusatzentgelt 600 Euro abzurechnen.

§ 6
Ergänzende Tagesentgelte

Zusätzlich zu den mit Bewertungsrelationen bewerteten Entgelten nach den Anlagen 1a und 2a können bundeseinheitliche ergänzende Tagesentgelte nach Anlage 5 abgerechnet werden. Dies gilt mit Ausnahme von dem ET02 auch an nicht abrechenbaren Verlegungstagen nach § 3 Absatz 3 Satz 3 und § 3 Absatz 4 Satz 4. Neben ergänzenden Tagesentgelten sind auch Zusatzentgelte nach § 5 abrechenbar

§ 7
Teilstationäre Leistungen

(1) Für teilstationäre Leistungen können für den Aufnahmetag und jeden weiteren Tag der Krankenhausbehandlung Entgelte nach Anlage 2a oder 2b abgerechnet werden. Dies gilt auch für den Verlegungs- oder Entlassungstag, der nicht zugleich Aufnahmetag oder Verlegungstag nach § 3 Absatz 4 Satz 4 ist.

(2) Für mit Bewertungsrelationen bewertete teilstationäre Leistungen gelten die Regelungen der Wiederaufnahme nach § 2 und die Regelungen zur Verlegung nach § 3 entsprechend. Eine Zusammenfassung von vollstationären oder stationsäquivalenten Leistungen mit teilstationären Leistungen erfolgt nicht.

(3) Wird ein Patient an demselben Tag innerhalb des Krankenhauses von einer teilstationären Behandlung in eine vollstationäre oder stationsäquivalente Behandlung verlegt, kann für den Verlegungstag abweichend von § 1 Absatz 3 kein teilstationäres Entgelt abgerechnet werden

§ 8
Sonstige Entgelte

Für die unbewerteten Entgelte der Anlagen 1b, 2b und 6b gilt § 15 Absatz 1 Satz 3 BPflV in Verbindung mit § 1 Absatz 3 entsprechend. Für teilstationäre Behandlungen gelten die Vorgaben gemäß § 7 Absatz 1 entsprechend. Können für die Leistungen nach Anlage 1b auf Grund einer fehlenden Vereinbarung für den Vereinbarungszeitraum 2025 noch keine krankenhausindividuellen Entgelte abgerechnet werden, sind für jeden vollstationären Berechnungstag 250 Euro abzurechnen. Können für die Leistungen nach Anlage 2b auf Grund einer fehlenden Vereinbarung für den Vereinbarungszeitraum 2025 noch keine krankenhausindividuellen Entgelte abgerechnet werden, sind für jeden teilstationären Berechnungstag 190 Euro abzurechnen. Können für die Leistungen nach Anlage 6b auf Grund einer fehlenden Vereinbarung für den Vereinbarungszeitraum 2025 noch keine krankenhausindividuellen Entgelte abgerechnet werden, sind für jeden stationsäquivalenten Berechnungstag 200 Euro abzurechnen; dies gilt unabhängig vom Zeitpunkt des Umstiegs auf das neue Entgeltsystem. Wurden für Leistungen nach den Anlagen 1b und 2b für das Jahr 2025 keine Entgelte vereinbart, sind im Einzelfall auf der Grundlage von § 8 Absatz 1 Satz 3 BPflV für jeden vollstationären Berechnungstag 250 Euro und für jeden teilstationären Berechnungstag 190 Euro abzurechnen

§ 9
Kostenträgerwechsel

Tritt während der vollstationären, stationsäquivalenten oder teilstationären Behandlung ein Zuständigkeitswechsel des Kostenträgers ein, wird der gesamte Krankenhausfall mit dem Kostenträger abgerechnet, der am Tag der Aufnahme leistungspflichtig ist.

§ 10
Laufzeit der Entgelte und anzuwendender Basisentgeltwert

(1) Die bewerteten Entgelte nach den Anlagen 1a, 2a, 3 und 5 sind abzurechnen für Patienten, die ab dem 01.01.2025 in das Krankenhaus aufgenommen werden. Bei Jahresüberliegern sind die Berechnungstage des neuen Kalenderjahres für mit Bewertungsrelationen bewertete Entgelte (PEPP und ET) mit dem für das neue Kalenderjahr vereinbarten krankenhausindividuellen Basisentgeltwert abzurechnen. Bei unterjähriger Genehmigung des Krankenhausbudgets gemäß § 15 Absatz 1 Satz 2 BPflV sind die Berechnungstage für mit Bewertungsrelationen bewertete Entgelte ab dem Tag des Wirksamwerdens der Budgetvereinbarung 2025 mit dem neuen genehmigten krankenhausindividuellen Basisentgeltwert unter Berücksichtigung von Ausgleichsbeträgen nach § 15 Absatz 2 BPflV abzurechnen.

(2) Die unbewerteten Entgelte nach den Anlagen 1b, 2b, 4 und 6b sind gemäß § 15 Absatz 1 Satz 1 BPflV grundsätzlich vom Beginn des neuen Vereinbarungszeitraums an zu erheben. Bei unterjähriger Genehmigung des Krankenhausbudgets gemäß § 15 Absatz 1 Satz 2 BPflV sind die Berechnungstage für unbewertete PEPP nach den Anlagen 1b, 2b und 6b ab dem Tag des Wirksamwerdens der Budgetvereinbarung 2025 mit den neuen genehmigten krankenhausindividuellen Entgelten abzurechnen.

(3) Sofern für ein Krankenhaus zum 01.01.2025 noch keine genehmigte Budgetvereinbarung für das zum 01.01.2018 verpflichtend einzuführende Vergütungssystem nach § 17d KHG vorliegt, können die Vertragsparteien nach § 11 BPflV einen vorläufigen krankenhausindividuellen Basisentgeltwert vereinbaren. Kann für die Abrechnung von Patienten, die ab dem 01.01.2025 in das Krankenhaus aufgenommen werden, auf Grund einer fehlenden Vereinbarung noch kein krankenhausindividueller Basisentgeltwert angewendet werden, gilt für diesen ersatzweise ein Wert in Höhe von 280 Euro. Aus der Abrechnung nach den Sätzen 1 und 2 entstehende Mehr- oder Mindererlöse werden vollständig ausgeglichen. Für Patienten, die ab dem 01.01.2025 aufgenommen werden, ist eine Abrechnung mit weitergeltenden tagesgleichen Pflegesätzen ausgeschlossen.

§ 11
Inkrafttreten

(1) Diese Vereinbarung tritt zum 01.01.2025 in Kraft.

(2) Die §§ 1 bis 10 einschließlich der Anlagen zu dieser Vereinbarung treten am 01.01.2025 in Kraft und treten mit Ablauf des 31.12.2025 außer Kraft. Kann der Entgeltkatalog 2026 erst nach dem 01.01.2026 angewendet werden, sind die §§ 1 bis 10 einschließlich der Anlagen zu dieser Vereinbarung bis zum Inkrafttreten einer Vereinbarung nach § 17d Absatz 3 KHG entsprechend weiter anzuwenden.

Anlagen

Anlage 1a	Bewertungsrelationen bei vollstationärer Versorgung
Anlage 1b	Unbewertete Entgelte bei vollstationärer Versorgung (Entgelte nach § 6 Absatz 1 Satz 1 BPflV)
Anlage 2a	Bewertungsrelationen bei teilstationärer Versorgung
Anlage 2b	Unbewertete Entgelte bei teilstationärer Versorgung (Entgelte nach § 6 Absatz 1 Satz 1BPflV)
Anlage 3	Zusatzentgelte-Katalog – bewertete Entgelte
Anlage 4	Zusatzentgelte-Katalog – unbewertete Entgelte
Anlage 5	Ergänzende Tagesentgelte
Anlage 6a	Bewertete PEPP-Entgelte bei stationsäquivalenter Behandlung nach § 115d SGB V
Anlage 6b	Unbewertete PEPP-Entgelte bei stationsäquivalenter Behandlung nach § 115d SGB V

PEPP-Entgeltkatalog

Für die Abrechnung von Patientinnen und Patienten ist zunächst die Anzahl der insgesamt abzurechnenden Berechnungstage für den stationären Aufenthalt zu bestimmen. In Abrechnung gebracht wird eine einheitliche Bewertungsrelation je Tag gemäß Anlage 1a beziehungsweise Anlage 2a, Spalte 4 für jeden abzurechnenden Berechnungstag. Die maßgebliche Bewertungsrelation je Tag bestimmt sich durch die Anzahl der insgesamt abzurechnenden Berechnungstage. Ist diese Zahl in Anlage 1a beziehungsweise Anlage 2a in Spalte 3 ausgewiesen, wird die ausgewiesene Bewertungsrelation verwendet. Ist die Anzahl an Berechnungstagen größer als die für die relevante PEPP größte ausgewiesene Zahl in Spalte 3, wird die für die größte Anzahl an Berechnungstagen angegebene Bewertungsrelation für die Abrechnung verwendet.

PEPP-Entgeltkatalog

Bewertungsrelationen bei vollstationärer Versorgung

PEPP	Bezeichnung	Anzahl Berechnungstage / Vergütungsklasse	Bewertungsrelation je Tag
1	2	3	4
Prä-Strukturkategorie			
P002Z	Erhöhter Betreuungsaufwand bei Kindern und Jugendlichen, Einzelbetreuung mit hohem Aufwand	1	2,2658
P003A	Erhöhter Betreuungsaufwand bei Erwachsenen, 1:1-Betreuung, Krisenintervention und komplexer Entlassungsaufwand mit äußerst hohem Aufwand	1	1,4473
P003B	Erhöhter Betreuungsaufwand bei Erwachsenen, 1:1-Betreuung, Krisenintervention und komplexer Entlassungsaufwand mit sehr hohem Aufwand oder mit schwerer oder schwerster Pflegebedürftigkeit oder mit Intensivbehandlung oder Alter > 79 Jahre	1	1,6207
		2	1,6207
		3	1,6207
		4	1,6207
		5	1,6207
		6	1,6168
		7	1,5956
		8	1,5744
		9	1,5531
		10	1,5319
		11	1,5107
		12	1,4895
		13	1,4682
		14	1,4470
		15	1,4258
		16	1,4045
		17	1,3833
		18	1,3621
P003C	Erhöhter Betreuungsaufwand bei Erwachsenen, 1:1-Betreuung, Krisenintervention und komplexer Entlassungsaufwand mit deutlich erhöhtem Aufwand, ohne schwere oder schwerste Pflegebedürftigkeit, ohne Intensivbehandlung, Alter < 80 Jahre	1	1,5280
		2	1,5280
		3	1,5280
		4	1,5280
		5	1,5280
		6	1,5280
		7	1,5157
		8	1,4962
		9	1,4766
		10	1,4570
		11	1,4375
		12	1,4179
		13	1,3984
		14	1,3788
		15	1,3593
		16	1,3397
		17	1,3201
		18	1,3006
Strukturkategorie Psychiatrie, vollstationär			
PA01A	Intelligenzstörungen, tief greifende Entwicklungsstörungen, Ticstörungen und andere Störungen mit Beginn in der Kindheit und Jugend mit komplizierender Konstellation	1	1,6857
		2	1,6092
		3	1,5367
		4	1,4643
		5	1,3919
		6	1,3195
		7	1,2470
PA01B	Intelligenzstörungen, tief greifende Entwicklungsstörungen, Ticstörungen und andere Störungen mit Beginn in der Kindheit und Jugend ohne komplizierende Konstellation	1	1,5971
		2	1,5115
		3	1,4326
		4	1,3538
		5	1,2749
		6	1,1960
		7	1,1172

PEPP-Entgeltkatalog

Bewertungsrelationen bei vollstationärer Versorgung

PEPP	Bezeichnung	Anzahl Berechnungstage / Vergütungsklasse	Bewertungsrelation je Tag
1	2	3	4
PA02A	Psychische und Verhaltensstörungen durch psychotr. Subst. mit Heroinkon. od. sonst. Subst. (intrav.) od. mit schw. Begleiterkr. bei Opiatabh. od. Schwanger. od. mit schw. od. schwerster Pflegebed. od. mit hoher Therapieint. od. mit hohem Betreuungsaufw.	1	1,5901
		2	1,3495
		3	1,3182
		4	1,2999
		5	1,2816
		6	1,2632
		7	1,2449
		8	1,2266
		9	1,2082
		10	1,1899
		11	1,1715
		12	1,1532
		13	1,1349
		14	1,1165
		15	1,0982
		16	1,0799
		17	1,0615
PA02B	Psychische und Verhaltensstörungen durch psychotrope Substanzen, Alter > 74 Jahre oder mit kompliz. Konstellation oder mit multiplem Substanzmissbrauch bei Opiat- oder Kokainkonsum oder mit hoher Therapieintensität oder mit Eltern-Kind-Setting	1	1,4831
		2	1,3370
		3	1,2982
		4	1,2550
		5	1,2372
		6	1,2195
		7	1,2017
		8	1,1839
		9	1,1662
		10	1,1484
		11	1,1306
		12	1,1129
		13	1,0951
		14	1,0773
		15	1,0596
		16	1,0418
		17	1,0240
		18	1,0063
PA02C	Psychische und Verhaltensstörungen durch psychotrope Substanzen, Alter > 64 J. u. < 75 J. oder mit Qualifiziertem Entzug ab mehr als 14 Behandlungstagen oder mit kompliz. Konstell. oder mit multiplem Substanzmissbrauch außer bei Opiat- und Kokainkonsum	1	1,4671
		2	1,3293
		3	1,2478
		4	1,2032
		5	1,1853
		6	1,1675
		7	1,1496
		8	1,1318
		9	1,1139
		10	1,0961
		11	1,0782
		12	1,0603
		13	1,0425
		14	1,0246
		15	1,0068
		16	0,9889
		17	0,9711
		18	0,9532

PEPP-Entgeltkatalog

Bewertungsrelationen bei vollstationärer Versorgung

PEPP	Bezeichnung	Anzahl Berechnungstage / Vergütungsklasse	Bewertungsrelation je Tag
1	2	3	4
PA02D	Psychische und Verhaltensstörungen durch psychotrope Substanzen, Alter < 65 Jahre, ohne komplizierende Konstellation, ohne Heroinkonsum oder intravenösen Gebrauch sonstiger Substanzen, ohne Qualifizierten Entzug ab mehr als 14 Behandlungstagen	1	1,4613
		2	1,3057
		3	1,2344
		4	1,1565
		5	1,1044
		6	1,0773
		7	1,0646
		8	1,0519
		9	1,0392
		10	1,0265
		11	1,0138
		12	1,0011
		13	0,9884
		14	0,9757
		15	0,9630
		16	0,9503
		17	0,9376
PA03A	Schizophrenie, schizotype und wahnhafte Störungen oder andere psychotische Störungen, Alter > 64 Jahre oder mit komplizierender Konstellation oder mit hoher Therapieintensität oder mit Intensivbehandlung oder mit Eltern-Kind-Setting	1	1,4750
		2	1,2741
		3	1,2571
		4	1,2405
		5	1,2238
		6	1,2071
		7	1,1904
		8	1,1737
		9	1,1570
		10	1,1403
		11	1,1237
		12	1,1070
		13	1,0903
		14	1,0736
PA03B	Schizophrenie, schizotype und wahnhafte Störungen oder andere psychotische Störungen, Alter < 65 Jahre, ohne komplizierende Konstellation, ohne hohe Therapieintensität, ohne Intensivbehandlung, ohne Eltern-Kind-Setting	1	1,3929
		2	1,2629
		3	1,2129
		4	1,1777
		5	1,1360
		6	1,1202
		7	1,1045
		8	1,0888
		9	1,0731
		10	1,0573
		11	1,0416
		12	1,0259
		13	1,0101
		14	0,9944
		15	0,9787

PEPP-Entgeltkatalog

Bewertungsrelationen bei vollstationärer Versorgung

PEPP	Bezeichnung	Anzahl Berechnungstage / Vergütungsklasse	Bewertungsrelation je Tag
1	2	3	4
PA04A	Affektive, neurotische, Belastungs-, somatoforme und Schlafstörungen, Alter > 84 Jahre oder mit komplizierender Diagnose und Alter > 64 Jahre oder mit komplizierender Konstellation oder mit hoher Therapieintensität	1	1,4433
		2	1,3119
		3	1,2954
		4	1,2798
		5	1,2642
		6	1,2485
		7	1,2329
		8	1,2173
		9	1,2017
		10	1,1860
		11	1,1704
		12	1,1548
		13	1,1392
		14	1,1235
		15	1,1079
		16	1,0923
		17	1,0767
		18	1,0610
PA04B	Affektive, neurotische, Belastungs-, somatoforme und Schlafstörungen, Alter < 85 Jahre, ohne komplizierende Konstellation, mit Eltern-Kind-Setting oder mit komplizierender Diagnose oder mit erheblicher Pflegebedürftigkeit oder Alter > 64 Jahre	1	1,3682
		2	1,1943
		3	1,1792
		4	1,1664
		5	1,1536
		6	1,1408
		7	1,1280
		8	1,1152
		9	1,1024
		10	1,0896
		11	1,0768
		12	1,0640
		13	1,0512
		14	1,0384
		15	1,0256
		16	1,0128
		17	1,0000
		18	0,9872
		19	0,9744
PA04C	Affektive, neurotische, Belastungs-, somatoforme und Schlafstörungen, Alter < 65 Jahre, ohne komplizierende Konstellation, ohne komplizierende Diagnose, ohne erhebliche Pflegebedürftigkeit	1	1,3280
		2	1,1798
		3	1,1357
		4	1,1170
		5	1,1009
		6	1,0847
		7	1,0686
		8	1,0525
		9	1,0363
		10	1,0202
		11	1,0040
		12	0,9879
		13	0,9718
		14	0,9556
		15	0,9395
		16	0,9233
		17	0,9072
		18	0,8911
		19	0,8749

PEPP-Entgeltkatalog

Bewertungsrelationen bei vollstationärer Versorgung

PEPP	Bezeichnung	Anzahl Berechnungstage / Vergütungsklasse	Bewertungsrelation je Tag
1	2	3	4
PA14A	Persönlichkeits- und Verhaltensstörungen, Essstörungen und andere Störungen, Alter > 64 Jahre oder mit komplizierender Konstellation oder mit hoher Therapieintensität oder mit erheblicher Pflegebedürftigkeit	1	1,4764
		2	1,3669
		3	1,3383
		4	1,3087
		5	1,2791
		6	1,2495
		7	1,2199
		8	1,1903
		9	1,1607
		10	1,1311
		11	1,1015
PA14B	Persönlichkeits- und Verhaltensstörungen, Essstörungen und andere Störungen, Alter < 65 Jahre, ohne komplizierende Konstellation, ohne hohe Therapieintensität, ohne erhebliche Pflegebedürftigkeit	1	1,4169
		2	1,3019
		3	1,2621
		4	1,2235
		5	1,1850
		6	1,1465
		7	1,1079
		8	1,0694
		9	1,0309
		10	0,9924
		11	0,9538
		12	0,9153
PA15A	Organische Störungen, amnestisches Syndrom, Alzheimer-Krankheit und sonst. degen. Krankheiten des Nervensystems mit kompliz. Konst. oder mit schw. oder schwerster mot. Fkt-einschr. oder mit hoher Therapieintens. oder 1:1-Betreuung mit erhöhtem Aufw.	1	1,6631
		2	1,6279
		3	1,6017
		4	1,5754
		5	1,5491
		6	1,5229
		7	1,4966
		8	1,4703
		9	1,4440
		10	1,4178
		11	1,3915
		12	1,3652
		13	1,3390
		14	1,3127
		15	1,2864
PA15B	Organische Störungen, amnestisches Syndrom, Alzheimer-Krankheit und sonstige degen. Krankheiten des Nervensystems mit best. Demenzerkrankungen oder kompliz. Konst. oder mit mittelschwerer mot. Fkt-einschränkung oder Intensivbeh. oder Alter > 84 Jahre	1	1,5934
		2	1,5591
		3	1,5297
		4	1,5003
		5	1,4709
		6	1,4415
		7	1,4122
		8	1,3828
		9	1,3534
		10	1,3240
		11	1,2946
		12	1,2652
		13	1,2359
		14	1,2065
		15	1,1771
		16	1,1477
		17	1,1183

PEPP-Entgeltkatalog

Bewertungsrelationen bei vollstationärer Versorgung

PEPP	Bezeichnung	Anzahl Berechnungstage / Vergütungsklasse	Bewertungsrelation je Tag
1	2	3	4
PA15C	Organische Störungen, amnestisches Syndrom, Alzheimer-Krankheit und sonstige degenerative Krankheiten des Nervensystems ohne bestimmte Demenzerkrankungen, ohne komplizierende Konstellation, ohne Intensivbehandlung, Alter < 85 Jahre	1	1,3552
		2	1,3380
		3	1,3204
		4	1,3029
		5	1,2853
		6	1,2678
		7	1,2502
		8	1,2327
		9	1,2151
		10	1,1975
		11	1,1800
		12	1,1624
		13	1,1449
		14	1,1273
		15	1,1098
		16	1,0922
		17	1,0747
Strukturkategorie Kinder- und Jugendpsychiatrie und -psychosomatik, vollstationär			
PK01A	Intelligenzstörungen, tief greifende Entwicklungsstörungen, Ticstörungen und andere Störungen mit Beginn in der Kindheit und Jugend mit komplizierender Konstellation	1	2,4784
		2	2,4784
		3	2,3967
		4	2,3195
		5	2,2423
		6	2,1651
		7	2,0879
		8	2,0107
		9	1,9335
		10	1,8563
		11	1,7791
PK01B	Intelligenzstörungen, tief greifende Entwicklungsstörungen, Ticstörungen und andere Störungen mit Beginn in der Kindheit und Jugend ohne komplizierende Konstellation	1	2,0801
		2	2,0801
		3	2,0142
		4	1,9550
		5	1,8958
		6	1,8367
		7	1,7775
		8	1,7183
		9	1,6591
		10	1,6000
		11	1,5408
PK02A	Psychische und Verhaltensstörungen durch psychotrope Substanzen mit komplizierender Konstellation oder mit erhöhtem Betreuungsaufwand oder mit Behandlung im besonderen Setting oder Alter < 14 Jahre	1	2,2701
		2	2,2274
		3	2,1936
		4	2,1598
		5	2,1259
		6	2,0921
		7	2,0583
		8	2,0244
		9	1,9906
		10	1,9568
		11	1,9229
		12	1,8891
		13	1,8553
		14	1,8214

PEPP-Entgeltkatalog

Bewertungsrelationen bei vollstationärer Versorgung

PEPP	Bezeichnung	Anzahl Berechnungstage / Vergütungsklasse	Bewertungsrelation je Tag
1	2	3	4
PK02B	Psychische und Verhaltensstörungen durch psychotrope Substanzen ohne komplizierende Konstellation, ohne erhöhten Betreuungsaufwand, ohne Behandlung im besonderen Setting oder Alter > 13 Jahre	1	2,1937
		2	2,0852
		3	2,0363
		4	1,9874
		5	1,9385
		6	1,8897
		7	1,8408
		8	1,7919
		9	1,7430
		10	1,6941
		11	1,6453
		12	1,5964
		13	1,5475
		14	1,4986
PK03A	Schizophrenie, schizotype und wahnhafte Störungen oder andere psychotische Störungen mit Intensivbehandlung	1	2,0313
PK03B	Schizophrenie, schizotype und wahnhafte Störungen oder andere psychotische Störungen ohne Intensivbehandlung	1	1,9263
		2	1,9263
		3	1,8982
		4	1,8666
		5	1,8350
		6	1,8034
		7	1,7718
		8	1,7402
		9	1,7086
		10	1,6770
		11	1,6454
		12	1,6138
PK04A	Affektive, neurotische, Belastungs-, somatoforme und Schlafstörungen mit komplizierender Konstellation oder mit erhöhtem Betreuungsaufwand oder mit hoher Therapieintensität oder mit Intensivbehandlung	1	2,0447
		2	2,0248
		3	2,0012
		4	1,9776
		5	1,9540
		6	1,9303
		7	1,9067
		8	1,8831
		9	1,8594
		10	1,8358
		11	1,8122
		12	1,7885
		13	1,7649
		14	1,7413
		15	1,7177
		16	1,6940
		17	1,6704
		18	1,6468

PEPP-Entgeltkatalog

Bewertungsrelationen bei vollstationärer Versorgung

PEPP	Bezeichnung	Anzahl Berechnungstage / Vergütungsklasse	Bewertungsrelation je Tag
1	2	3	4
PK04B	Affektive, neurotische, Belastungs-, somatoforme und Schlafstörungen ohne komplizierende Konstellation, ohne erhöhten Betreuungsaufwand, ohne hohe Therapieintensität, ohne Intensivbehandlung, mit komplizierender Nebendiagnose oder Alter < 14 Jahre	1	2,0194
		2	1,9817
		3	1,9530
		4	1,9244
		5	1,8958
		6	1,8672
		7	1,8386
		8	1,8099
		9	1,7813
		10	1,7527
		11	1,7241
		12	1,6955
		13	1,6668
		14	1,6382
		15	1,6096
		16	1,5810
		17	1,5523
		18	1,5237
		19	1,4951
PK04C	Affektive, neurotische, Belastungs-, somatoforme und Schlafstörungen ohne komplizierende Konstellation, ohne erhöhten Betreuungsaufwand, ohne hohe Therapieintensität, ohne Intensivbehandlung, ohne komplizierende Nebendiagnose, Alter > 13 Jahre	1	1,9998
		2	1,8901
		3	1,8551
		4	1,8271
		5	1,7992
		6	1,7712
		7	1,7433
		8	1,7153
		9	1,6873
		10	1,6594
		11	1,6314
		12	1,6034
		13	1,5755
		14	1,5475
		15	1,5195
		16	1,4916
		17	1,4636
		18	1,4356
		19	1,4077
PK10A	Ess- und Fütterstörungen mit hoher Therapieintensität oder mit Intensivbehandlung oder mit erhöhtem Betreuungsaufwand oder Alter < 12 Jahre	1	1,6760
PK10B	Ess- und Fütterstörungen ohne hohe Therapieintensität, ohne Intensivbehandlung, ohne erhöhten Betreuungsaufwand, Alter > 11 Jahre	1	1,4808

PEPP-Entgeltkatalog

Bewertungsrelationen bei vollstationärer Versorgung

PEPP	Bezeichnung	Anzahl Berechnungstage / Vergütungsklasse	Bewertungsrelation je Tag
1	2	3	4
PK14A	Verhaltensstörungen mit Beginn in der Kindheit und Jugend, Persönlichkeits- und Verhaltensstörungen oder andere Störungen, Alter < 8 Jahre od. mit kompliz. ND oder mit erhö. Betreuungsaufw. oder mit hoher Therapieintens. oder mit Intensivbehandlung	1	2,2641
		2	2,2300
		3	2,2042
		4	2,1784
		5	2,1525
		6	2,1267
		7	2,1009
		8	2,0750
		9	2,0492
		10	2,0234
		11	1,9975
		12	1,9717
		13	1,9459
		14	1,9200
		15	1,8942
		16	1,8684
		17	1,8425
		18	1,8167
		19	1,7909
PK14B	Verhaltensstörungen mit Beginn in der Kindheit und Jugend, Persönlichkeits- und Verhaltensstörungen oder andere Stör., Alter 8-13 J. od. mit erhöhter Pflegebed. od. mit Adipositas, ohne erhöhten Betreuungsaufw., ohne hohe Therapieint., ohne Intensivbeh.	1	2,1814
		2	2,1373
		3	2,1046
		4	2,0719
		5	2,0392
		6	2,0065
		7	1,9738
		8	1,9410
		9	1,9083
		10	1,8756
		11	1,8429
		12	1,8102
		13	1,7775
		14	1,7447
		15	1,7120
		16	1,6793
		17	1,6466
		18	1,6139
		19	1,5812
		20	1,5484
PK14C	Verhaltensstörungen mit Beginn in der Kindheit und Jugend, Persönlichkeits- und Verhaltensstörungen oder andere Stör., Alter > 13 Jahre, ohne erhöhter Pflegebed., ohne kompliz. ND, ohne erhöhten Betreuungsaufw., ohne hohe Therapieint., ohne Intensivbeh.	1	2,1092
		2	2,0581
		3	2,0228
		4	1,9875
		5	1,9522
		6	1,9169
		7	1,8816
		8	1,8463
		9	1,8110
		10	1,7757
		11	1,7404
		12	1,7051
		13	1,6698
		14	1,6345
		15	1,5992
		16	1,5639
		17	1,5286
		18	1,4933
		19	1,4580
		20	1,4227

PEPP-Entgeltkatalog

Bewertungsrelationen bei vollstationärer Versorgung

PEPP	Bezeichnung	Anzahl Berechnungstage / Vergütungsklasse	Bewertungsrelation je Tag
1	2	3	4
Strukturkategorie Psychosomatik, vollstationär			
PP04A	Affektive, neurotische, Belastungs-, somatoforme und Schlafstörungen, Alter > 64 Jahre oder mit komplizierender Konstellation oder mit hoher Therapieintensität oder mit Eltern-Kind-Setting oder mit erheblicher Pflegebedürftigkeit	1	1,1508
		2	1,1274
		3	1,1083
		4	1,0892
		5	1,0702
		6	1,0511
		7	1,0320
		8	1,0130
		9	0,9939
		10	0,9748
		11	0,9558
		12	0,9367
		13	0,9177
		14	0,8986
		15	0,8795
		16	0,8605
		17	0,8414
PP04B	Affektive, neurotische, Belastungs-, somatoforme und Schlafstörungen, Alter < 65 Jahre, ohne komplizierende Konstellation, ohne hohe Therapieintensität, ohne Eltern-Kind-Setting, ohne erhebliche Pflegebedürftigkeit	1	1,0806
		2	1,0612
		3	1,0429
		4	1,0246
		5	1,0063
		6	0,9880
		7	0,9697
		8	0,9513
		9	0,9330
		10	0,9147
		11	0,8964
		12	0,8781
		13	0,8598
		14	0,8414
		15	0,8231
		16	0,8048
		17	0,7865
PP10A	Anorexia nervosa oder Ess- und Fütterstörungen mit komplizierender Konstellation oder mit hoher Therapieintensität	1	0,9904
PP10B	Ess- und Fütterstörungen außer bei Anorexia nervosa ohne komplizierende Konstellation, ohne hohe Therapieintensität	1	0,9376
PP14Z	Persönlichkeits- und Verhaltensstörungen oder andere Störungen	1	0,9129
Fehler-PEPP und sonstige PEPP			
PF01Z	Fehlkodierung bei erhöhtem Betreuungsaufwand bei Erwachsenen, 1:1-Betreuung, Krisenintervention und Entlassungsaufwand	-	-
PF02Z	Fehlkodierung bei psychosomatisch-psychotherapeutischer Komplexbehandlung bei Erwachsenen	-	-
PF03Z	Fehlkodierung bei Einzel- und Kleinstgruppenbetreuung bei Kindern und Jugendlichen	-	-
PF04Z	Fehlkodierung der Behandlung bei psychischen und psychosomatischen Störungen mit unzulässiger Erfassung mehrerer Therapieeinheitenkodes am gleichen Tag	-	-
PF96Z	Nicht gruppierbar	-	-

PEPP-Entgeltkatalog

Unbewertete PEPP-Entgelte bei vollstationärer Versorgung

Für die nachfolgend aufgeführten Leistungen sind krankenhausindividuelle Entgelte nach Paragraf 6 Absatz 1 Satz 1 Bundespflegesatzverordnung zu vereinbaren, soweit diese als Krankenhausleistung erbracht werden dürfen.

PEPP	Bezeichnung
1	2
Prä-Strukturkategorie	
P001Z [1)]	Schlafapnoesyndrom oder kardiorespiratorische Polysomnographie, bis zu 7 Pflegetage
Strukturkategorie Psychiatrie, vollstationär	
PA16Z [1)]	Krankheiten des Nervensystems oder zerebrovaskuläre Krankheiten
PA17Z [1)]	Andere psychosomatische Störungen
PA18Z [1)]	Umschriebene Entwicklungsstörungen oder andere neuropsychiatrische Symptome
PA98Z [1)]	Neuropsychiatrische Nebendiagnose ohne neuropsychiatrische Hauptdiagnose
PA99Z [1)]	Keine neuropsychiatrische Neben- oder Hauptdiagnose
Strukturkategorie Kinder- und Jugendpsychiatrie und -psychosomatik, vollstationär	
PK15Z [1)]	Organische Störungen, amnestisches Syndrom und degenerative Krankheiten des Nervensystems
PK16Z [1)]	Krankheiten des Nervensystems oder zerebrovaskuläre Krankheiten
PK17Z [1)]	Andere psychosomatische Störungen
PK18Z [1)]	Umschriebene Entwicklungsstörungen oder andere neuropsychiatrische Symptome
PK98Z [1)]	Neuropsychiatrische Nebendiagnose ohne neuropsychiatrische Hauptdiagnose
PK99Z [1)]	Keine neuropsychiatrische Neben- oder Hauptdiagnose
Strukturkategorie Psychosomatik, vollstationär	
PP15Z [1)]	Organische Störungen, amnestisches Syndrom, Alzheimer-Krankheit und sonstige degenerative Krankheiten des Nervensystems
PP16Z [1)]	Krankheiten des Nervensystems oder zerebrovaskuläre Krankheiten
PP17Z [1)]	Andere psychosomatische Störungen
PP18Z [1)]	Umschriebene Entwicklungsstörungen oder andere neuropsychiatrische Symptome
PP98Z [1)]	Neuropsychiatrische Nebendiagnose ohne neuropsychiatrische Hauptdiagnose
PP99Z [1)]	Keine neuropsychiatrische Neben- oder Hauptdiagnose

Fußnote:

1) Nach Paragraf 8 PEPP-Vereinbarung 2025 ist für diese PEPP-Entgelte die nach Paragraf 6 Absatz 1 Bundespflegesatzverordnung bisher krankenhausindividuell vereinbarte Entgelthöhe bis zum Beginn des Wirksamwerdens der neuen Budgetvereinbarung weiter zu erheben.

PEPP-Entgeltkatalog

Bewertungsrelationen bei teilstationärer Versorgung

PEPP	Bezeichnung	Anzahl Berechnungstage / Vergütungsklasse	Bewertungsrelation je Tag
1	2	3	4
Strukturkategorie Psychiatrie, teilstationär			
TA02Z	Psychische und Verhaltensstörungen durch psychotrope Substanzen	1	0,7769
TA15Z	Organische Störungen, amnestisches Syndrom, Alzheimer-Krankheit und sonstige degenerative Krankheiten des Nervensystems	1	0,8231
TA19Z	Psychotische, affektive, neurotische, Belastungs-, somatoforme, Schlaf-, Persönlichkeits- und Verhaltensstörungen oder andere Störungen, Alter > 64 Jahre oder mit komplizierender Diagnose	1	0,7786
TA20Z	Psychotische, affektive, neurotische, Belastungs-, somatoforme, Schlaf-, Persönlichkeits- und Verhaltensstörungen oder andere Störungen, Alter < 65 Jahre, ohne komplizierende Diagnose	1	0,7172
Strukturkategorie Kinder- und Jugendpsychiatrie und -psychosomatik, teilstationär			
TK04Z	Affektive, neurotische, Belastungs-, somatoforme und Schlafstörungen ohne komplizierende Nebendiagnose	1	1,1786
TK14Z	Affektive, neurotische, Belastungs-, somatoforme und Schlafstörungen mit komplizierender Nebendiagnose oder Verhaltensstörungen mit Beginn in der Kindheit und Jugend, Persönlichkeits- und Verhaltensstörungen oder andere Störungen	1	1,2805
Strukturkategorie Psychosomatik, teilstationär			
TP20Z	Psychosomatische oder psychiatrische Störungen	1	0,7172

PEPP-Entgeltkatalog

Unbewertete PEPP-Entgelte bei teilstationärer Versorgung

Für die nachfolgend aufgeführten Leistungen sind krankenhausindividuelle Entgelte nach Paragraf 6 Absatz 1 Satz 1 Bundespflegesatzverordnung zu vereinbaren, soweit diese als Krankenhausleistung erbracht werden dürfen.

PEPP	Bezeichnung
1	2
Strukturkategorie Psychiatrie, teilstationär	
TA16Z [1)]	Krankheiten des Nervensystems oder zerebrovaskuläre Krankheiten
TA17Z [1)]	Andere psychosomatische Störungen
TA18Z [1)]	Umschriebene Entwicklungsstörungen oder andere neuropsychiatrische Symptome
TA98Z [1)]	Neuropsychiatrische Nebendiagnose ohne neuropsychiatrische Hauptdiagnose
TA99Z [1)]	Keine neuropsychiatrische Neben- oder Hauptdiagnose
Strukturkategorie Kinder- und Jugendpsychiatrie und -psychosomatik, teilstationär	
TK15Z [1)]	Organische Störungen, amnestisches Syndrom und degenerative Krankheiten des Nervensystems
TK16Z [1)]	Krankheiten des Nervensystems oder zerebrovaskuläre Krankheiten
TK17Z [1)]	Andere psychosomatische Störungen
TK18Z [1)]	Umschriebene Entwicklungsstörungen oder andere neuropsychiatrische Symptome
TK98Z [1)]	Neuropsychiatrische Nebendiagnose ohne neuropsychiatrische Hauptdiagnose
TK99Z [1)]	Keine neuropsychiatrische Neben- oder Hauptdiagnose
Strukturkategorie Psychosomatik, teilstationär	
TP98Z [1)]	Neuropsychiatrische Nebendiagnose ohne neuropsychiatrische Hauptdiagnose
TP99Z [1)]	Keine neuropsychiatrische Neben- oder Hauptdiagnose

Fußnote:

1) Nach Paragraf 8 PEPP-Vereinbarung 2025 ist für diese PEPP-Entgelte die nach Paragraf 6 Absatz 1 Bundespflegesatzverordnung bisher krankenhausindividuell vereinbarte Entgelthöhe bis zum Beginn des Wirksamwerdens der neuen Budgetvereinbarung weiter zu erheben.

PEPP-Entgeltkatalog

Zusatzentgelte-Katalog - bewertete Entgelte

ZP	Bezeichnung	ZP_D	OPS Version 2025: OPS-Kode	OPS Version 2025: OPS-Text	Betrag
1	2	3	4	5	6
ZP04	Gabe von Prothrombinkomplex, parenteral			Transfusion von Plasma und anderen Plasmabestandteilen und gentechnisch hergestellten Plasmaproteinen: Prothrombinkomplex	
		ZP04.02	8-812.53	3.500 IE bis unter 4.500 IE	845,13 €
		ZP04.03	8-812.54	4.500 IE bis unter 5.500 IE	1.066,72 €
		ZP04.04	8-812.55	5.500 IE bis unter 6.500 IE	1.287,42 €
		ZP04.05	8-812.56	6.500 IE bis unter 7.500 IE	1.508,12 €
		ZP04.06	8-812.57	7.500 IE bis unter 8.500 IE	1.728,82 €
		ZP04.07	8-812.58	8.500 IE bis unter 9.500 IE	1.949,52 €
		ZP04.08	8-812.59	9.500 IE bis unter 10.500 IE	2.170,22 €
		ZP04.09	8-812.5a	10.500 IE bis unter 15.500 IE	2.685,18 €
		ZP04.10	8-812.5b	15.500 IE bis unter 20.500 IE	3.788,68 €
		ZP04.11	8-812.5c	20.500 IE bis unter 25.500 IE	4.892,18 €
		ZP04.12	8-812.5d	25.500 IE bis unter 30.500 IE	5.995,68 €
		ZP04.13		Siehe weitere Differenzierung ZP04.14 bis ZP04.23	
		ZP04.14	8-812.5f	30.500 IE bis unter 40.500 IE	7.283,10 €
		ZP04.15	8-812.5g	40.500 IE bis unter 50.500 IE	9.490,10 €
		ZP04.16	8-812.5h	50.500 IE bis unter 60.500 IE	11.697,10 €
		ZP04.17	8-812.5j	60.500 IE bis unter 80.500 IE	14.455,85 €
		ZP04.18	8-812.5k	80.500 IE bis unter 100.500 IE	18.869,85 €
		ZP04.19	8-812.5m	100.500 IE bis unter 120.500 IE	23.283,85 €
		ZP04.20	8-812.5n	120.500 IE bis unter 140.500 IE	27.697,85 €
		ZP04.21	8-812.5p	140.500 IE bis unter 160.500 IE	32.111,85 €
		ZP04.22	8-812.5q	160.500 IE bis unter 200.500 IE	37.629,35 €
		ZP04.23	8-812.5r	200.500 IE oder mehr	46.457,35 €
ZP07	Gabe von Antithrombin III, parenteral			Transfusion von Plasmabestandteilen und gentechnisch hergestellten Plasmaproteinen: Antithrombin III	
		ZP07.01[4)]	8-810.g1	2.000 IE bis unter 3.500 IE	151,00 €
		ZP07.02[4)]	8-810.g2	3.500 IE bis unter 5.000 IE	241,60 €
		ZP07.03[4)]	8-810.g3	5.000 IE bis unter 7.000 IE	342,27 €
		ZP07.04	8-810.g4	7.000 IE bis unter 10.000 IE	483,20 €
		ZP07.05	8-810.g5	10.000 IE bis unter 15.000 IE	702,91 €
		ZP07.06	8-810.g6	15.000 IE bis unter 20.000 IE	992,47 €
		ZP07.07	8-810.g7	20.000 IE bis unter 25.000 IE	1.308,67 €
		ZP07.08	8-810.g8	25.000 IE bis unter 30.000 IE	1.610,67 €
		ZP07.09	8-810.ga	30.000 IE bis unter 40.000 IE	2.013,33 €
		ZP07.10	8-810.gb	40.000 IE bis unter 50.000 IE	2.617,33 €
		ZP07.11	8-810.gc	50.000 IE bis unter 60.000 IE	3.221,33 €
		ZP07.12	8-810.gd	60.000 IE bis unter 70.000 IE	3.825,33 €
		ZP07.13	8-810.ge	70.000 IE bis unter 90.000 IE	4.630,67 €
		ZP07.14	8-810.gf	90.000 IE bis unter 110.000 IE	5.838,67 €
		ZP07.15	8-810.gg	110.000 IE bis unter 130.000 IE	7.046,67 €
		ZP07.16	8-810.gh	130.000 IE bis unter 150.000 IE	8.254,67 €
		ZP07.17	8-810.gj	150.000 IE oder mehr	9.462,67 €
ZP10	Gabe von Cetuximab, parenteral			Applikation von Medikamenten, Liste 1: Cetuximab, parenteral	
		ZP10.01	6-001.a0	250 mg bis unter 350 mg	805,01 €
		ZP10.02	6-001.a1	350 mg bis unter 450 mg	1.089,13 €
		ZP10.03	6-001.a2	450 mg bis unter 550 mg	1.373,25 €
		ZP10.04	6-001.a3	550 mg bis unter 650 mg	1.657,37 €
		ZP10.05	6-001.a4	650 mg bis unter 750 mg	1.941,49 €
		ZP10.06	6-001.a5	750 mg bis unter 850 mg	2.225,61 €
		ZP10.07	6-001.a6	850 mg bis unter 1.050 mg	2.604,43 €
		ZP10.08	6-001.a7	1.050 mg bis unter 1.250 mg	3.172,67 €
		ZP10.09	6-001.a8	1.250 mg bis unter 1.450 mg	3.740,91 €
		ZP10.10	6-001.a9	1.450 mg bis unter 1.650 mg	4.309,15 €
		ZP10.11	6-001.aa	1.650 mg bis unter 1.850 mg	4.877,39 €
		ZP10.12	6-001.ab	1.850 mg bis unter 2.150 mg	5.540,34 €
		ZP10.13	6-001.ac	2.150 mg bis unter 2.450 mg	6.392,70 €
		ZP10.14	6-001.ad	2.450 mg bis unter 2.750 mg	7.245,06 €
		ZP10.15	6-001.ae	2.750 mg bis unter 3.050 mg	8.097,42 €
		ZP10.16	6-001.af	3.050 mg bis unter 3.350 mg	8.949,78 €
		ZP10.17		Siehe weitere Differenzierung ZP10.18 bis ZP10.20	
		ZP10.18	6-001.ah	3.350 mg bis unter 3.950 mg	10.086,26 €
		ZP10.19	6-001.aj	3.950 mg bis unter 4.550 mg	11.790,98 €
		ZP10.20	6-001.ak	4.550 mg oder mehr	13.495,70 €

PEPP-Entgeltkatalog

Zusatzentgelte-Katalog - bewertete Entgelte

ZP	Bezeichnung	ZP_D	OPS Version 2025: OPS-Kode	OPS Version 2025: OPS-Text	Betrag
1	2	3	4	5	6
ZP11	Gabe von Human-Immunglobulin, spezifisch gegen Hepatitis-B-surface-Antigen, parenteral			Transfusion von Plasmabestandteilen und gentechnisch hergestellten Plasmaproteinen: Human-Immunglobulin, spezifisch gegen Hepatitis-B-surface-Antigen [HBsAg]	
		ZP11.01	8-810.q0	2.000 IE bis unter 4.000 IE	1.897,80 €
		ZP11.02	8-810.q1	4.000 IE bis unter 6.000 IE	3.795,60 €
		ZP11.03	8-810.q2	6.000 IE bis unter 8.000 IE	5.693,40 €
		ZP11.04	8-810.q3	8.000 IE bis unter 10.000 IE	7.591,20 €
		ZP11.05	8-810.q4	10.000 IE bis unter 12.000 IE	9.489,00 €
		ZP11.06	8-810.q5	12.000 IE bis unter 14.000 IE	11.386,80 €
		ZP11.07	8-810.q6	14.000 IE bis unter 16.000 IE	13.284,60 €
		ZP11.08	8-810.q7	16.000 IE bis unter 18.000 IE	15.182,40 €
		ZP11.09	8-810.q8	18.000 IE bis unter 20.000 IE	17.080,20 €
		ZP11.10	8-810.q9	20.000 IE bis unter 22.000 IE	18.978,00 €
		ZP11.11	8-810.qa	22.000 IE bis unter 24.000 IE	20.875,80 €
		ZP11.12	8-810.qb	24.000 IE bis unter 28.000 IE	22.773,60 €
		ZP11.13	8-810.qc	28.000 IE bis unter 32.000 IE	26.569,20 €
		ZP11.14	8-810.qd	32.000 IE bis unter 36.000 IE	30.364,80 €
		ZP11.15	8-810.qe	36.000 IE bis unter 40.000 IE	34.160,40 €
		ZP11.16	8-810.qf	40.000 IE bis unter 46.000 IE	37.956,00 €
		ZP11.17	8-810.qg	46.000 IE bis unter 52.000 IE	43.649,40 €
		ZP11.18	8-810.qh	52.000 IE bis unter 58.000 IE	49.342,80 €
		ZP11.19	8-810.qj	58.000 IE bis unter 64.000 IE	55.036,20 €
		ZP11.20		Siehe weitere Differenzierung ZP11.21 bis ZP11.25	
		ZP11.21	8-810.qm	64.000 IE bis unter 76.000 IE	60.729,60 €
		ZP11.22	8-810.qn	76.000 IE bis unter 88.000 IE	72.116,40 €
		ZP11.23	8-810.qp	88.000 IE bis unter 100.000 IE	83.503,20 €
		ZP11.24	8-810.qq	100.000 IE bis unter 112.000 IE	94.890,00 €
		ZP11.25	8-810.qr	112.000 IE oder mehr	106.276,80 €
ZP12	Gabe von Liposomalem Doxorubicin, parenteral			Applikation von Medikamenten, Liste 1: Liposomales Doxorubicin, parenteral	
		ZP12.01[4)]	6-001.b0	10 mg bis unter 20 mg	270,49 €
		ZP12.02[4)]	6-001.b1	20 mg bis unter 30 mg	473,35 €
		ZP12.03	6-001.b2	30 mg bis unter 40 mg	676,22 €
		ZP12.04	6-001.b3	40 mg bis unter 50 mg	879,08 €
		ZP12.05	6-001.b4	50 mg bis unter 60 mg	1.081,95 €
		ZP12.06	6-001.b5	60 mg bis unter 70 mg	1.284,81 €
		ZP12.07	6-001.b6	70 mg bis unter 80 mg	1.487,68 €
		ZP12.08	6-001.b7	80 mg bis unter 90 mg	1.690,54 €
		ZP12.09	6-001.b8	90 mg bis unter 100 mg	1.893,41 €
		ZP12.10	6-001.b9	100 mg bis unter 110 mg	2.096,27 €
		ZP12.11	6-001.ba	110 mg bis unter 120 mg	2.299,14 €
		ZP12.12	6-001.bb	120 mg bis unter 140 mg	2.569,62 €
		ZP12.13	6-001.bc	140 mg bis unter 160 mg	2.975,35 €
		ZP12.14	6-001.bd	160 mg bis unter 180 mg	3.381,08 €
		ZP12.15	6-001.be	180 mg bis unter 200 mg	3.786,81 €
		ZP12.16	6-001.bf	200 mg bis unter 220 mg	4.192,54 €
		ZP12.17	6-001.bg	220 mg bis unter 240 mg	4.598,27 €
		ZP12.18	6-001.bh	240 mg bis unter 260 mg	5.004,00 €
		ZP12.19	6-001.bj	260 mg bis unter 280 mg	5.409,73 €
		ZP12.20	6-001.bk	280 mg bis unter 300 mg	5.815,46 €
		ZP12.21	6-001.bm	300 mg bis unter 320 mg	6.221,19 €
		ZP12.22		Siehe weitere Differenzierung ZP12.23 bis ZP12.30	
		ZP12.23	6-001.bp	320 mg bis unter 360 mg	6.762,17 €
		ZP12.24	6-001.bq	360 mg bis unter 400 mg	7.573,63 €
		ZP12.25	6-001.br	400 mg bis unter 440 mg	8.385,09 €
		ZP12.26	6-001.bs	440 mg bis unter 480 mg	9.196,55 €
		ZP12.27	6-001.bt	480 mg bis unter 520 mg	10.008,01 €
		ZP12.28	6-001.bu	520 mg bis unter 560 mg	10.819,47 €
		ZP12.29	6-001.bv	560 mg bis unter 600 mg	11.630,93 €
		ZP12.30	6-001.bw	600 mg oder mehr	12.442,39 €
ZP14	Lipoproteinapherese		8-822	Lipoproteinapherese	1.064,17 €

PEPP-Entgeltkatalog

Zusatzentgelte-Katalog - bewertete Entgelte

ZP	Bezeichnung	ZP_D	OPS Version 2025: OPS-Kode	OPS Version 2025: OPS-Text	Betrag
1	2	3	4	5	6
ZP16	Gabe von Human-Immunglobulin, spezifisch gegen Zytomegalie-Virus,			Transfusion von Plasmabestandteilen und gentechnisch hergestellten Plasmaproteinen: Human-Immunglobulin, spezifisch gegen Zytomegalie-Virus [CMV]	
		ZP16.01[2)]	8-810.s0	1,0 g bis unter 2,0 g	368,02 €
		ZP16.02[2)]	8-810.s1	2,0 g bis unter 3,0 g	644,03 €
		ZP16.03[2)]	8-810.s2	3,0 g bis unter 5,0 g	1.012,04 €
		ZP16.04	8-810.s3	5,0 g bis unter 7,5 g	1.380,06 €
		ZP16.05	8-810.s4	7,5 g bis unter 10,0 g	2.070,09 €
		ZP16.06	8-810.s5	10,0 g bis unter 12,5 g	2.760,12 €
		ZP16.07	8-810.s6	12,5 g bis unter 15,0 g	3.450,14 €
		ZP16.08	8-810.s7	15,0 g bis unter 20,0 g	4.140,17 €
		ZP16.09	8-810.s8	20,0 g bis unter 25,0 g	5.520,23 €
		ZP16.10	8-810.s9	25,0 g bis unter 30,0 g	6.900,29 €
		ZP16.11	8-810.sa	30,0 g bis unter 35,0 g	8.280,35 €
		ZP16.12	8-810.sb	35,0 g bis unter 40,0 g	9.660,40 €
		ZP16.13	8-810.sc	40,0 g bis unter 45,0 g	11.040,46 €
		ZP16.14	8-810.sd	45,0 g bis unter 50,0 g	12.420,52 €
		ZP16.15		Siehe weitere Differenzierung ZP16.16 bis ZP16.24	
		ZP16.16	8-810.sf	50,0 g bis unter 60,0 g	13.800,58 €
		ZP16.17	8-810.sg	60,0 g bis unter 70,0 g	16.560,69 €
		ZP16.18	8-810.sh	70,0 g bis unter 80,0 g	19.320,81 €
		ZP16.19	8-810.sj	80,0 g bis unter 90,0 g	22.080,92 €
		ZP16.20	8-810.sk	90,0 g bis unter 100,0 g	24.841,04 €
		ZP16.21	8-810.sm	100,0 g bis unter 120,0 g	27.601,15 €
		ZP16.22	8-810.sn	120,0 g bis unter 140,0 g	33.121,38 €
		ZP16.23	8-810.sp	140,0 g bis unter 160,0 g	38.641,61 €
		ZP16.24	8-810.sq	160,0 g oder mehr	44.161,84 €
ZP18	Gabe von Human-Immunglobulin, spezifisch gegen Varicella-Zoster-Virus, parenteral			Transfusion von Plasmabestandteilen und gentechnisch hergestellten Plasmaproteinen: Human-Immunglobulin, spezifisch gegen Varicella-Zoster-Virus [VZV]	
		ZP18.01[4)]	8-810.t0	250 IE bis unter 500 IE	356,40 €
		ZP18.02[4)]	8-810.t1	500 IE bis unter 750 IE	623,70 €
		ZP18.03[4)]	8-810.t2	750 IE bis unter 1.000 IE	891,00 €
		ZP18.04	8-810.t3	1.000 IE bis unter 1.500 IE	1.069,20 €
		ZP18.05	8-810.t4	1.500 IE bis unter 2.000 IE	1.603,80 €
		ZP18.06	8-810.t5	2.000 IE bis unter 2.500 IE	2.138,40 €
		ZP18.07	8-810.t6	2.500 IE bis unter 3.000 IE	2.673,00 €
		ZP18.08	8-810.t7	3.000 IE bis unter 3.500 IE	3.207,60 €
		ZP18.09	8-810.t8	3.500 IE bis unter 4.000 IE	3.742,20 €
		ZP18.10	8-810.t9	4.000 IE bis unter 5.000 IE	4.276,80 €
		ZP18.11	8-810.ta	5.000 IE bis unter 6.000 IE	5.346,00 €
		ZP18.12	8-810.tb	6.000 IE bis unter 7.000 IE	6.415,20 €
		ZP18.13	8-810.tc	7.000 IE bis unter 8.000 IE	7.484,40 €
		ZP18.14	8-810.td	8.000 IE oder mehr	8.553,60 €
ZP20	Gabe von C1-Esteraseinhibitor, parenteral			Transfusion von Plasmabestandteilen und gentechnisch hergestellten Plasmaproteinen: C1-Esteraseinhibitor	
		ZP20.01	8-810.h3	500 Einheiten bis unter 1.000 Einheiten	811,75 €
		ZP20.02	8-810.h4	1.000 Einheiten bis unter 1.500 Einheiten	1.623,50 €
		ZP20.03	8-810.h5	1.500 Einheiten bis unter 2.000 Einheiten	2.435,25 €
		ZP20.04	8-810.h6	2.000 Einheiten bis unter 2.500 Einheiten	3.247,00 €
		ZP20.05	8-810.h7	2.500 Einheiten bis unter 3.000 Einheiten	4.058,75 €
		ZP20.06	8-810.h8	3.000 Einheiten bis unter 4.000 Einheiten	5.276,38 €
		ZP20.07	8-810.h9	4.000 Einheiten bis unter 5.000 Einheiten	6.899,88 €
		ZP20.08	8-810.ha	5.000 Einheiten bis unter 6.000 Einheiten	8.523,38 €
		ZP20.09	8-810.hb	6.000 Einheiten bis unter 7.000 Einheiten	10.146,88 €
		ZP20.10	8-810.hc	7.000 Einheiten bis unter 9.000 Einheiten	12.446,83 €
		ZP20.11	8-810.hd	9.000 Einheiten bis unter 11.000 Einheiten	15.693,83 €
		ZP20.12	8-810.he	11.000 oder mehr Einheiten	18.940,83 €

PEPP-Entgeltkatalog

Zusatzentgelte-Katalog - bewertete Entgelte

ZP	Bezeichnung	ZP_D	OPS Version 2025: OPS-Kode	OPS Version 2025: OPS-Text	Betrag
1	2	3	4	5	6
ZP22	Gabe von Pegyliertem liposomalen Doxorubicin, parenteral			Applikation von Medikamenten, Liste 2: Pegyliertes liposomales Doxorubicin, parenteral	
		ZP22.01[4)]	6-002.80	10 mg bis unter 20 mg	284,66 €
		ZP22.02[4)]	6-002.81	20 mg bis unter 30 mg	498,16 €
		ZP22.03	6-002.82	30 mg bis unter 40 mg	711,66 €
		ZP22.04	6-002.83	40 mg bis unter 50 mg	925,16 €
		ZP22.05	6-002.84	50 mg bis unter 60 mg	1.135,60 €
		ZP22.06	6-002.85	60 mg bis unter 70 mg	1.352,15 €
		ZP22.07	6-002.86	70 mg bis unter 80 mg	1.565,65 €
		ZP22.08	6-002.87	80 mg bis unter 90 mg	1.779,15 €
		ZP22.09	6-002.88	90 mg bis unter 100 mg	1.992,65 €
		ZP22.10	6-002.89	100 mg bis unter 110 mg	2.206,15 €
		ZP22.11	6-002.8a	110 mg bis unter 120 mg	2.419,64 €
		ZP22.12	6-002.8b	120 mg bis unter 140 mg	2.704,31 €
		ZP22.13	6-002.8c	140 mg bis unter 160 mg	3.131,30 €
		ZP22.14	6-002.8d	160 mg bis unter 180 mg	3.558,30 €
		ZP22.15	6-002.8e	180 mg bis unter 200 mg	3.985,30 €
		ZP22.16	6-002.8f	200 mg bis unter 220 mg	4.412,29 €
		ZP22.17	6-002.8g	220 mg bis unter 240 mg	4.839,29 €
		ZP22.18		Siehe weitere Differenzierung ZP22.19 bis ZP22.30	
		ZP22.19	6-002.8j	240 mg bis unter 260 mg	5.266,28 €
		ZP22.20	6-002.8k	260 mg bis unter 280 mg	5.693,28 €
		ZP22.21	6-002.8m	280 mg bis unter 300 mg	6.120,28 €
		ZP22.22	6-002.8n	300 mg bis unter 320 mg	6.547,27 €
		ZP22.23	6-002.8p	320 mg bis unter 360 mg	7.116,60 €
		ZP22.24	6-002.8q	360 mg bis unter 400 mg	7.970,59 €
		ZP22.25	6-002.8r	400 mg bis unter 440 mg	8.824,58 €
		ZP22.26	6-002.8s	440 mg bis unter 480 mg	9.678,58 €
		ZP22.27	6-002.8t	480 mg bis unter 520 mg	10.532,57 €
		ZP22.28	6-002.8u	520 mg bis unter 560 mg	11.386,56 €
		ZP22.29	6-002.8v	560 mg bis unter 600 mg	12.240,55 €
		ZP22.30	6-002.8w	600 mg oder mehr	13.094,54 €
ZP26	Gabe von Temozolomid, oral			Applikation von Medikamenten, Liste 2: Temozolomid, oral	
		ZP26.01[2)]	6-002.e0	200 mg bis unter 350 mg	28,08 €
		ZP26.02[2)]	6-002.e1	350 mg bis unter 500 mg	44,92 €
		ZP26.03[2)]	6-002.e2	500 mg bis unter 750 mg	65,51 €
		ZP26.04[2)]	6-002.e3	750 mg bis unter 1.000 mg	93,58 €
		ZP26.05	6-002.e4	1.000 mg bis unter 1.250 mg	121,66 €
		ZP26.06	6-002.e5	1.250 mg bis unter 1.500 mg	149,73 €
		ZP26.07	6-002.e6	1.500 mg bis unter 1.750 mg	175,59 €
		ZP26.08	6-002.e7	1.750 mg bis unter 2.000 mg	204,13 €
		ZP26.09	6-002.e8	2.000 mg bis unter 2.250 mg	233,77 €
		ZP26.10	6-002.e9	2.250 mg bis unter 2.500 mg	262,03 €
		ZP26.11	6-002.ea	2.500 mg bis unter 2.750 mg	290,11 €
		ZP26.12	6-002.eb	2.750 mg bis unter 3.000 mg	318,18 €
		ZP26.13	6-002.ec	3.000 mg bis unter 3.500 mg	355,62 €
		ZP26.14	6-002.ed	3.500 mg bis unter 4.000 mg	403,49 €
		ZP26.15	6-002.ee	4.000 mg bis unter 4.500 mg	467,92 €
		ZP26.16	6-002.ef	4.500 mg bis unter 5.000 mg	524,07 €
		ZP26.17	6-002.eg	5.000 mg bis unter 5.500 mg	580,22 €
		ZP26.18	6-002.eh	5.500 mg bis unter 6.000 mg	636,37 €
		ZP26.19	6-002.ej	6.000 mg bis unter 7.000 mg	711,23 €
		ZP26.20	6-002.ek	7.000 mg oder mehr	823,53 €
ZP32	Gabe von Human-Immunglobulin, polyvalent, parenteral			Transfusion von Plasmabestandteilen und gentechnisch hergestellten Plasmaproteinen: Human-Immunglobulin, polyvalent	
		ZP32.01[4)]	8-810.w0	2,5 g bis unter 5 g	215,73 €
		ZP32.02[4)]	8-810.w1	5 g bis unter 10 g	431,46 €
		ZP32.03	8-810.w2	10 g bis unter 15 g	665,30 €
		ZP32.04	8-810.w3	15 g bis unter 25 g	1.186,50 €
		ZP32.05	8-810.w4	25 g bis unter 35 g	1.833,69 €
		ZP32.06	8-810.w5	35 g bis unter 45 g	2.480,87 €
		ZP32.07	8-810.w6	45 g bis unter 55 g	3.128,05 €

PEPP-Entgeltkatalog

Zusatzentgelte-Katalog - bewertete Entgelte

ZP	Bezeichnung	ZP_D	OPS Version 2025: OPS-Kode	OPS Version 2025: OPS-Text	Betrag
1	2	3	4	5	6
		ZP32.08	8-810.w7	55 g bis unter 65 g	3.775,23 €
		ZP32.09	8-810.w8	65 g bis unter 75 g	4.422,42 €
		ZP32.10	8-810.w9	75 g bis unter 85 g	5.069,60 €
		ZP32.11	8-810.wa	85 g bis unter 105 g	5.932,51 €
		ZP32.12	8-810.wb	105 g bis unter 125 g	7.226,88 €
		ZP32.13	8-810.wc	125 g bis unter 145 g	8.521,24 €
		ZP32.14	8-810.wd	145 g bis unter 165 g	9.815,61 €
		ZP32.15	8-810.we	165 g bis unter 185 g	11.109,97 €
		ZP32.16	8-810.wf	185 g bis unter 205 g	12.404,34 €
		ZP32.17	8-810.wg	205 g bis unter 225 g	13.698,71 €
		ZP32.18	8-810.wh	225 g bis unter 245 g	14.993,07 €
		ZP32.19	8-810.wj	245 g bis unter 285 g	16.718,89 €
		ZP32.20	8-810.wk	285 g bis unter 325 g	19.307,63 €
		ZP32.21	8-810.wm	325 g bis unter 365 g	21.896,36 €
		ZP32.22	8-810.wn	365 g bis unter 445 g	25.348,00 €
		ZP32.23	8-810.wp	445 g bis unter 525 g	31.388,38 €
		ZP32.24	8-810.wq	525 g bis unter 605 g	36.565,84 €
		ZP32.25	8-810.wr	605 g bis unter 685 g	41.743,31 €
		ZP32.26	8-810.ws	685 g bis unter 765 g	46.920,77 €
		ZP32.27	8-810.wt	765 g bis unter 845 g	52.098,23 €
		ZP32.28	8-810.wu	845 g oder mehr	57.275,69 €
		ZP32.29[4)]	8-810.wv	2 g bis unter 2,5 g	140,22 €
ZP35	Gabe von Carmustin, Implantat, intrathekal			Applikation von Medikamenten, Liste 3: Carmustin, Implantat, intrathekal	
		ZP35.01	6-003.30	4 Implantate bis unter 7 Implantate	7.798,21 €
		ZP35.02	6-003.31	7 Implantate bis unter 10 Implantate	12.477,14 €
		ZP35.03	6-003.32	10 oder mehr Implantate	17.156,06 €
ZP37	Gabe von Palivizumab, parenteral			Applikation von Medikamenten, Liste 4: Palivizumab, parenteral	
		ZP37.01[1)]	6-004.00	15 mg bis unter 30 mg	265,18 €
		ZP37.02[1)]	6-004.01	30 mg bis unter 45 mg	464,07 €
		ZP37.03[1)]	6-004.02	45 mg bis unter 60 mg	662,95 €
		ZP37.04[1)]	6-004.03	60 mg bis unter 75 mg	861,84 €
		ZP37.05[1)]	6-004.04	75 mg bis unter 90 mg	1.060,72 €
		ZP37.06[1)]	6-004.05	90 mg bis unter 120 mg	1.325,90 €
		ZP37.07[1)]	6-004.06	120 mg bis unter 150 mg	1.723,67 €
		ZP37.08[1)]	6-004.07	150 mg bis unter 180 mg	2.121,44 €
		ZP37.09[1)]	6-004.08	180 mg bis unter 240 mg	2.651,80 €
		ZP37.10[1)]	6-004.09	240 mg bis unter 300 mg	3.447,34 €
		ZP37.11[1)]	6-004.0a	300 mg bis unter 360 mg	4.242,88 €
		ZP37.12[1)]	6-004.0b	360 mg bis unter 420 mg	5.038,42 €
		ZP37.13[1)]	6-004.0c	420 mg bis unter 480 mg	5.833,96 €
		ZP37.14[1)]	6-004.0d	480 mg bis unter 540 mg	6.629,50 €
		ZP37.15[1)]	6-004.0e	540 mg bis unter 600 mg	7.425,04 €
		ZP37.16[1)]	6-004.0f	600 mg oder mehr	8.220,58 €
ZP38	Gabe von Erythrozytenkonzentraten			Transfusion von Vollblut, Erythrozytenkonzentrat und Thrombozytenkonzentrat: Erythrozytenkonzentrat	
		ZP38.01[4)]	8-800.c1	6 TE bis unter 11 TE	761,15 €
		ZP38.02[4)]	8-800.c2	11 TE bis unter 16 TE	1.257,54 €
		ZP38.03	8-800.c3	16 TE bis unter 24 TE	1.853,22 €
		ZP38.04	8-800.c4	24 TE bis unter 32 TE	2.647,46 €
		ZP38.05	8-800.c5	32 TE bis unter 40 TE	3.441,70 €
		ZP38.06	8-800.c6	40 TE bis unter 48 TE	4.235,94 €
		ZP38.07	8-800.c7	48 TE bis unter 56 TE	5.030,18 €
		ZP38.08	8-800.c8	56 TE bis unter 64 TE	5.824,41 €
		ZP38.09	8-800.c9	64 TE bis unter 72 TE	6.618,65 €
		ZP38.10	8-800.ca	72 TE bis unter 80 TE	7.412,89 €
		ZP38.11	8-800.cb	80 TE bis unter 88 TE	8.207,13 €
		ZP38.12	8-800.cc	88 TE bis unter 104 TE	9.266,11 €
		ZP38.13	8-800.cd	104 TE bis unter 120 TE	10.854,59 €
		ZP38.14	8-800.ce	120 TE bis unter 136 TE	12.443,07 €
		ZP38.15	8-800.cf	136 TE bis unter 152 TE	14.031,55 €
		ZP38.16	8-800.cg	152 TE bis unter 168 TE	15.620,02 €

PEPP-Entgeltkatalog

Zusatzentgelte-Katalog - bewertete Entgelte

ZP	Bezeichnung	ZP_D	OPS Version 2025: OPS-Kode	OPS Version 2025: OPS-Text	Betrag
1	2	3	4	5	6
		ZP38.17	8-800.ch	168 TE bis unter 184 TE	17.208,50 €
		ZP38.18	8-800.cj	184 TE bis unter 200 TE	18.796,98 €
		ZP38.19	8-800.ck	200 TE bis unter 216 TE	20.385,45 €
		ZP38.20	8-800.cm	216 TE bis unter 232 TE	21.973,93 €
		ZP38.21	8-800.cn	232 TE bis unter 248 TE	23.562,41 €
		ZP38.22	8-800.cp	248 TE bis unter 264 TE	25.150,88 €
		ZP38.23	8-800.cq	264 TE bis unter 280 TE	26.739,36 €
		ZP38.24	8-800.cr	280 TE oder mehr	28.327,84 €
ZP39	Gabe von patientenbezogenen Thrombozytenkonzentraten			Transfusion von Vollblut, Erythrozytenkonzentrat und Thrombozytenkonzentrat: Patientenbezogene Thrombozytenkonzentrate	
		ZP39.01	8-800.60	1 patientenbezogenes Thrombozytenkonzentrat	434,18 €
			8-800.p0	1 pathogeninaktiviertes patientenbezogenes Thrombozytenkonzentrat	
		ZP39.02	8-800.61	2 patientenbezogene Thrombozytenkonzentrate	868,37 €
			8-800.p1	2 pathogeninaktivierte patientenbezogene Thrombozytenkonzentrate	
		ZP39.03	8-800.62	3 bis unter 5 patientenbezogene Thrombozytenkonzentrate	1.519,64 €
			8-800.p2	3 bis unter 5 pathogeninaktivierte patientenbezogene Thrombozytenkonzentrate	
		ZP39.04	8-800.63	5 bis unter 7 patientenbezogene Thrombozytenkonzentrate	2.388,01 €
			8-800.p3	5 bis unter 7 pathogeninaktivierte patientenbezogene Thrombozytenkonzentrate	
		ZP39.05	8-800.64	7 bis unter 9 patientenbezogene Thrombozytenkonzentrate	3.225,99 €
			8-800.p4	7 bis unter 9 pathogeninaktivierte patientenbezogene Thrombozytenkonzentrate	
		ZP39.06	8-800.65	9 bis unter 11 patientenbezogene Thrombozytenkonzentrate	4.116,07 €
			8-800.p5	9 bis unter 11 pathogeninaktivierte patientenbezogene Thrombozytenkonzentrate	
		ZP39.07	8-800.66	11 bis unter 13 patientenbezogene Thrombozytenkonzentrate	4.993,12 €
			8-800.p6	11 bis unter 13 pathogeninaktivierte patientenbezogene Thrombozytenkonzentrate	
		ZP39.08	8-800.67	13 bis unter 15 patientenbezogene Thrombozytenkonzentrate	5.861,49 €
			8-800.p7	13 bis unter 15 pathogeninaktivierte patientenbezogene Thrombozytenkonzentrate	
		ZP39.09	8-800.68	15 bis unter 17 patientenbezogene Thrombozytenkonzentrate	6.729,85 €
			8-800.p8	15 bis unter 17 pathogeninaktivierte patientenbezogene Thrombozytenkonzentrate	
		ZP39.10	8-800.69	17 bis unter 19 patientenbezogene Thrombozytenkonzentrate	7.598,22 €
			8-800.p9	17 bis unter 19 pathogeninaktivierte patientenbezogene Thrombozytenkonzentrate	
		ZP39.11	8-800.6a	19 bis unter 23 patientenbezogene Thrombozytenkonzentrate	8.683,68 €
			8-800.pa	19 bis unter 23 pathogeninaktivierte patientenbezogene Thrombozytenkonzentrate	
		ZP39.12	8-800.6b	23 bis unter 27 patientenbezogene Thrombozytenkonzentrate	10.420,42 €
			8-800.pb	23 bis unter 27 pathogeninaktivierte patientenbezogene Thrombozytenkonzentrate	
		ZP39.13	8-800.6c	27 bis unter 31 patientenbezogene Thrombozytenkonzentrate	12.157,15 €
			8-800.pc	27 bis unter 31 pathogeninaktivierte patientenbezogene Thrombozytenkonzentrate	
		ZP39.14	8-800.6d	31 bis unter 35 patientenbezogene Thrombozytenkonzentrate	13.893,89 €

PEPP-Entgeltkatalog

Zusatzentgelte-Katalog - bewertete Entgelte

ZP	Bezeichnung	ZP$_D$	OPS Version 2025: OPS-Kode	OPS Version 2025: OPS-Text	Betrag
1	2	3	4	5	6
			8-800.pd	31 bis unter 35 pathogeninaktivierte patientenbezogene Thrombozytenkonzentrate	
		ZP39.15	8-800.6e	35 bis unter 39 patientenbezogene Thrombozytenkonzentrate	15.630,63 €
			8-800.pe	35 bis unter 39 pathogeninaktivierte patientenbezogene Thrombozytenkonzentrate	
		ZP39.16	8-800.6g	39 bis unter 43 patientenbezogene Thrombozytenkonzentrate	17.367,36 €
			8-800.pf	39 bis unter 43 pathogeninaktivierte patientenbezogene Thrombozytenkonzentrate	
		ZP39.17	8-800.6h	43 bis unter 47 patientenbezogene Thrombozytenkonzentrate	19.104,10 €
			8-800.pg	43 bis unter 47 pathogeninaktivierte patientenbezogene Thrombozytenkonzentrate	
		ZP39.18	8-800.6j	47 bis unter 51 patientenbezogene Thrombozytenkonzentrate	20.840,84 €
			8-800.ph	47 bis unter 51 pathogeninaktivierte patientenbezogene Thrombozytenkonzentrate	
		ZP39.19	8-800.6k	51 bis unter 55 patientenbezogene Thrombozytenkonzentrate	22.577,57 €
			8-800.pj	51 bis unter 55 pathogeninaktivierte patientenbezogene Thrombozytenkonzentrate	
		ZP39.20	8-800.6m	55 bis unter 59 patientenbezogene Thrombozytenkonzentrate	24.314,31 €
			8-800.pk	55 bis unter 59 pathogeninaktivierte patientenbezogene Thrombozytenkonzentrate	
		ZP39.21	8-800.6n	59 bis unter 63 patientenbezogene Thrombozytenkonzentrate	26.051,05 €
			8-800.pm	59 bis unter 63 pathogeninaktivierte patientenbezogene Thrombozytenkonzentrate	
		ZP39.22	8-800.6p	63 bis unter 67 patientenbezogene Thrombozytenkonzentrate	27.787,78 €
			8-800.pn	63 bis unter 67 pathogeninaktivierte patientenbezogene Thrombozytenkonzentrate	
		ZP39.23	8-800.6q	67 bis unter 71 patientenbezogene Thrombozytenkonzentrate	29.524,52 €
			8-800.pp	67 bis unter 71 pathogeninaktivierte patientenbezogene Thrombozytenkonzentrate	
		ZP39.24		Siehe weitere Differenzierung ZP39.25 bis ZP39.30	
		ZP39.25	8-800.6s	71 bis unter 79 patientenbezogene Thrombozytenkonzentrate	31.695,44 €
			8-800.pq	71 bis unter 79 pathogeninaktivierte patientenbezogene Thrombozytenkonzentrate	
		ZP39.26	8-800.6t	79 bis unter 87 patientenbezogene Thrombozytenkonzentrate	35.168,91 €
			8-800.pr	79 bis unter 87 pathogeninaktivierte patientenbezogene Thrombozytenkonzentrate	
		ZP39.27	8-800.6u	87 bis unter 95 patientenbezogene Thrombozytenkonzentrate	38.642,38 €
			8-800.ps	87 bis unter 95 pathogeninaktivierte patientenbezogene Thrombozytenkonzentrate	
		ZP39.28	8-800.6v	95 bis unter 103 patientenbezogene Thrombozytenkonzentrate	42.115,86 €
			8-800.pt	95 bis unter 103 pathogeninaktivierte patientenbezogene Thrombozytenkonzentrate	
		ZP39.29	8-800.6w	103 bis unter 111 patientenbezogene Thrombozytenkonzentrate	45.589,33 €
			8-800.pu	103 bis unter 111 pathogeninaktivierte patientenbezogene Thrombozytenkonzentrate	
		ZP39.30	8-800.6z	111 oder mehr patientenbezogene Thrombozytenkonzentrate	49.062,80 €
			8-800.pv	111 oder mehr pathogeninaktivierte patientenbezogene Thrombozytenkonzentrate	

PEPP-Entgeltkatalog

Zusatzentgelte-Katalog - bewertete Entgelte

ZP	Bezeichnung	ZP_D	OPS Version 2025: OPS-Kode	OPS Version 2025: OPS-Text	Betrag
1	2	3	4	5	6
ZP41	Gabe von Liposomalem Amphotericin B, parenteral			Applikation von Medikamenten, Liste 2: Liposomales Amphotericin B, parenteral	
		ZP41.01[4)]	6-002.q0	100 mg bis unter 175 mg	251,29 €
		ZP41.02[4)]	6-002.q1	175 mg bis unter 250 mg	402,06 €
		ZP41.03	6-002.q2	250 mg bis unter 350 mg	569,59 €
		ZP41.04	6-002.q3	350 mg bis unter 450 mg	770,62 €
		ZP41.05	6-002.q4	450 mg bis unter 550 mg	971,65 €
		ZP41.06	6-002.q5	550 mg bis unter 650 mg	1.172,68 €
		ZP41.07	6-002.q6	650 mg bis unter 750 mg	1.373,71 €
		ZP41.08	6-002.q7	750 mg bis unter 850 mg	1.574,67 €
		ZP41.09	6-002.q8	850 mg bis unter 950 mg	1.775,77 €
		ZP41.10	6-002.q9	950 mg bis unter 1.150 mg	2.043,81 €
		ZP41.11	6-002.qa	1.150 mg bis unter 1.350 mg	2.445,87 €
		ZP41.12	6-002.qb	1.350 mg bis unter 1.550 mg	2.847,93 €
		ZP41.13	6-002.qc	1.550 mg bis unter 1.750 mg	3.249,99 €
		ZP41.14	6-002.qd	1.750 mg bis unter 1.950 mg	3.634,30 €
		ZP41.15	6-002.qe	1.950 mg bis unter 2.150 mg	4.054,11 €
		ZP41.16	6-002.qf	2.150 mg bis unter 3.150 mg	4.992,25 €
		ZP41.17	6-002.qg	3.150 mg bis unter 4.150 mg	7.002,55 €
		ZP41.18	6-002.qh	4.150 mg bis unter 5.150 mg	9.012,85 €
		ZP41.19	6-002.qj	5.150 mg bis unter 6.150 mg	11.023,15 €
		ZP41.20	6-002.qk	6.150 mg bis unter 8.650 mg	14.038,60 €
		ZP41.21	6-002.qm	8.650 mg bis unter 11.150 mg	19.064,35 €
		ZP41.22	6-002.qn	11.150 mg bis unter 13.650 mg	24.090,10 €
		ZP41.23	6-002.qp	13.650 mg bis unter 18.650 mg	30.332,13 €
		ZP41.24	6-002.qq	18.650 mg bis unter 23.650 mg	40.842,60 €
		ZP41.25	6-002.qr	23.650 mg bis unter 28.650 mg	50.894,10 €
		ZP41.26	6-002.qs	28.650 mg bis unter 33.650 mg	60.945,60 €
		ZP41.27	6-002.qt	33.650 mg bis unter 38.650 mg	70.997,10 €
		ZP41.28	6-002.qu	38.650 mg bis unter 43.650 mg	81.048,60 €
		ZP41.29	6-002.qv	43.650 mg oder mehr	91.100,10 €
ZP47	Gabe von Panitumumab, parenteral			Applikation von Medikamenten, Liste 4: Panitumumab, parenteral	
		ZP47.01	6-004.70	180 mg bis unter 300 mg	1.320,73 €
		ZP47.02	6-004.71	300 mg bis unter 420 mg	2.041,12 €
		ZP47.03	6-004.72	420 mg bis unter 540 mg	2.761,52 €
		ZP47.04	6-004.73	540 mg bis unter 660 mg	3.481,91 €
		ZP47.05	6-004.74	660 mg bis unter 780 mg	4.202,31 €
		ZP47.06	6-004.75	780 mg bis unter 900 mg	4.922,71 €
		ZP47.07	6-004.76	900 mg bis unter 1.020 mg	5.643,10 €
		ZP47.08	6-004.77	1.020 mg bis unter 1.260 mg	6.603,63 €
		ZP47.09	6-004.78	1.260 mg bis unter 1.500 mg	8.044,42 €
		ZP47.10	6-004.79	1.500 mg bis unter 1.740 mg	9.485,21 €
		ZP47.11	6-004.7a	1.740 mg bis unter 1.980 mg	10.926,01 €
		ZP47.12	6-004.7b	1.980 mg bis unter 2.220 mg	12.366,80 €
		ZP47.13	6-004.7c	2.220 mg bis unter 2.460 mg	13.807,59 €
		ZP47.14		Siehe weitere Differenzierung ZP47.15 bis ZP47.26	
		ZP47.15	6-004.7e	2.460 mg bis unter 2.700 mg	15.248,38 €
		ZP47.16	6-004.7f	2.700 mg bis unter 3.180 mg	17.169,44 €
		ZP47.17	6-004.7g	3.180 mg bis unter 3.660 mg	20.051,02 €
		ZP47.18	6-004.7h	3.660 mg bis unter 4.140 mg	22.932,61 €
		ZP47.19	6-004.7j	4.140 mg bis unter 4.620 mg	25.814,19 €
		ZP47.20	6-004.7k	4.620 mg bis unter 5.100 mg	28.695,77 €
		ZP47.21	6-004.7m	5.100 mg bis unter 5.580 mg	31.577,36 €
		ZP47.22	6-004.7n	5.580 mg bis unter 6.060 mg	34.458,94 €
		ZP47.23	6-004.7p	6.060 mg bis unter 6.540 mg	37.340,53 €
		ZP47.24	6-004.7q	6.540 mg bis unter 7.020 mg	40.222,11 €
		ZP47.25	6-004.7r	7.020 mg bis unter 7.500 mg	43.103,69 €
		ZP47.26	6-004.7s	7.500 mg oder mehr	45.985,28 €

PEPP-Entgeltkatalog

Zusatzentgelte-Katalog - bewertete Entgelte

ZP	Bezeichnung	ZP_D	OPS Version 2025: OPS-Kode	OPS Version 2025: OPS-Text	Betrag
1	2	3	4	5	6
ZP54	Gabe von Vinflunin, parenteral			Applikation von Medikamenten, Liste 5: Vinflunin, parenteral	
		ZP54.01	6-005.b0	100 mg bis unter 200 mg	820,89 €
		ZP54.02	6-005.b1	200 mg bis unter 300 mg	1.436,56 €
		ZP54.03	6-005.b2	300 mg bis unter 400 mg	2.052,23 €
		ZP54.04	6-005.b3	400 mg bis unter 500 mg	2.667,90 €
		ZP54.05	6-005.b4	500 mg bis unter 600 mg	3.283,57 €
		ZP54.06	6-005.b5	600 mg bis unter 700 mg	3.899,24 €
		ZP54.07	6-005.b6	700 mg bis unter 800 mg	4.514,91 €
		ZP54.08	6-005.b7	800 mg bis unter 900 mg	5.130,58 €
		ZP54.09	6-005.b8	900 mg bis unter 1.000 mg	5.746,25 €
		ZP54.10	6-005.b9	1.000 mg bis unter 1.200 mg	6.567,15 €
		ZP54.11	6-005.ba	1.200 mg bis unter 1.400 mg	7.798,49 €
		ZP54.12	6-005.bb	1.400 mg bis unter 1.600 mg	9.029,83 €
		ZP54.13	6-005.bc	1.600 mg bis unter 1.800 mg	10.261,17 €
		ZP54.14	6-005.bd	1.800 mg bis unter 2.000 mg	11.492,51 €
		ZP54.15	6-005.be	2.000 mg bis unter 2.200 mg	12.723,85 €
		ZP54.16	6-005.bf	2.200 mg bis unter 2.400 mg	13.955,19 €
		ZP54.17	6-005.bg	2.400 mg bis unter 2.600 mg	15.186,53 €
		ZP54.18	6-005.bh	2.600 mg bis unter 2.800 mg	16.417,87 €
		ZP54.19	6-005.bj	2.800 mg oder mehr	17.649,21 €
ZP57	Gabe von Romiplostim, parenteral			Applikation von Medikamenten, Liste 5: Romiplostim, parenteral	
		ZP57.01[4)]	6-005.90	100 µg bis unter 200 µg	423,31 €
		ZP57.02	6-005.91	200 µg bis unter 300 µg	740,79 €
		ZP57.03	6-005.92	300 µg bis unter 400 µg	1.058,27 €
		ZP57.04	6-005.93	400 µg bis unter 500 µg	1.375,75 €
		ZP57.05	6-005.94	500 µg bis unter 600 µg	1.598,26 €
		ZP57.06	6-005.95	600 µg bis unter 700 µg	2.010,71 €
		ZP57.07	6-005.96	700 µg bis unter 800 µg	2.328,19 €
		ZP57.08	6-005.97	800 µg bis unter 900 µg	2.645,67 €
		ZP57.09	6-005.98	900 µg bis unter 1.000 µg	2.963,15 €
		ZP57.10	6-005.99	1.000 µg bis unter 1.200 µg	3.199,75 €
		ZP57.11	6-005.9a	1.200 µg bis unter 1.400 µg	4.021,41 €
		ZP57.12	6-005.9b	1.400 µg bis unter 1.600 µg	4.656,37 €
		ZP57.13	6-005.9c	1.600 µg bis unter 1.800 µg	5.291,33 €
		ZP57.14	6-005.9d	1.800 µg bis unter 2.000 µg	5.926,29 €
		ZP57.15	6-005.9e	2.000 µg bis unter 2.400 µg	6.772,91 €
		ZP57.16	6-005.9f	2.400 µg bis unter 2.800 µg	8.042,83 €
		ZP57.17	6-005.9g	2.800 µg bis unter 3.200 µg	9.312,75 €
		ZP57.18	6-005.9h	3.200 µg bis unter 3.600 µg	10.582,67 €
		ZP57.19	6-005.9j	3.600 µg bis unter 4.000 µg	11.852,59 €
		ZP57.20	6-005.9k	4.000 µg bis unter 4.400 µg	13.122,51 €
		ZP57.21	6-005.9m	4.400 µg bis unter 4.800 µg	14.392,43 €
		ZP57.22	6-005.9n	4.800 µg bis unter 5.200 µg	15.662,35 €
		ZP57.23	6-005.9p	5.200 µg bis unter 5.600 µg	16.932,27 €
		ZP57.24	6-005.9q	5.600 µg oder mehr	18.202,19 €
ZP58	Gabe von Thrombozytenkonzentraten			Transfusion von Vollblut, Erythrozytenkonzentrat und Thrombozytenkonzentrat: Thrombozytenkonzentrat	
		ZP58.01[4)]	8-800.g1	2 Thrombozytenkonzentrate	618,32 €
		ZP58.02[4)]	8-800.g2	3 Thrombozytenkonzentrate	927,48 €
		ZP58.03	8-800.g3	4 Thrombozytenkonzentrate	1.236,64 €
		ZP58.04	8-800.g4	5 Thrombozytenkonzentrate	1.545,79 €
		ZP58.05	8-800.g5	6 bis unter 8 Thrombozytenkonzentrate	1.981,71 €
		ZP58.06	8-800.g6	8 bis unter 10 Thrombozytenkonzentrate	2.590,75 €
		ZP58.07	8-800.g7	10 bis unter 12 Thrombozytenkonzentrate	3.239,98 €
		ZP58.08	8-800.g8	12 bis unter 14 Thrombozytenkonzentrate	3.833,57 €
		ZP58.09	8-800.g9	14 bis unter 16 Thrombozytenkonzentrate	4.436,43 €
		ZP58.10	8-800.ga	16 bis unter 18 Thrombozytenkonzentrate	5.064,02 €
		ZP58.11	8-800.gb	18 bis unter 20 Thrombozytenkonzentrate	5.682,34 €
		ZP58.12	8-800.gc	20 bis unter 24 Thrombozytenkonzentrate	6.492,33 €
		ZP58.13	8-800.gd	24 bis unter 28 Thrombozytenkonzentrate	7.728,97 €
		ZP58.14	8-800.ge	28 bis unter 32 Thrombozytenkonzentrate	8.965,61 €
		ZP58.15	8-800.gf	32 bis unter 36 Thrombozytenkonzentrate	10.202,24 €
		ZP58.16	8-800.gg	36 bis unter 40 Thrombozytenkonzentrate	11.438,88 €

PEPP-Entgeltkatalog

Zusatzentgelte-Katalog - bewertete Entgelte

ZP	Bezeichnung	ZP_D	OPS Version 2025: OPS-Kode	OPS Version 2025: OPS-Text	Betrag
1	2	3	4	5	6
		ZP58.17	8-800.gh	40 bis unter 46 Thrombozytenkonzentrate	12.830,09 €
		ZP58.18	8-800.gj	46 bis unter 52 Thrombozytenkonzentrate	14.685,04 €
		ZP58.19	8-800.gk	52 bis unter 58 Thrombozytenkonzentrate	16.540,00 €
		ZP58.20	8-800.gm	58 bis unter 64 Thrombozytenkonzentrate	18.394,95 €
		ZP58.21	8-800.gn	64 bis unter 70 Thrombozytenkonzentrate	20.249,90 €
		ZP58.22	8-800.gp	70 bis unter 78 Thrombozytenkonzentrate	22.259,43 €
		ZP58.23	8-800.gq	78 bis unter 86 Thrombozytenkonzentrate	24.732,70 €
		ZP58.24	8-800.gr	86 bis unter 94 Thrombozytenkonzentrate	27.205,97 €
		ZP58.25	8-800.gs	94 bis unter 102 Thrombozytenkonzentrate	29.679,24 €
		ZP58.26	8-800.gt	102 bis unter 110 Thrombozytenkonzentrate	32.152,52 €
		ZP58.27	8-800.gu	110 bis unter 118 Thrombozytenkonzentrate	34.625,79 €
		ZP58.28	8-800.gv	118 bis unter 126 Thrombozytenkonzentrate	37.099,06 €
		ZP58.29		Siehe weitere Differenzierung ZP58.30 bis ZP58.46	
		ZP58.30	8-800.gz	126 bis unter 134 Thrombozytenkonzentrate	39.572,33 €
		ZP58.31	8-800.m0	134 bis unter 146 Thrombozytenkonzentrate	42.354,76 €
		ZP58.32	8-800.m1	146 bis unter 158 Thrombozytenkonzentrate	46.064,66 €
		ZP58.33	8-800.m2	158 bis unter 170 Thrombozytenkonzentrate	49.774,57 €
		ZP58.34	8-800.m3	170 bis unter 182 Thrombozytenkonzentrate	53.484,47 €
		ZP58.35	8-800.m4	182 bis unter 194 Thrombozytenkonzentrate	57.194,38 €
		ZP58.36	8-800.m5	194 bis unter 210 Thrombozytenkonzentrate	61.213,44 €
		ZP58.37	8-800.m6	210 bis unter 226 Thrombozytenkonzentrate	66.159,98 €
		ZP58.38	8-800.m7	226 bis unter 242 Thrombozytenkonzentrate	71.106,52 €
		ZP58.39	8-800.m8	242 bis unter 258 Thrombozytenkonzentrate	76.053,06 €
		ZP58.40	8-800.m9	258 bis unter 274 Thrombozytenkonzentrate	80.999,61 €
		ZP58.41	8-800.ma	274 bis unter 294 Thrombozytenkonzentrate	86.255,31 €
		ZP58.42	8-800.mb	294 bis unter 314 Thrombozytenkonzentrate	92.438,48 €
		ZP58.43	8-800.mc	314 bis unter 334 Thrombozytenkonzentrate	98.621,66 €
		ZP58.44	8-800.md	334 bis unter 354 Thrombozytenkonzentrate	104.804,83 €
		ZP58.45	8-800.me	354 bis unter 374 Thrombozytenkonzentrate	110.988,01 €
		ZP58.46	8-800.mf	374 oder mehr Thrombozytenkonzentrate	117.171,19 €
ZP59	Gabe von Apherese-Thrombozytenkonzentraten			Transfusion von Vollblut, Erythrozytenkonzentrat und Thrombozytenkonzentrat: Apherese-Thrombozytenkonzentrat	
		ZP59.01[4)]	8-800.f0	1 Apherese-Thrombozytenkonzentrat	358,76 €
		ZP59.02	8-800.f1	2 Apherese-Thrombozytenkonzentrate	717,52 €
		ZP59.03	8-800.f2	3 Apherese-Thrombozytenkonzentrate	1.076,27 €
		ZP59.04	8-800.f3	4 Apherese-Thrombozytenkonzentrate	1.435,03 €
		ZP59.05	8-800.f4	5 Apherese-Thrombozytenkonzentrate	1.793,79 €
		ZP59.06	8-800.f5	6 bis unter 8 Apherese-Thrombozytenkonzentrate	2.321,17 €
		ZP59.07	8-800.f6	8 bis unter 10 Apherese-Thrombozytenkonzentrate	3.045,86 €
		ZP59.08	8-800.f7	10 bis unter 12 Apherese-Thrombozytenkonzentrate	3.766,96 €
		ZP59.09	8-800.f8	12 bis unter 14 Apherese-Thrombozytenkonzentrate	4.484,48 €
		ZP59.10	8-800.f9	14 bis unter 16 Apherese-Thrombozytenkonzentrate	5.187,64 €
		ZP59.11	8-800.fa	16 bis unter 18 Apherese-Thrombozytenkonzentrate	5.919,51 €
		ZP59.12	8-800.fb	18 bis unter 20 Apherese-Thrombozytenkonzentrate	6.637,03 €
		ZP59.13	8-800.fc	20 bis unter 24 Apherese-Thrombozytenkonzentrate	7.533,92 €
		ZP59.14	8-800.fd	24 bis unter 28 Apherese-Thrombozytenkonzentrate	8.968,96 €
		ZP59.15	8-800.fe	28 bis unter 32 Apherese-Thrombozytenkonzentrate	10.403,99 €
		ZP59.16	8-800.ff	32 bis unter 36 Apherese-Thrombozytenkonzentrate	11.839,02 €
		ZP59.17	8-800.fg	36 bis unter 40 Apherese-Thrombozytenkonzentrate	13.274,05 €
		ZP59.18	8-800.fh	40 bis unter 46 Apherese-Thrombozytenkonzentrate	14.888,47 €
		ZP59.19	8-800.fj	46 bis unter 52 Apherese-Thrombozytenkonzentrate	17.041,01 €
		ZP59.20	8-800.fk	52 bis unter 58 Apherese-Thrombozytenkonzentrate	19.193,56 €
		ZP59.21	8-800.fm	58 bis unter 64 Apherese-Thrombozytenkonzentrate	21.346,11 €
		ZP59.22	8-800.fn	64 bis unter 70 Apherese-Thrombozytenkonzentrate	23.498,66 €
		ZP59.23	8-800.fp	70 bis unter 78 Apherese-Thrombozytenkonzentrate	25.830,59 €
		ZP59.24	8-800.fq	78 bis unter 86 Apherese-Thrombozytenkonzentrate	28.700,66 €
		ZP59.25	8-800.fr	86 bis unter 94 Apherese-Thrombozytenkonzentrate	31.570,72 €
		ZP59.26	8-800.fs	94 bis unter 102 Apherese-Thrombozytenkonzentrate	34.440,79 €
		ZP59.27	8-800.ft	102 bis unter 110 Apherese-Thrombozytenkonzentrate	37.310,85 €
		ZP59.28	8-800.fu	110 bis unter 118 Apherese-Thrombozytenkonzentrate	40.180,92 €
		ZP59.29	8-800.fv	118 bis unter 126 Apherese-Thrombozytenkonzentrate	43.050,98 €
		ZP59.30		Siehe weitere Differenzierung ZP59.31 bis ZP59.47	
		ZP59.31	8-800.fz	126 bis unter 134 Apherese-Thrombozytenkonzentrate	45.921,05 €

PEPP-Entgeltkatalog

Zusatzentgelte-Katalog - bewertete Entgelte

ZP	Bezeichnung	ZP_D	OPS Version 2025: OPS-Kode	OPS Version 2025: OPS-Text	Betrag
1	2	3	4	5	6
		ZP59.32	8-800.k0	134 bis unter 146 Apherese-Thrombozytenkonzentrate	49.149,87 €
		ZP59.33	8-800.k1	146 bis unter 158 Apherese-Thrombozytenkonzentrate	53.454,97 €
		ZP59.34	8-800.k2	158 bis unter 170 Apherese-Thrombozytenkonzentrate	57.760,07 €
		ZP59.35	8-800.k3	170 bis unter 182 Apherese-Thrombozytenkonzentrate	62.065,17 €
		ZP59.36	8-800.k4	182 bis unter 194 Apherese-Thrombozytenkonzentrate	66.370,27 €
		ZP59.37	8-800.k5	194 bis unter 210 Apherese-Thrombozytenkonzentrate	71.034,12 €
		ZP59.38	8-800.k6	210 bis unter 226 Apherese-Thrombozytenkonzentrate	76.774,25 €
		ZP59.39	8-800.k7	226 bis unter 242 Apherese-Thrombozytenkonzentrate	82.514,39 €
		ZP59.40	8-800.k8	242 bis unter 258 Apherese-Thrombozytenkonzentrate	88.254,52 €
		ZP59.41	8-800.k9	258 bis unter 274 Apherese-Thrombozytenkonzentrate	93.994,65 €
		ZP59.42	8-800.ka	274 bis unter 294 Apherese-Thrombozytenkonzentrate	100.093,54 €
		ZP59.43	8-800.kb	294 bis unter 314 Apherese-Thrombozytenkonzentrate	107.268,70 €
		ZP59.44	8-800.kc	314 bis unter 334 Apherese-Thrombozytenkonzentrate	114.443,87 €
		ZP59.45	8-800.kd	334 bis unter 354 Apherese-Thrombozytenkonzentrate	121.619,03 €
		ZP59.46	8-800.ke	354 bis unter 374 Apherese-Thrombozytenkonzentrate	128.794,19 €
		ZP59.47	8-800.kf	374 oder mehr Apherese-Thrombozytenkonzentrate	135.969,36 €
ZP63	Gabe von Abatacept, intravenös			Applikation von Medikamenten, Liste 3: Abatacept, intravenös	
		ZP63.01[4)]	6-003.s0	125 mg bis unter 250 mg	355,88 €
		ZP63.02[4)]	6-003.s1	250 mg bis unter 500 mg	711,77 €
		ZP63.03	6-003.s2	500 mg bis unter 750 mg	1.067,65 €
		ZP63.04	6-003.s3	750 mg bis unter 1.000 mg	1.601,48 €
		ZP63.05	6-003.s4	1.000 mg bis unter 1.250 mg	2.135,30 €
		ZP63.06	6-003.s5	1.250 mg bis unter 1.500 mg	2.669,13 €
		ZP63.07	6-003.s6	1.500 mg bis unter 1.750 mg	3.202,95 €
		ZP63.08	6-003.s7	1.750 mg bis unter 2.000 mg	3.736,78 €
		ZP63.09	6-003.s8	2.000 mg bis unter 2.250 mg	4.270,60 €
		ZP63.10	6-003.s9	2.250 mg bis unter 2.500 mg	4.804,43 €
		ZP63.11	6-003.sa	2.500 mg bis unter 2.750 mg	5.338,25 €
		ZP63.12	6-003.sb	2.750 mg bis unter 3.000 mg	5.872,08 €
		ZP63.13	6-003.sc	3.000 mg oder mehr	6.405,90 €
ZP66	Gabe von Decitabin, parenteral			Applikation von Medikamenten, Liste 4: Decitabin, parenteral	
		ZP66.01	6-004.40	30 mg bis unter 60 mg	890,66 €
		ZP66.02	6-004.41	60 mg bis unter 90 mg	1.558,65 €
		ZP66.03	6-004.42	90 mg bis unter 120 mg	2.226,64 €
		ZP66.04	6-004.43	120 mg bis unter 150 mg	2.894,63 €
		ZP66.05	6-004.44	150 mg bis unter 180 mg	3.562,62 €
		ZP66.06	6-004.45	180 mg bis unter 210 mg	4.230,62 €
		ZP66.07	6-004.46	210 mg bis unter 240 mg	4.868,55 €
		ZP66.08	6-004.47	240 mg bis unter 270 mg	5.566,60 €
		ZP66.09	6-004.48	270 mg bis unter 300 mg	6.234,59 €
		ZP66.10	6-004.49	300 mg bis unter 330 mg	6.902,58 €
		ZP66.11	6-004.4a	330 mg bis unter 360 mg	7.570,58 €
		ZP66.12	6-004.4b	360 mg bis unter 390 mg	8.238,57 €
		ZP66.13	6-004.4c	390 mg bis unter 420 mg	8.906,56 €
		ZP66.14	6-004.4d	420 mg bis unter 450 mg	9.574,55 €
		ZP66.15	6-004.4e	450 mg bis unter 480 mg	10.242,54 €
		ZP66.16	6-004.4f	480 mg bis unter 510 mg	10.910,54 €
		ZP66.17	6-004.4g	510 mg oder mehr	11.578,53 €
ZP69	Gabe von pathogeninaktivierten Thrombozytenkonzentraten			Transfusion von Vollblut, Erythrozytenkonzentrat und Thrombozytenkonzentrat: Pathogeninaktiviertes Thrombozytenkonzentrat	
		ZP69.01[4)]	8-800.h1	2 pathogeninaktivierte Thrombozytenkonzentrate	748,55 €
		ZP69.02[4)]	8-800.h2	3 pathogeninaktivierte Thrombozytenkonzentrate	1.122,83 €
		ZP69.03	8-800.h3	4 pathogeninaktivierte Thrombozytenkonzentrate	1.497,10 €
		ZP69.04	8-800.h4	5 pathogeninaktivierte Thrombozytenkonzentrate	1.871,38 €
		ZP69.05	8-800.h5	6 bis unter 8 pathogeninaktivierte Thrombozytenkonzentrate	2.432,79 €
		ZP69.06	8-800.h6	8 bis unter 10 pathogeninaktivierte Thrombozytenkonzentrate	3.181,34 €
		ZP69.07	8-800.h7	10 bis unter 12 pathogeninaktivierte Thrombozytenkonzentrate	3.929,89 €
		ZP69.08	8-800.h8	12 bis unter 14 pathogeninaktivierte Thrombozytenkonzentrate	4.678,44 €

PEPP-Entgeltkatalog

Zusatzentgelte-Katalog - bewertete Entgelte

ZP	Bezeichnung	ZP_D	OPS Version 2025: OPS-Kode	OPS Version 2025: OPS-Text	Betrag
1	2	3	4	5	6
		ZP69.09	8-800.h9	14 bis unter 16 pathogeninaktivierte Thrombozytenkonzentrate	5.426,99 €
		ZP69.10	8-800.ha	16 bis unter 18 pathogeninaktivierte Thrombozytenkonzentrate	6.175,54 €
		ZP69.11	8-800.hb	18 bis unter 20 pathogeninaktivierte Thrombozytenkonzentrate	6.924,09 €
		ZP69.12	8-800.hc	20 bis unter 24 pathogeninaktivierte Thrombozytenkonzentrate	7.859,78 €
		ZP69.13	8-800.hd	24 bis unter 28 pathogeninaktivierte Thrombozytenkonzentrate	9.356,89 €
		ZP69.14	8-800.he	28 bis unter 32 pathogeninaktivierte Thrombozytenkonzentrate	10.853,99 €
		ZP69.15	8-800.hf	32 bis unter 36 pathogeninaktivierte Thrombozytenkonzentrate	12.351,09 €
		ZP69.16	8-800.hg	36 bis unter 40 pathogeninaktivierte Thrombozytenkonzentrate	13.848,19 €
		ZP69.17	8-800.hh	40 bis unter 46 pathogeninaktivierte Thrombozytenkonzentrate	15.532,43 €
		ZP69.18	8-800.hj	46 bis unter 52 pathogeninaktivierte Thrombozytenkonzentrate	17.778,08 €
		ZP69.19	8-800.hk	52 bis unter 58 pathogeninaktivierte Thrombozytenkonzentrate	20.023,73 €
		ZP69.20	8-800.hm	58 bis unter 64 pathogeninaktivierte Thrombozytenkonzentrate	22.269,39 €
		ZP69.21	8-800.hn	64 bis unter 70 pathogeninaktivierte Thrombozytenkonzentrate	24.515,04 €
		ZP69.22	8-800.hp	70 bis unter 78 pathogeninaktivierte Thrombozytenkonzentrate	26.947,83 €
		ZP69.23	8-800.hq	78 bis unter 86 pathogeninaktivierte Thrombozytenkonzentrate	29.942,03 €
		ZP69.24	8-800.hr	86 bis unter 94 pathogeninaktivierte Thrombozytenkonzentrate	32.936,24 €
		ZP69.25	8-800.hs	94 bis unter 102 pathogeninaktivierte Thrombozytenkonzentrate	35.930,44 €
		ZP69.26	8-800.ht	102 bis unter 110 pathogeninaktivierte Thrombozytenkonzentrate	38.924,64 €
		ZP69.27	8-800.hu	110 bis unter 118 pathogeninaktivierte Thrombozytenkonzentrate	41.918,84 €
		ZP69.28	8-800.hv	118 bis unter 126 pathogeninaktivierte Thrombozytenkonzentrate	44.913,05 €
		ZP69.29	8-800.hz	126 bis unter 134 pathogeninaktivierte Thrombozytenkonzentrate	47.907,25 €
		ZP69.30	8-800.n0	134 bis unter 146 pathogeninaktivierte Thrombozytenkonzentrate	51.275,73 €
		ZP69.31	8-800.n1	146 bis unter 158 pathogeninaktivierte Thrombozytenkonzentrate	55.767,03 €
		ZP69.32	8-800.n2	158 bis unter 170 pathogeninaktivierte Thrombozytenkonzentrate	60.258,34 €
		ZP69.33	8-800.n3	170 bis unter 182 pathogeninaktivierte Thrombozytenkonzentrate	64.749,64 €
		ZP69.34	8-800.n4	182 bis unter 194 pathogeninaktivierte Thrombozytenkonzentrate	69.240,95 €
		ZP69.35	8-800.n5	194 bis unter 210 pathogeninaktivierte Thrombozytenkonzentrate	74.106,53 €
		ZP69.36	8-800.n6	210 bis unter 226 pathogeninaktivierte Thrombozytenkonzentrate	80.094,94 €
		ZP69.37	8-800.n7	226 bis unter 242 pathogeninaktivierte Thrombozytenkonzentrate	86.083,34 €
		ZP69.38	8-800.n8	242 bis unter 258 pathogeninaktivierte Thrombozytenkonzentrate	92.071,75 €
		ZP69.39	8-800.n9	258 bis unter 274 pathogeninaktivierte Thrombozytenkonzentrate	98.060,15 €

PEPP-Entgeltkatalog

Zusatzentgelte-Katalog - bewertete Entgelte

ZP	Bezeichnung	ZP_D	OPS Version 2025: OPS-Kode	OPS Version 2025: OPS-Text	Betrag
1	2	3	4	5	6
		ZP69.40	8-800.na	274 bis unter 294 pathogeninaktivierte Thrombozytenkonzentrate	104.422,84 €
		ZP69.41	8-800.nb	294 bis unter 314 pathogeninaktivierte Thrombozytenkonzentrate	111.908,34 €
		ZP69.42	8-800.nc	314 bis unter 334 pathogeninaktivierte Thrombozytenkonzentrate	119.393,85 €
		ZP69.43	8-800.nd	334 bis unter 354 pathogeninaktivierte Thrombozytenkonzentrate	126.879,36 €
		ZP69.44	8-800.ne	354 bis unter 374 pathogeninaktivierte Thrombozytenkonzentrate	134.364,87 €
		ZP69.45	8-800.nf	374 oder mehr pathogeninaktivierte Thrombozytenkonzentrate	141.850,38 €
ZP70	Gabe von pathogeninaktivierten Apherese-Thrombozytenkonzentraten			Transfusion von Vollblut, Erythrozytenkonzentrat und Thrombozytenkonzentrat: Pathogeninaktiviertes Apherese-Thrombozytenkonzentrat	
		ZP70.01[4)]	8-800.d0	1 pathogeninaktiviertes Apherese-Thrombozytenkonz.	412,41 €
		ZP70.02	8-800.d1	2 pathogeninaktivierte Apherese-Thrombozytenkonz.	824,82 €
		ZP70.03	8-800.d2	3 pathogeninaktivierte Apherese-Thrombozytenkonz.	1.237,23 €
		ZP70.04	8-800.d3	4 pathogeninaktivierte Apherese-Thrombozytenkonz.	1.649,64 €
		ZP70.05	8-800.d4	5 pathogeninaktivierte Apherese-Thrombozytenkonz.	2.062,05 €
		ZP70.06	8-800.d5	6 bis unter 8 pathogeninaktivierte Apherese-Thrombozytenkonzentrate	2.680,67 €
		ZP70.07	8-800.d6	8 bis unter 10 pathogeninaktivierte Apherese-Thrombozytenkonzentrate	3.505,49 €
		ZP70.08	8-800.d7	10 bis unter 12 pathogeninaktivierte Apherese-Thrombozytenkonzentrate	4.330,31 €
		ZP70.09	8-800.d8	12 bis unter 14 pathogeninaktivierte Apherese-Thrombozytenkonzentrate	5.155,13 €
		ZP70.10	8-800.d9	14 bis unter 16 pathogeninaktivierte Apherese-Thrombozytenkonzentrate	5.979,95 €
		ZP70.11	8-800.da	16 bis unter 18 pathogeninaktivierte Apherese-Thrombozytenkonzentrate	6.804,77 €
		ZP70.12	8-800.db	18 bis unter 20 pathogeninaktivierte Apherese-Thrombozytenkonzentrate	7.629,59 €
		ZP70.13	8-800.dc	20 bis unter 24 pathogeninaktivierte Apherese-Thrombozytenkonzentrate	8.660,61 €
		ZP70.14	8-800.dd	24 bis unter 28 pathogeninaktivierte Apherese-Thrombozytenkonzentrate	10.310,26 €
		ZP70.15	8-800.de	28 bis unter 32 pathogeninaktivierte Apherese-Thrombozytenkonzentrate	11.959,90 €
		ZP70.16	8-800.df	32 bis unter 36 pathogeninaktivierte Apherese-Thrombozytenkonzentrate	13.609,54 €
		ZP70.17	8-800.dg	36 bis unter 40 pathogeninaktivierte Apherese-Thrombozytenkonzentrate	15.259,18 €
		ZP70.18	8-800.dh	40 bis unter 46 pathogeninaktivierte Apherese-Thrombozytenkonzentrate	17.115,02 €
		ZP70.19	8-800.dj	46 bis unter 52 pathogeninaktivierte Apherese-Thrombozytenkonzentrate	19.589,48 €
		ZP70.20	8-800.dk	52 bis unter 58 pathogeninaktivierte Apherese-Thrombozytenkonzentrate	22.063,95 €
		ZP70.21	8-800.dm	58 bis unter 64 pathogeninaktivierte Apherese-Thrombozytenkonzentrate	24.538,41 €
		ZP70.22	8-800.dn	64 bis unter 70 pathogeninaktivierte Apherese-Thrombozytenkonzentrate	27.012,87 €
		ZP70.23	8-800.dp	70 bis unter 78 pathogeninaktivierte Apherese-Thrombozytenkonzentrate	29.693,53 €
		ZP70.24	8-800.dq	78 bis unter 86 pathogeninaktivierte Apherese-Thrombozytenkonzentrate	32.992,82 €
		ZP70.25	8-800.dr	86 bis unter 94 pathogeninaktivierte Apherese-Thrombozytenkonzentrate	36.292,10 €
		ZP70.26	8-800.ds	94 bis unter 102 pathogeninaktivierte Apherese-Thrombozytenkonzentrate	39.591,38 €

PEPP-Entgeltkatalog

Zusatzentgelte-Katalog - bewertete Entgelte

ZP	Bezeichnung	ZP_D	OPS Version 2025: OPS-Kode	OPS Version 2025: OPS-Text	Betrag
1	2	3	4	5	6
		ZP70.27	8-800.dt	102 bis unter 110 pathogeninaktivierte Apherese-Thrombozytenkonzentrate	42.890,66 €
		ZP70.28	8-800.du	110 bis unter 118 pathogeninaktivierte Apherese-Thrombozytenkonzentrate	46.189,94 €
		ZP70.29	8-800.dv	118 bis unter 126 pathogeninaktivierte Apherese-Thrombozytenkonzentrate	49.489,22 €
		ZP70.30	8-800.dz	126 bis unter 134 pathogeninaktivierte Apherese-Thrombozytenkonzentrate	52.788,51 €
		ZP70.31	8-800.j0	134 bis unter 146 pathogeninaktivierte Apherese-Thrombozytenkonzentrate	56.500,20 €
		ZP70.32	8-800.j1	146 bis unter 158 pathogeninaktivierte Apherese-Thrombozytenkonzentrate	61.449,12 €
		ZP70.33	8-800.j2	158 bis unter 170 pathogeninaktivierte Apherese-Thrombozytenkonzentrate	66.398,04 €
		ZP70.34	8-800.j3	170 bis unter 182 pathogeninaktivierte Apherese-Thrombozytenkonzentrate	71.346,96 €
		ZP70.35	8-800.j4	182 bis unter 194 pathogeninaktivierte Apherese-Thrombozytenkonzentrate	76.295,89 €
		ZP70.36	8-800.j5	194 bis unter 210 pathogeninaktivierte Apherese-Thrombozytenkonzentrate	81.657,22 €
		ZP70.37	8-800.j6	210 bis unter 226 pathogeninaktivierte Apherese-Thrombozytenkonzentrate	88.255,78 €
		ZP70.38	8-800.j7	226 bis unter 242 pathogeninaktivierte Apherese-Thrombozytenkonzentrate	94.854,35 €
		ZP70.39	8-800.j8	242 bis unter 258 pathogeninaktivierte Apherese-Thrombozytenkonzentrate	101.452,91 €
		ZP70.40	8-800.j9	258 bis unter 274 pathogeninaktivierte Apherese-Thrombozytenkonzentrate	108.051,47 €
		ZP70.41	8-800.ja	274 bis unter 294 pathogeninaktivierte Apherese-Thrombozytenkonzentrate	115.062,45 €
		ZP70.42	8-800.jb	294 bis unter 314 pathogeninaktivierte Apherese-Thrombozytenkonzentrate	123.310,65 €
		ZP70.43	8-800.jc	314 bis unter 334 pathogeninaktivierte Apherese-Thrombozytenkonzentrate	131.558,85 €
		ZP70.44	8-800.jd	334 bis unter 354 pathogeninaktivierte Apherese-Thrombozytenkonzentrate	139.807,06 €
		ZP70.45	8-800.je	354 bis unter 374 pathogeninaktivierte Apherese-Thrombozytenkonzentrate	148.055,26 €
		ZP70.46	8-800.jf	374 oder mehr pathogeninaktivierte Apherese-Thrombozytenkonzentrate	156.303,47 €
ZP73	Elektrokonvulsionstherapie [EKT]			Elektrokonvulsionstherapie [EKT]	
		ZP73.01	8-630.2	Grundleistung	440,48 €
		ZP73.02	8-630.3	Therapiesitzung	340,20 €
ZP74	Gabe von Ipilimumab, parenteral			Applikation von Medikamenten, Liste 6: Ipilimumab, parenteral	
		ZP74.01[4)]	6-006.j0	20 mg bis unter 30 mg	1.509,80 €
		ZP74.02	6-006.j1	30 mg bis unter 40 mg	2.156,86 €
		ZP74.03	6-006.j2	40 mg bis unter 50 mg	2.803,92 €
		ZP74.04	6-006.j3	50 mg bis unter 60 mg	3.450,98 €
		ZP74.05	6-006.j4	60 mg bis unter 70 mg	4.098,03 €
		ZP74.06	6-006.j5	70 mg bis unter 80 mg	4.745,09 €
		ZP74.07	6-006.j6	80 mg bis unter 90 mg	5.392,15 €
		ZP74.08	6-006.j7	90 mg bis unter 100 mg	5.995,64 €
		ZP74.09	6-006.j8	100 mg bis unter 120 mg	6.901,95 €
		ZP74.10	6-006.j9	120 mg bis unter 140 mg	8.196,07 €
		ZP74.11	6-006.ja	140 mg bis unter 160 mg	9.490,18 €
		ZP74.12	6-006.jb	160 mg bis unter 180 mg	10.752,16 €
		ZP74.13	6-006.jc	180 mg bis unter 200 mg	12.078,42 €
		ZP74.14	6-006.jd	200 mg bis unter 220 mg	13.372,53 €
		ZP74.15	6-006.je	220 mg bis unter 240 mg	14.666,65 €
		ZP74.16	6-006.jf	240 mg bis unter 260 mg	15.960,76 €
		ZP74.17	6-006.jg	260 mg bis unter 300 mg	17.686,25 €
		ZP74.18	6-006.jh	300 mg bis unter 340 mg	20.274,48 €
		ZP74.19	6-006.jj	340 mg bis unter 380 mg	22.862,72 €

PEPP-Entgeltkatalog

Zusatzentgelte-Katalog - bewertete Entgelte

ZP	Bezeichnung	ZP_D	OPS Version 2025: OPS-Kode	OPS Version 2025: OPS-Text	Betrag
1	2	3	4	5	6
		ZP74.20	6-006.jk	380 mg bis unter 420 mg	25.450,95 €
		ZP74.21	6-006.jm	420 mg bis unter 460 mg	28.039,18 €
		ZP74.22	6-006.jn	460 mg bis unter 540 mg	31.490,16 €
		ZP74.23	6-006.jp	540 mg bis unter 620 mg	36.666,62 €
		ZP74.24	6-006.jq	620 mg bis unter 700 mg	41.843,08 €
		ZP74.25	6-006.jr	700 mg bis unter 860 mg	48.745,04 €
		ZP74.26	6-006.js	860 mg bis unter 1.020 mg	59.097,96 €
		ZP74.27	6-006.jt	1.020 mg bis unter 1.180 mg	69.450,89 €
		ZP74.28	6-006.ju	1.180 mg bis unter 1.340 mg	79.803,82 €
		ZP74.29	6-006.jv	1.340 mg bis unter 1.500 mg	90.156,75 €
		ZP74.30	6-006.jw	1.500 mg oder mehr	100.509,68 €
ZP75	Repetitive transkranielle Magnetstimulation [rTMS]			Repetitive transkranielle Magnetstimulation [rTMS]	
		ZP75.01	8-632.0	Grundleistung	122,37 €
		ZP75.02	8-632.1	Therapiesitzung	75,61 €
ZP76	Gabe von Pembrolizumab, parenteral			Applikation von Medikamenten, Liste 9: Pembrolizumab, parenteral	
		ZP76.01[4)]	6-009.p0	20 mg bis unter 40 mg	731,18 €
		ZP76.02[4)]	6-009.p1	40 mg bis unter 60 mg	1.279,56 €
		ZP76.03[4)]	6-009.p2	60 mg bis unter 80 mg	1.827,95 €
		ZP76.04	6-009.p3	80 mg bis unter 100 mg	2.376,33 €
		ZP76.05	6-009.p4	100 mg bis unter 150 mg	2.741,92 €
		ZP76.06	6-009.p5	150 mg bis unter 200 mg	4.112,88 €
		ZP76.07	6-009.p6	200 mg bis unter 300 mg	5.483,84 €
		ZP76.08	6-009.p7	300 mg bis unter 400 mg	8.225,76 €
		ZP76.09	6-009.p8	400 mg bis unter 600 mg	10.967,68 €
		ZP76.10	6-009.p9	600 mg bis unter 800 mg	16.451,52 €
		ZP76.11	6-009.pa	800 mg bis unter 1.000 mg	21.935,36 €
		ZP76.12	6-009.pb	1.000 mg bis unter 1.200 mg	27.419,20 €
		ZP76.13	6-009.pc	1.200 mg bis unter 1.400 mg	32.903,04 €
		ZP76.14	6-009.pd	1.400 mg bis unter 1.600 mg	38.386,88 €
		ZP76.15	6-009.pe	1.600 mg bis unter 1.800 mg	43.870,72 €
		ZP76.16	6-009.pf	1.800 mg bis unter 2.000 mg	49.354,56 €
		ZP76.17	6-009.pg	2.000 mg bis unter 2.200 mg	54.838,40 €
		ZP76.18	6-009.ph	2.200 mg bis unter 2.400 mg	60.322,24 €
		ZP76.19	6-009.pj	2.400 mg bis unter 2.600 mg	65.806,08 €
		ZP76.20	6-009.pk	2.600 mg oder mehr	71.289,92 €
ZP110	Gabe von Venetoclax, oral			Applikation von Medikamenten, Liste 10: Venetoclax, oral	
		ZP110.01[4)]	6-00a.k0	250 mg bis unter 500 mg	189,42 €
		ZP110.02[4)]	6-00a.k1	500 mg bis unter 750 mg	315,69 €
		ZP110.03[4)]	6-00a.k2	750 mg bis unter 1.000 mg	441,97 €
		ZP110.04	6-00a.k3	1.000 mg bis unter 1.500 mg	601,87 €
		ZP110.05	6-00a.k4	1.500 mg bis unter 2.000 mg	850,69 €
		ZP110.06	6-00a.k5	2.000 mg bis unter 2.500 mg	1.124,11 €
		ZP110.07	6-00a.k6	2.500 mg bis unter 3.000 mg	1.374,09 €
		ZP110.08	6-00a.k7	3.000 mg bis unter 4.000 mg	1.733,57 €
		ZP110.09	6-00a.k8	4.000 mg bis unter 5.000 mg	2.225,45 €
		ZP110.10	6-00a.k9	5.000 mg bis unter 6.000 mg	2.697,29 €
		ZP110.11	6-00a.ka	6.000 mg bis unter 7.000 mg	3.283,15 €
		ZP110.12	6-00a.kb	7.000 mg bis unter 9.000 mg	3.954,39 €
		ZP110.13	6-00a.kc	9.000 mg bis unter 11.000 mg	5.051,00 €
		ZP110.14	6-00a.kd	11.000 mg bis unter 13.000 mg	6.061,20 €
		ZP110.15	6-00a.ke	13.000 mg bis unter 15.000 mg	7.071,40 €
		ZP110.16	6-00a.kf	15.000 mg bis unter 19.000 mg	8.586,70 €
		ZP110.17	6-00a.kg	19.000 mg bis unter 23.000 mg	10.607,10 €
		ZP110.18	6-00a.kh	23.000 mg bis unter 27.000 mg	12.627,50 €
		ZP110.19	6-00a.kj	27.000 mg bis unter 31.000 mg	14.647,90 €
		ZP110.20	6-00a.kk	31.000 mg oder mehr	16.668,30 €

PEPP-Entgeltkatalog

Zusatzentgelte-Katalog - bewertete Entgelte

ZP	Bezeichnung	ZP_D	OPS Version 2025: OPS-Kode	OPS Version 2025: OPS-Text	Betrag
1	2	3	4	5	6
ZP111	Gabe von Atezolizumab, intravenös			Applikation von Medikamenten, Liste 10: Atezolizumab,intravenös	
		ZP111.01	6-00a.m0	840 mg bis unter 1.200 mg	2.695,90 €
		ZP111.02	6-00a.m1	1.200 mg bis unter 1.680 mg	3.851,28 €
		ZP111.03	6-00a.m2	1.680 mg bis unter 2.400 mg	5.391,79 €
		ZP111.04	6-00a.m3	2.400 mg bis unter 2.520 mg	7.702,56 €
		ZP111.05	6-00a.m4	2.520 mg bis unter 3.360 mg	8.087,69 €
		ZP111.06	6-00a.m5	3.360 mg bis unter 3.600 mg	10.783,58 €
		ZP111.07	6-00a.m6	3.600 mg bis unter 4.200 mg	11.553,84 €
		ZP111.08	6-00a.m7	4.200 mg bis unter 4.800 mg	13.479,48 €
		ZP111.09	6-00a.m8	4.800 mg bis unter 5.040 mg	15.405,12 €
		ZP111.10	6-00a.m9	5.040 mg bis unter 5.880 mg	16.175,38 €
		ZP111.11	6-00a.ma	5.880 mg bis unter 6.000 mg	18.871,27 €
		ZP111.12	6-00a.mb	6.000 mg bis unter 6.720 mg	19.256,40 €
		ZP111.13	6-00a.mc	6.720 mg bis unter 7.200 mg	21.567,17 €
		ZP111.14	6-00a.md	7.200 mg bis unter 7.560 mg	23.107,68 €
		ZP111.15	6-00a.me	7.560 mg bis unter 8.400 mg	24.263,06 €
		ZP111.16	6-00a.mf	8.400 mg bis unter 9.600 mg	26.958,96 €
		ZP111.17	6-00a.mg	9.600 mg bis unter 10.800 mg	30.810,24 €
		ZP111.18	6-00a.mh	10.800 mg bis unter 12.000 mg	34.661,52 €
		ZP111.19	6-00a.mj	12.000 mg bis unter 13.200 mg	38.512,80 €
		ZP111.20	6-00a.mk	13.200 mg oder mehr	42.364,08 €
ZP112	Gabe von Ocrelizumab, intravenös			Applikation von Medikamenten, Liste 10: Ocrelizumab, intravenös	
		ZP112.01	6-00a.p0	300 mg bis unter 600 mg	5.789,07 €
		ZP112.02	6-00a.p1	600 mg bis unter 900 mg	11.578,14 €
		ZP112.03	6-00a.p2	900 mg bis unter 1.200 mg	17.367,21 €
		ZP112.04	6-00a.p3	1.200 mg bis unter 1.500 mg	23.156,28 €
		ZP112.05	6-00a.p4	1.500 mg bis unter 1.800 mg	28.945,35 €
		ZP112.06	6-00a.p5	1.800 mg oder mehr	34.734,42 €

Fußnoten:

1) Dieses Zusatzentgelt ist nur abrechenbar für Patienten mit einem Alter < 3 Jahre.

2) Dieses Zusatzentgelt ist nur abrechenbar für Patienten mit einem Alter < 5 Jahre.

3) Dieses Zusatzentgelt ist nur abrechenbar für Patienten mit einem Alter < 10 Jahre.

4) Dieses Zusatzentgelt ist nur abrechenbar für Patienten mit einem Alter < 15 Jahre.

PEPP-Entgeltkatalog

Zusatzentgelte-Katalog - unbewertete Entgelte

Für die nachfolgend aufgeführten Leistungen sind krankenhausindividuelle Entgelte nach Paragraf 6 Absatz 1 Satz 1 Bundespflegesatzverordnung zu vereinbaren, soweit diese als Krankenhausleistung erbracht werden dürfen.

ZP [1)]	Bezeichnung	OPS Version 2025: OPS-Kode	OPS Version 2025: OPS-Text
1	2	3	4
ZP2025-02 [3)]	Strahlentherapie	8-52*	Strahlentherapie
ZP2025-03 [2), 3)]	Gabe von Sargramostim, parenteral	6-001.4*	Applikation von Medikamenten, Liste 1: Sargramostim, parenteral
ZP2025-04 [3)]	Gabe von Granulozytenkonzentraten	8-802.6*	Transfusion von Leukozyten: Granulozyten
ZP2025-05 [2), 3)]	Gabe von Anti-Human-T-Lymphozyten-Immunglobulin, parenteral	8-812.3	Transfusion von Plasma und anderen Plasmabestandteilen und gentechnisch hergestellten Plasmaproteinen: Anti-Human-T-Lymphozyten-Immunglobulin vom Kaninchen, parenteral
		8-812.4	Transfusion von Plasma und anderen Plasmabestandteilen und gentechnisch hergestellten Plasmaproteinen: Anti-Human-T-Lymphozyten-Immunglobulin vom Pferd, parenteral
ZP2025-06 [3)]	Gabe von Bosentan, oral	6-002.f*	Applikation von Medikamenten, Liste 2: Bosentan, oral
ZP2025-07 [3)]	Gabe von Jod-131-MIBG (Metajodobenzylguanidin), parenteral	6-002.g*	Applikation von Medikamenten, Liste 2: Jod-131-Metajodobenzylguanidin (MIBG), parenteral
ZP2025-08 [3)]	Gabe von Alpha-1-Proteinaseninhibitor human, parenteral	8-812.0*	Transfusion von Plasma und anderen Plasmabestandteilen und gentechnisch hergestellten Plasmaproteinen: Alpha-1-Proteinaseninhibitor human, parenteral
ZP2025-11 [3)]	Gabe von Hämin, parenteral	6-004.1*	Applikation von Medikamenten, Liste 4: Hämin, parenteral
ZP2025-13 [3)]	Radiorezeptortherapie mit DOTA-konjugierten Somatostatinanaloga	8-530.61	Therapie mit offenen Radionukliden: Intravenöse Therapie mit radioaktiven rezeptorgerichteten Substanzen: Radiorezeptortherapie mit Chelator-konjugierten Somatostatinanaloga aus patientenindividueller Eigenherstellung
		8-530.62	Therapie mit offenen Radionukliden: Intravenöse Therapie mit radioaktiven rezeptorgerichteten Substanzen: Radiorezeptortherapie mit Chelator-konjugierten Somatostatinanaloga aus nicht patientenindividueller Herstellung
		8-530.a0	Therapie mit offenen Radionukliden: Intraarterielle Therapie mit offenen Radionukliden: Intraarterielle Radiorezeptortherapie mit DOTA-konjugierten Somatostatinanaloga
ZP2025-14 [3)]	Gabe von Sunitinib, oral	6-003.a*	Applikation von Medikamenten, Liste 3: Sunitinib, oral
ZP2025-15 [3)]	Gabe von Sorafenib, oral	6-003.b*	Applikation von Medikamenten, Liste 3: Sorafenib, oral
ZP2025-16 [3)]	Gabe von Lenalidomid, oral	6-003.g*	Applikation von Medikamenten, Liste 3: Lenalidomid, oral
ZP2025-18 [3)]	Gabe von Nelarabin, parenteral	6-003.e*	Applikation von Medikamenten, Liste 3: Nelarabin, parenteral
ZP2025-19 [3)]	Gabe von Ambrisentan, oral	6-004.2*	Applikation von Medikamenten, Liste 4: Ambrisentan, oral
ZP2025-20 [3)]	Gabe von Temsirolimus, parenteral	6-004.e*	Applikation von Medikamenten, Liste 4: Temsirolimus, parenteral
ZP2025-21 [3)]	Gabe von Dasatinib, oral	6-004.3*	Applikation von Medikamenten, Liste 4: Dasatinib, oral
ZP2025-26 [3)]	Gabe von Paliperidon, parenteral	6-006.a*	Applikation von Medikamenten, Liste 6: Paliperidon, parenteral
ZP2025-27 [3)]	Gabe von Mifamurtid, parenteral	6-005.g*	Applikation von Medikamenten, Liste 5: Mifamurtid, parenteral
ZP2025-29 [3)]	Gabe von Rituximab, subkutan	6-001.j*	Applikation von Medikamenten, Liste 1: Rituximab, subkutan
ZP2025-30 [3)]	Gabe von Trastuzumab, subkutan	6-001.m*	Applikation von Medikamenten, Liste 1: Trastuzumab, subkutan
ZP2025-32 [3)]	Gabe von Abatacept, subkutan	6-003.t*	Applikation von Medikamenten, Liste 3: Abatacept, subkutan
ZP2025-33 [3)]	Gabe von Tocilizumab, subkutan	6-005.n*	Applikation von Medikamenten, Liste 5: Tocilizumab, subkutan
ZP2025-34 [3)]	Gabe von Paclitaxel, als an Albumin gebundene Nanopartikel, parenteral	6-005.d*	Applikation von Medikamenten, Liste 5: Paclitaxel, als an Albumin gebundene Nanopartikel, parenteral
ZP2025-35 [3)]	Gabe von Abirateron, oral	6-006.2*	Applikation von Medikamenten, Liste 6: Abirateron, oral
ZP2025-36 [3)]	Gabe von Cabazitaxel, parenteral	6-006.1*	Applikation von Medikamenten, Liste 6: Cabazitaxel, parenteral
ZP2025-38 [3)]	Gabe von Pemetrexed, parenteral	6-001.c*	Applikation von Medikamenten, Liste 1: Pemetrexed, parenteral
ZP2025-39 [3)]	Gabe von Etanercept, parenteral	6-002.b*	Applikation von Medikamenten, Liste 2: Etanercept, parenteral
ZP2025-40 [3)]	Gabe von Imatinib, oral	6-001.g*	Applikation von Medikamenten, Liste 1: Imatinib, oral
ZP2025-41 [3)]	Gabe von Caspofungin, parenteral	6-002.p*	Applikation von Medikamenten, Liste 2: Caspofungin, parenteral
ZP2025-42 [3)]	Gabe von Voriconazol, oral	6-002.5*	Applikation von Medikamenten, Liste 2: Voriconazol, oral
ZP2025-43 [3)]	Gabe von Voriconazol, parenteral	6-002.r*	Applikation von Medikamenten, Liste 2: Voriconazol, parenteral
ZP2025-45 [3)]	Gabe von L-Asparaginase aus Erwinia chrysanthemi [Crisantaspase], parenteral	6-003.r*	Applikation von Medikamenten, Liste 3: L-Asparaginase aus Erwinia chrysanthemi [Crisantaspase], parenteral

PEPP-Entgeltkatalog

Zusatzentgelte-Katalog - unbewertete Entgelte

Für die nachfolgend aufgeführten Leistungen sind krankenhausindividuelle Entgelte nach Paragraf 6 Absatz 1 Satz 1 Bundespflegesatzverordnung zu vereinbaren, soweit diese als Krankenhausleistung erbracht werden dürfen.

ZP [1)]	Bezeichnung	OPS Version 2025: OPS-Kode	OPS Version 2025: OPS-Text
1	2	3	4
ZP2025-46 [3)]	Gabe von nicht pegylierter Asparaginase, parenteral	6-003.n*	Applikation von Medikamenten, Liste 3: Nicht pegylierte Asparaginase, parenteral
ZP2025-47 [3)]	Gabe von pegylierter Asparaginase, parenteral	6-003.p*	Applikation von Medikamenten, Liste 3: Pegylierte Asparaginase, parenteral
ZP2025-48 [3)]	Gabe von Belimumab, parenteral	6-006.6*	Applikation von Medikamenten, Liste 6: Belimumab, parenteral
ZP2025-49 [3)]	Gabe von Defibrotid, parenteral	6-005.k*	Applikation von Medikamenten, Liste 5: Defibrotid, parenteral
ZP2025-50 [3)]	Gabe von Thiotepa, parenteral	6-007.n*	Applikation von Medikamenten, Liste 7: Thiotepa, parenteral
ZP2025-51 [3)]	Gabe von Brentuximab vedotin, parenteral	6-006.b*	Applikation von Medikamenten, Liste 6: Brentuximab vedotin, parenteral
ZP2025-52 [3)]	Gabe von Enzalutamid, oral	6-007.6*	Applikation von Medikamenten, Liste 7: Enzalutamid, oral
ZP2025-53 [3)]	Gabe von Aflibercept, intravenös	6-007.3*	Applikation von Medikamenten, Liste 7: Aflibercept, intravenös
ZP2025-54 [3)]	Gabe von Eltrombopag, oral	6-006.0*	Applikation von Medikamenten, Liste 6: Eltrombopag, oral
ZP2025-55 [3)]	Gabe von Obinutuzumab, parenteral	6-007.j*	Applikation von Medikamenten, Liste 7: Obinutuzumab, parenteral
ZP2025-56 [3)]	Gabe von Ibrutinib, oral	6-007.e*	Applikation von Medikamenten, Liste 7: Ibrutinib, oral
ZP2025-57 [3)]	Gabe von Ramucirumab, parenteral	6-007.m*	Applikation von Medikamenten, Liste 7: Ramucirumab, parenteral
ZP2025-58 [3)]	Gabe von Bortezomib, parenteral	6-001.9*	Applikation von Medikamenten, Liste 1: Bortezomib, parenteral
ZP2025-59 [3)]	Gabe von Adalimumab, parenteral	6-001.d*	Applikation von Medikamenten, Liste 1: Adalimumab, parenteral
ZP2025-60 [3)]	Gabe von Infliximab, parenteral	6-001.e*	Applikation von Medikamenten, Liste 1: Infliximab, parenteral
ZP2025-61 [3)]	Gabe von Busulfan, parenteral	6-002.d*	Applikation von Medikamenten, Liste 2: Busulfan, parenteral
ZP2025-62 [3)]	Gabe von Rituximab, intravenös	6-001.h*	Applikation von Medikamenten, Liste 1: Rituximab, intravenös
ZP2025-63 [3)]	Gabe von Trastuzumab, intravenös	6-001.k*	Applikation von Medikamenten, Liste 1: Trastuzumab, intravenös
ZP2025-64 [3)]	Gabe von Anidulafungin, parenteral	6-003.k*	Applikation von Medikamenten, Liste 3: Anidulafungin, parenteral
ZP2025-66 [3)]	Gabe von Posaconazol, parenteral	6-007.k*	Applikation von Medikamenten, Liste 7: Posaconazol, parenteral
ZP2025-67 [3)]	Gabe von Pixantron, parenteral	6-006.e*	Applikation von Medikamenten, Liste 6: Pixantron, parenteral
ZP2025-68 [3)]	Gabe von Pertuzumab, parenteral	6-007.9*	Applikation von Medikamenten, Liste 7: Pertuzumab, parenteral
ZP2025-69 [3)]	Gabe von Blinatumomab, parenteral	6-008.7*	Applikation von Medikamenten, Liste 8: Blinatumomab, parenteral
ZP2025-71 [3)]	Gabe von Nivolumab, parenteral	6-008.m*	Applikation von Medikamenten, Liste 8: Nivolumab, parenteral
ZP2025-72 [3)]	Gabe von Carfilzomib, parenteral	6-008.9*	Applikation von Medikamenten, Liste 8: Carfilzomib, parenteral
ZP2025-73 [3)]	Gabe von Macitentan, oral	6-007.h*	Applikation von Medikamenten, Liste 7: Macitentan, oral
ZP2025-74 [3)]	Gabe von Riociguat, oral	6-008.0*	Applikation von Medikamenten, Liste 8: Riociguat, oral
ZP2025-75 [3)]	Gabe von Isavuconazol, parenteral	6-008.g*	Applikation von Medikamenten, Liste 8: Isavuconazol, parenteral
ZP2025-76 [3)]	Gabe von Isavuconazol, oral	6-008.h*	Applikation von Medikamenten, Liste 8: Isavuconazol, oral
ZP2025-78 [3)]	Gabe von Liposomalem Irinotecan, parenteral	6-009.e*	Applikation von Medikamenten, Liste 9: Liposomales Irinotecan, parenteral
ZP2025-79 [3)]	Gabe von Bevacizumab, parenteral	6-002.9*	Applikation von Medikamenten, Liste 2: Bevacizumab, parenteral
ZP2025-80 [3)]	Gabe von Clofarabin, parenteral	6-003.j*	Applikation von Medikamenten, Liste 3: Clofarabin, parenteral
ZP2025-81 [3)]	Gabe von Posaconazol, oral, Suspension	6-007.0*	Applikation von Medikamenten, Liste 7: Posaconazol, oral, Suspension
ZP2025-82 [3)]	Gabe von Posaconazol, oral, Tabletten	6-007.p*	Applikation von Medikamenten, Liste 7: Posaconazol, oral, Tabletten
ZP2025-84 [3), 4)]	Gabe von Filgrastim, parenteral	6-002.1*	Applikation von Medikamenten, Liste 2: Filgrastim, parenteral
ZP2025-85 [3), 4)]	Gabe von Lenograstim, parenteral	6-002.2*	Applikation von Medikamenten, Liste 2: Lenograstim, parenteral
ZP2025-86 [3), 4)]	Gabe von Pegfilgrastim, parenteral	6-002.7*	Applikation von Medikamenten, Liste 2: Pegfilgrastim, parenteral
ZP2025-87 [3), 4)]	Gabe von Lipegfilgrastim, parenteral	6-007.7*	Applikation von Medikamenten, Liste 7: Lipegfilgrastim, parenteral
ZP2025-89 [3)]	Gabe von Azacitidin, parenteral	6-005.0*	Applikation von Medikamenten, Liste 5: Azacitidin, parenteral
ZP2025-90 [3)]	Mehrdimensionale pädiatrische Diagnostik	1-945.*	Diagnostik bei Verdacht auf Gefährdung von Kindeswohl und Kindergesundheit
ZP2025-92 [3)]	Gabe von Vedolizumab, parenteral	6-008.5*	Applikation von Medikamenten, Liste 8: Vedolizumab, parenteral
ZP2025-93 [3)]	Gabe von Elotuzumab, parenteral	6-009.d*	Applikation von Medikamenten, Liste 9: Elotuzumab, parenteral
ZP2025-97 [3)]	Gabe von Dinutuximab beta, parenteral	6-009.b*	Applikation von Medikamenten, Liste 9: Dinutuximab beta, parenteral
ZP2025-98 [3)]	Gabe von Midostaurin, oral	6-00a.b*	Applikation von Medikamenten, Liste 10: Midostaurin, oral
ZP2025-99 [3)]	Gabe von Ustekinumab, intravenös	6-005.p*	Applikation von Medikamenten, Liste 5: Ustekinumab, intravenös

PEPP-Entgeltkatalog

Zusatzentgelte-Katalog - unbewertete Entgelte

Für die nachfolgend aufgeführten Leistungen sind krankenhausindividuelle Entgelte nach Paragraf 6 Absatz 1 Satz 1 Bundespflegesatzverordnung zu vereinbaren, soweit diese als Krankenhausleistung erbracht werden dürfen.

ZP [1)]	Bezeichnung	OPS Version 2025: OPS-Kode	OPS Version 2025: OPS-Text
1	2	3	4
ZP2025-100 [3)]	Gabe von Ustekinumab, subkutan	6-005.q*	Applikation von Medikamenten, Liste 5: Ustekinumab, subkutan
ZP2025-101 [3)]	Gabe von Micafungin, parenteral	6-004.5*	Applikation von Medikamenten, Liste 4: Micafungin, parenteral
ZP2025-102 [3)]	Gabe von Daratumumab, intravenös	6-009.q*	Applikation von Medikamenten, Liste 9: Daratumumab, intravenös
ZP2025-103 [3)]	Gabe von Daratumumab, subkutan	6-009.r*	Applikation von Medikamenten, Liste 9: Daratumumab, subkutan
ZP2025-104 [3)]	Gabe von Aldesleukin, parenteral	6-001.8*	Applikation von Medikamenten, Liste 1: Aldesleukin, parenteral
ZP2025-105 [3)]	Gabe von Durvalumab, parenteral	6-00b.7*	Applikation von Medikamenten, Liste 11: Durvalumab, parenteral
ZP2025-106 [3)]	Gabe von Gemtuzumab ozogamicin, parenteral	6-00b.a*	Applikation von Medikamenten, Liste 11: Gemtuzumab ozogamicin, parenteral
ZP2025-107 [3)]	Gabe von Polatuzumab vedotin, parenteral	6-00c.c*	Applikation von Medikamenten, Liste 12: Polatuzumab vedotin, parenteral
ZP2025-108 [5)]	Gabe von Natalizumab, parenteral	6-003.f*	Applikation von Medikamenten, Liste 3: Natalizumab, parenteral
ZP2025-109 [6)]	Gabe von Itraconazol, parenteral	6-002.c*	Applikation von Medikamenten, Liste 2: Itraconazol, parenteral
ZP2025-110 [7)]	Gabe von Trabectedin, parenteral	6-004.a*	Applikation von Medikamenten, Liste 4: Trabectedin, parenteral
ZP2025-111 [8)]	Gabe von Plerixafor, parenteral	6-005.e*	Applikation von Medikamenten, Liste 5: Plerixafor, parenteral
ZP2025-112 [9)]	Gabe von Eculizumab, parenteral	6-003.h*	Applikation von Medikamenten, Liste 3: Eculizumab, parenteral
ZP2025-113 [10)]	Gabe von Tocilizumab, intravenös	6-005.m*	Applikation von Medikamenten, Liste 5: Tocilizumab, intravenös
ZP2025-114 [3)]	Gabe von Avelumab, parenteral	6-00a.2*	Applikation von Medikamenten, Liste 10: Avelumab, parenteral
ZP2025-115 [3)]	Gabe von Apalutamid, oral	6-00c.1*	Applikation von Medikamenten, Liste 12: Apalutamid, oral
ZP2025-116 [3)]	Gabe von Cemiplimab, parenteral	6-00c.3*	Applikation von Medikamenten, Liste 12: Cemiplimab, parenteral
ZP2025-117 [11)]	Gabe von Atezolizumab, subkutan	6-00a.n*	Applikation von Medikamenten, Liste 10: Atezolizumab, subkutan
ZP2025-118 [12)]	Gabe von Ocrelizumab, subkutan	6-00a.q*	Applikation von Medikamenten, Liste 10: Ocrelizumab, subkutan
ZP2025-119 [3)]	Gabe von Inotuzumab ozogamicin, parenteral	6-00a.8*	Applikation von Medikamenten, Liste 10: Inotuzumab ozogamicin, parenteral
ZP2025-120 [3)]	Gabe von Isatuximab, parenteral	6-00e.n*	Applikation von Medikamenten, Liste 14: Isatuximab, parenteral
ZP2025-121 [3)]	Gabe von Ivacaftor, oral	6-006.d	Applikation von Medikamenten, Liste 6: Ivacaftor, oral
ZP2025-122 [3)]	Gabe von Ivacaftor-Tezacaftor-Elexacaftor, oral	6-00d.e	Applikation von Medikamenten, Liste 13: Ivacaftor-Tezacaftor-Elexacaftor, oral
ZP2025-123 [3)]	Gabe von Lumacaftor-Ivacaftor, oral	6-008.k	Applikation von Medikamenten, Liste 8: Lumacaftor-Ivacaftor, oral
ZP2025-124 [3)]	Gabe von Tezacaftor-Ivacaftor, oral	6-00b.k	Applikation von Medikamenten, Liste 11: Tezacaftor-Ivacaftor, oral
ZP2025-125 [3)]	Gabe von Liposomalem Cytarabin-Daunorubicin, parenteral	6-00b.6	Applikation von Medikamenten, Liste 11: Liposomales Cytarabin-Daunorubicin, parenteral

Fußnoten:

*) Gilt für alle entsprechenden 5-Steller oder 6-Steller des angegebenen OPS-Kodes.

1) Weitere Untergliederungen der Entgelte sind analog der Zusatzentgelte der Anlage 3 durch Anfügen einer laufenden Nummer zu kennzeichnen.

2) Das Zulassungsrecht bleibt von der Katalogaufnahme unberührt. Die Kostenträger entscheiden im Einzelfall, ob die Kosten dieser Medikamente übernommen werden.

3) Nach Paragraf 5 Absatz 2 Satz 3 PEPP-Vereinbarung 2025 ist für diese Zusatzentgelte die bisher krankenhausindividuell vereinbarte Entgelthöhe bis zum Beginn des Wirksamwerdens der neuen Budgetvereinbarung weiter zu erheben. Dies gilt auch, sofern eine Anpassung der entsprechenden OPS-Kodes erfolgt sein sollte.

4) Bei der Vereinbarung der Entgelthöhen für die Zusatzentgelte für Granulozyten-Kolonie-stimulierende Faktoren wird in analoger Umsetzung der bisherigen Bewertung empfohlen, die Verhandlung zu den Entgelthöhen auf Basis der krankenhausindividuellen Kostensituation zu führen und bei der finalen Vereinbarung die Entgelthöhe der Zusatzentgelte für Pegfilgrastim (ZP2025-86) bzw. Lipegfilgrastim (ZP2025-87) um einen Betrag zu reduzieren, der in etwa dem dreifachen Wert der Kosten einer typischen Tagesdosis Filgrastim (ZP2025-84) bzw. Lenograstim (ZP2025-85) entspricht.

5) Nach Paragraf 5 Absatz 2 Satz 3 PEPP-Vereinbarung 2025 ist für dieses Zusatzentgelt das bisher krankenhausindividuell vereinbarte Entgelt der Höhe nach bis zum Beginn des Wirksamwerdens der Budgetvereinbarung 2025 weiter zu erheben. Bei fehlender Budgetvereinbarung 2024 ist für dieses Zusatzentgelt das bewertete Zusatzentgelt ZP36 in Höhe von 70 Prozent der im PEPP-Katalog 2023 bewerteten Höhe bis zum Beginn des Wirksamwerdens der Budgetvereinbarung 2024 weiter zu erheben. Dies gilt auch, sofern eine Anpassung der entsprechenden OPS-Kodes erfolgt sein sollte.

6) Nach Paragraf 5 Absatz 2 Satz 3 PEPP-Vereinbarung 2025 ist für dieses Zusatzentgelt das bisher krankenhausindividuell vereinbarte Entgelt der Höhe nach bis zum Beginn des Wirksamwerdens der Budgetvereinbarung 2025 weiter zu erheben. Bei fehlender Budgetvereinbarung 2024 ist für dieses Zusatzentgelt das bewertete Zusatzentgelt ZP44 in Höhe von 70 Prozent der im PEPP-Katalog 2023 bewerteten Höhe bis zum Beginn des Wirksamwerdens der Budgetvereinbarung 2024 weiter zu erheben. Dies gilt auch, sofern eine Anpassung der entsprechenden OPS-Kodes erfolgt sein sollte.

PEPP-Entgeltkatalog

Zusatzentgelte-Katalog - unbewertete Entgelte

Für die nachfolgend aufgeführten Leistungen sind krankenhausindividuelle Entgelte nach Paragraf 6 Absatz 1 Satz 1 Bundespflegesatzverordnung zu vereinbaren, soweit diese als Krankenhausleistung erbracht werden dürfen.

Fußnoten (Fortsetzung):

7) Nach Paragraf 5 Absatz 2 Satz 3 PEPP-Vereinbarung 2025 ist für dieses Zusatzentgelt das bisher krankenhausindividuell vereinbarte Entgelt der Höhe nach bis zum Beginn des Wirksamwerdens der Budgetvereinbarung 2025 weiter zu erheben. Bei fehlender Budgetvereinbarung 2024 ist für dieses Zusatzentgelt das bewertete Zusatzentgelt ZP48 in Höhe von 70 Prozent der im PEPP-Katalog 2023 bewerteten Höhe bis zum Beginn des Wirksamwerdens der Budgetvereinbarung 2024 weiter zu erheben. Dies gilt auch, sofern eine Anpassung der entsprechenden OPS-Kodes erfolgt sein sollte.

8) Nach Paragraf 5 Absatz 2 Satz 3 PEPP-Vereinbarung 2025 ist für dieses Zusatzentgelt das bisher krankenhausindividuell vereinbarte Entgelt der Höhe nach bis zum Beginn des Wirksamwerdens der Budgetvereinbarung 2025 weiter zu erheben. Bei fehlender Budgetvereinbarung 2024 ist für dieses Zusatzentgelt das bewertete Zusatzentgelt ZP56 in Höhe von 70 Prozent der im PEPP-Katalog 2023 bewerteten Höhe bis zum Beginn des Wirksamwerdens der Budgetvereinbarung 2024 weiter zu erheben. Dies gilt auch, sofern eine Anpassung der entsprechenden OPS-Kodes erfolgt sein sollte.

9) Nach Paragraf 5 Absatz 2 Satz 3 PEPP-Vereinbarung 2025 ist für dieses Zusatzentgelt das bisher krankenhausindividuell vereinbarte Entgelt der Höhe nach bis zum Beginn des Wirksamwerdens der Budgetvereinbarung 2025 weiter zu erheben. Bei fehlender Budgetvereinbarung 2024 ist für dieses Zusatzentgelt das bewertete Zusatzentgelt ZP64 in Höhe von 70 Prozent der im PEPP-Katalog 2023 bewerteten Höhe bis zum Beginn des Wirksamwerdens der Budgetvereinbarung 2024 weiter zu erheben. Dies gilt auch, sofern eine Anpassung der entsprechenden OPS-Kodes erfolgt sein sollte.

10) Nach Paragraf 5 Absatz 2 Satz 3 PEPP-Vereinbarung 2025 ist für dieses Zusatzentgelt das bisher krankenhausindividuell vereinbarte Entgelt der Höhe nach bis zum Beginn des Wirksamwerdens der Budgetvereinbarung 2025 weiter zu erheben. Bei fehlender Budgetvereinbarung 2024 ist für dieses Zusatzentgelt das bewertete Zusatzentgelt ZP67 in Höhe von 70 Prozent der im PEPP-Katalog 2023 bewerteten Höhe bis zum Beginn des Wirksamwerdens der Budgetvereinbarung 2024 weiter zu erheben. Dies gilt auch, sofern eine Anpassung der entsprechenden OPS-Kodes erfolgt sein sollte.

11) Nach Paragraf 5 Absatz 2 Satz 3 PEPP-Vereinbarung 2025 ist für dieses Zusatzentgelt das bisherige bewertete Zusatzentgelt ZP108 aus 2024 bis zum Beginn des Wirksamwerdens der neuen Budgetvereinbarung der Höhe nach weiter zu erheben. Dies gilt auch, sofern eine Anpassung der entsprechenden OPS-Kodes erfolgt sein sollte.

12) Nach Paragraf 5 Absatz 2 Satz 3 PEPP-Vereinbarung 2025 ist für dieses Zusatzentgelt das bisherige bewertete Zusatzentgelt ZP109 aus 2024 bis zum Beginn des Wirksamwerdens der neuen Budgetvereinbarung der Höhe nach weiter zu erheben. Dies gilt auch, sofern eine Anpassung der entsprechenden OPS-Kodes erfolgt sein sollte.

PEPP-Entgeltkatalog

Katalog ergänzender Tagesentgelte

ET	Bezeichnung	ET_D	OPS Version 2025		Bewertungs-relation / Tag
			OPS-Kode	OPS-Text	
1	2	3	4	5	6
ET01	Erhöhter Betreuungsaufwand bei psychischen und psychosomatischen Störungen und Verhaltensstörungen bei Erwachsenen		9-640.0	Erhöhter Betreuungsaufwand bei psychischen und psychosomatischen Störungen und Verhaltensstörungen bei Erwachsenen: 1:1-Betreuung	
		ET01.04	9-640.06	Mehr als 6 bis zu 12 Stunden pro Tag	1,1894
		ET01.05	9-640.07	Mehr als 12 bis zu 18 Stunden pro Tag	2,0314
		ET01.06	9-640.08	Mehr als 18 Stunden pro Tag	2,9088
ET02 [1]	Intensivbehandlung bei psychischen und psychosomatischen Störungen und Verhaltensstörungen bei erwachsenen Patienten mit mindestens 3 Merkmalen	ET02.03	9-619	Intensivbehandlung bei psychischen und psychosomatischen Störungen und Verhaltensstörungen bei erwachsenen Patienten mit 3 Merkmalen	0,1969
		ET02.04	9-61a	Intensivbehandlung bei psychischen und psychosomatischen Störungen und Verhaltensstörungen bei erwachsenen Patienten mit 4 Merkmalen	0,2148
		ET02.05	9-61b	Intensivbehandlung bei psychischen und psychosomatischen Störungen und Verhaltensstörungen bei erwachsenen Patienten mit 5 oder mehr Merkmalen	0,2377
ET04	Intensive Betreuung in einer Kleinstgruppe bei psychischen und/oder psychosomatischen Störungen und/oder Verhaltensstörungen bei Kindern oder Jugendlichen		9-693.0	Intensive Betreuung in einer Kleinstgruppe bei psychischen und/oder psychosomatischen Störungen und/oder Verhaltensstörungen bei Kindern oder Jugendlichen	
		ET04.01	9-693.03	Mehr als 8 bis zu 12 Stunden pro Tag	0,5918
		ET04.02	9-693.04	Mehr als 12 bis zu 18 Stunden pro Tag	0,7200
		ET04.03	9-693.05	Mehr als 18 Stunden pro Tag	1,2873
ET05	Einzelbetreuung bei psychischen und/oder psychosomatischen Störungen und/oder Verhaltensstörungen bei Kindern oder Jugendlichen		9-693.1	Einzelbetreuung bei psychischen und/oder psychosomatischen Störungen und/oder Verhaltensstörungen bei Kindern oder Jugendlichen	
		ET05.01	9-693.13	Mehr als 8 bis zu 12 Stunden pro Tag	1,1613
		ET05.02	9-693.14	Mehr als 12 bis zu 18 Stunden pro Tag	1,6965
		ET05.03	9-693.15	Mehr als 18 Stunden pro Tag	2,9226

Fußnote:

1) Abrechenbar ist jeder Tag mit Gültigkeit eines OPS-Kodes gemäß Spalte 4, an dem der Patient stationär behandelt wird. Vollständige Tage der Abwesenheit während der Gültigkeitsdauer eines OPS-Kodes gemäß Spalte 4 sind nicht abrechenbar.

Bewertete PEPP-Entgelte bei stationsäquivalenter Behandlung nach Paragraf 115d Sozialgesetzbuch Fünftes Buch

PEPP	Bezeichnung	Bewertungsrelation
1	2	3

Unbewertete PEPP-Entgelte bei stationsäquivalenter Behandlung nach Paragraf 115d Sozialgesetzbuch Fünftes Buch

Für die nachfolgend aufgeführten Leistungen sind krankenhausindividuelle Entgelte nach Paragraf 6 Absatz 1 Satz 1 Bundespflegesatzverordnung zu vereinbaren, soweit diese als Krankenhausleistung erbracht werden dürfen. Dabei können für die aufgeführten PEPP-Entgelte auch weiter differenzierende Entgelte vereinbart werden. Bei der Vereinbarung der Entgelte ist die Leistungsbeschreibung für die stationsäquivalente psychiatrische Behandlung im OPS zu berücksichtigen.

PEPP	Bezeichnung
1	2
QA80Z [1)]	Stationsäquivalente psychiatrische Behandlung bei Erwachsenen
QK80Z [1)]	Stationsäquivalente psychiatrische Behandlung bei Kindern und Jugendlichen
Fehler-PEPP bei stationsäquivalenter psychiatrischer Behandlung	
PF05Z [1)]	Fehlkodierung bei stationsäquivalenter psychiatrischer Behandlung

Fußnote:

1) Nach Paragraf 8 PEPP-Vereinbarung 2025 ist für diese PEPP-Entgelte die nach Paragraf 6 Absatz 1 Bundespflegesatzverordnung bisher krankenhausindividuell vereinbarte Entgelthöhe bis zum Beginn des Wirksamwerdens der neuen Budgetvereinbarung weiter zu erheben.

Klarstellungen der Vertragsparteien nach § 17b Abs. 2 Satz 1 KHG zur Vereinbarung pauschalierende Entgelte Psychiatrie und Psychosomatik 2025 (PEPPV 2025)

1. Fallzählung

Technische bzw. statistische Unterschiede bei der Fallzählung nach § 1 Abs. 5 und der Ermittlung der Summe der effektiven Bewertungsrelationen sowie der Berechnungstage im Abschnitt E1 dürfen für den Vereinbarungszeitraum 2025 keine Auswirkung auf die Höhe der Krankenhausbudgets haben.

2. Fallbeispiele zur PEPPV

Auf eine redaktionelle Anpassung der Fallbeispiele wurde verzichtet. Es wird auf die Fallbeispiele zur PEPPV 2018 verwiesen

3. Fristenberechnung bei Wiederaufnahmen und Rückverlegungen

Die nach § 2 Abs. 1 PEPPV 2025 maßgebliche Frist (14 Kalendertage) für Fallzusammenführungen beginnt mit dem Tag der Entlassung, d. h. der Entlassungstag wird bei der Fristberechnung mit einbezogen. Gleiches gilt für den Tag der Aufnahme bei der Regelung nach § 2 Abs. 2 PEPPV 2025 (90 Kalendertage).

4. Vorgaben zur Stornierung von Zwischenrechnungen nach § 2 Abs. 3 PEPPV 2025

Nähere Einzelheiten zum Vorgehen bei Rechnungsstornierung sind in der Vereinbarung zur „Datenübermittlung nach § 301 Abs. 3 SGB V“ unter Punkt 1.2.4 Rechnungssatz festgelegt.

5. Ergänzende Tagesentgelte nach § 6

Die mehrfache Abrechnung eines ergänzenden Tagesentgeltes (mehrere ET_D eines ET nach Anlage 5) für einen Kalendertag ist ausgeschlossen.

Beispiel:

Neben dem ET02.03 darf nicht am gleichen Kalendertag noch das ET02.04 oder ET02.05 abgerechnet werden.

6. Verlegung am Aufnahmetag (§ 3 Abs. 3 Satz 3)

Wird ein Patient am gleichen Tag innerhalb eines Krankenhauses in den Geltungsbereich der Bundespflegesatzverordnung aufgenommen und in den Geltungsbereich des Krankenhausentgeltgesetzes verlegt, ist dieser Tag gemäß den Vorgaben von § 3 Abs. 3 Satz 3 von der verlegenden Abteilung nicht abrechnungsfähig.

Anlage 1 zu den Klarstellungen der Vertragsparteien nach § 17b Abs. 2 Satz 1 KKH zur PEPPV 2018

1. § 1 Abs. 2: Ermittlung der Entgelthöhe

Vollstationäre Aufnahme:	01.03.2018
Vollstationäre Entlassung:	08.03.2018
PEPP-Eingruppierung:	PA02B

PEPP-Entgeltkatalog
Bewertungsrelationen bei vollstationärer Versorgung

PEPP	Bezeichnung	Anzahl Berechnungtage / Vergütungsklasse	Bewertungsrelation je Tag
1	2	3	4
Strukturkategorie Psychiatrie, vollstationär			
PA02B	Psychische und Verhaltensstörungen durch psychotrope Substanzen, mit komplizierender Konstellation oder mit multiplem Substanzmissbrauch bei Opiat- oder Kokainkonsum oder mit hoher Therapieintensität oder mit Mutter/Vater-Kind-Setting	1	1,4421
		2	1,2758
		3	1,2236
		4	1,1948
		5	1,1829
		6	1,1709
		7	1,1590
		8	1,1471
		9	1,1351
		10	1,1232
		11	1,1113
		12	1,0993
		13	1,0874
		14	1,0755
		15	1,0635
		16	1,0516
		17	1,0397
		18	1,0277

Krankenhausindividueller Basisentgeltwert:	230,00 €
Anzahl Berechnungstage:	8
Vergütungsklasse:	8
Kaufmännisch gerundeter Entgeltwert je Tag:	= 1,1471 (Bewertungsrelation/Tag) x 230,00 € (KH-indiv. Basisentgeltwert) = 263,83 €
Berechnung des Entgelts:	= 8 (Berechnungstage) x 263,83 €
Entgeltbetrag:	= 2.110,64 €

2. § 1 Abs. 2 Satz 6: Ermittlung der Entgelthöhe bei langem Aufenthalt

Vollstationäre Aufnahme:	01.03.2018
Vollstationäre Entlassung:	24.06.2018
PEPP-Eingruppierung:	PA02B

PEPP-Entgeltkatalog
Bewertungsrelationen bei vollstationärer Versorgung

PEPP	Bezeichnung	Anzahl Berechnungtage / Vergütungsklasse	Bewertungsrelation je Tag
1	2	3	4
Strukturkategorie Psychiatrie, vollstationär			
PA02B	Psychische und Verhaltensstörungen durch psychotrope Substanzen, mit komplizierender Konstellation oder mit multiplem Substanzmissbrauch bei Opiat- oder Kokainkonsum oder mit hoher Therapieintensität oder mit Mutter/Vater-Kind-Setting	1	1,4421
		2	1,2758
		3	1,2236
		4	1,1948
		5	1,1829
		6	1,1709
		7	1,1590
		8	1,1471
		9	1,1351
		10	1,1232
		11	1,1113
		12	1,0993
		13	1,0874
		14	1,0755
		15	1,0635
		16	1,0516
		17	1,0397
		18	1,0277

Krankenhausindividueller Basisentgeltwert:	230,00 €
Anzahl Berechnungstage:	116
Vergütungsklasse:	18
Kaufmännisch gerundeter Entgeltwert je Tag:	= 1,0277 (Bewertungsrelation/Tag) x 230,00 € (KH-indiv. Basisentgeltwert) = 236,37 €
Berechnung des Entgelts:	= 116 (Berechnungstage) x 236,37 €
Entgeltbetrag:	= 27.418,92 €

3. § 1 Abs. 3: Wiederaufnahme am gleichen Kalendertag ohne Fallzusammenfassung

Aufenthalt A	
Vollstationäre Aufnahme:	11.01.2018
Vollstationäre Entlassung:	15.01.2018
PEPP-Eingruppierung:	PA04C
Anzahl Berechnungstage:	4 (ohne Entlassungstag)

Aufenthalt B	
Vollstationäre Aufnahme:	15.01.2018
Vollstationäre Entlassung:	20.01.2018
PEPP-Eingruppierung:	P003C
Anzahl Berechnungstage:	6

Die Fälle sind nicht zusammenzufassen, weil die Vorgaben des § 2 aufgrund eines Wechsels der Strukturkategorie nicht erfüllt sind.
Es erfolgt keine doppelte Berechnung des 15.01., da dieser Kalendertag entsprechend § 1 Abs. 3 Satz 2 als ein Berechnungstag zählt und zwar als Aufnahmetag des Aufenthaltes B.

Hinweis: Die gleiche Vorgehensweise ist anzuwenden, wenn Aufnahme, Entlassung und erneute Aufnahme an einem Kalendertag erfolgen.

4. § 1 Abs. 3: Wiederaufnahme am gleichen Kalendertag mit Fallzusammenfassung

Aufenthalt A	
Vollstationäre Aufnahme:	11.01.2018
Vollstationäre Entlassung:	15.01.2018
PEPP-Eingruppierung:	PA04C

Aufenthalt B	
Vollstationäre Aufnahme:	15.01.2018
Vollstationäre Entlassung:	20.01.2018
PEPP-Eingruppierung:	PA04C
Anzahl Berechnungstage:	10

Die Fälle sind aufgrund der Vorgaben des § 2 zusammenzufassen.
Eine doppelte Berechnung des 15.01. ist auch bei Fallzusammenfassung nicht möglich, da pro Kalendertag nur ein Berechnungstag abgerechnet werden kann.
Der zusammengefasste Fall hat 10 Berechnungstage.

Hinweis: Die gleiche Vorgehensweise ist anzuwenden, wenn Aufnahme, Entlassung und erneute Aufnahme an einem Kalendertag erfolgen.

5. § 1 Abs. 3 Satz 3: Ermittlung der Berechnungstage bei Fallzusammenfassungen

Aufenthalt A

Vollstationäre Aufnahme:	10.05.2018
Vollstationäre Entlassung:	15.05.2018
PEPP-Eingruppierung:	PA03B
Anzahl Berechnungstage:	6

Aufenthalt B

Vollstationäre Aufnahme:	21.05.2018
Vollstationäre Entlassung:	28.05.2018
PEPP-Eingruppierung:	PA03B
Anzahl Berechnungstage:	8

Die Kriterien zur Wiederaufnahme sind erfüllt, so dass die beiden Fälle zusammenzufassen sind. Der zusammengefasste Fall hat 14 Berechnungstage.

6. § 1 Abs. 3 Satz 4 und 5 in Kombination mit § 1 Abs. 4: Vollständige Tage der Abwesenheit

Vollstationäre Aufnahme:	05.10.2018
Vollstationäre Entlassung:	28.10.2018
PEPP-Eingruppierung:	PA02B

Während des stationären Aufenthaltes ist der Patient aufgrund einer Beurlaubung bzw. Belastungserprobung 8 Tage abwesend.

Tag des Antritts der Abwesenheit:	15.10.2018
Tag der Wiederkehr aus einer Abwesenheit:	24.10.2018
Tage der vollständigen Abwesenheit:	8
Anzahl Berechnungstage:	16

7. § 1 Abs. 5: Fallzählung bei teilstationären Entgelten

		PEPP-Eingruppierung
Teilstationäre Behandlungen:	01.03.2018	TA02Z
	02.03.2018	TA02Z
	03.03.2018	TA02Z
	04.03.2018	TA02Z
	05.03.2018	TA02Z
	16.03.2018	TA02Z
	17.03.2018	TA02Z
	18.03.2018	TA02Z
	19.03.2018	TA02Z
	30.06.2018	TA02Z
	01.07.2018	TA02Z

Die Aufenthalte vom 01.03. bis zum 05.03. sind mit den Aufenthalten vom 16.03. bis zum 19.03. zusammenzufassen, da der Patient innerhalb von 14 Kalendertagen (§ 2 Abs. 1) ab dem Entlassungstag (05.03.) der vorangegangenen Behandlung wieder aufgenommen wird. Der zusammengefasste Fall ist als ein Fall zu zählen.

Die Aufenthalte vom 30.06. bis zum 01.07. sind nicht mit den vorangegangenen Aufenthalten zusammenzufassen, da mehr als 14 Kalendertage ab dem Entlassungstag der vorangegangenen Behandlung (§ 2 Abs. 1) und mehr als 90 Kalendertage ab dem Aufnahmedatum (01.03.) des ersten unter diese Vorschrift der Zusammenfassung fallenden Krankenhausaufenthalts (§ 2 Abs. 2) vergangen sind.
Insgesamt ergeben sich zwei teilstationäre Fälle.

8. § 1 Abs. 6: Abrechnung nach dem Umstieg auf das neue Entgeltsystem

Das Krankenhaus steigt zum 01.07.2018 auf das neue Entgeltsystem um.

Aufenthalt A	
Vollstationäre Aufnahme:	19.06.2018
Vollstationäre Entlassung:	24.06.2018
Anzahl Berechnungstage:	5
Aufenthalt B	
Vollstationäre Aufnahme:	06.07.2018
Vollstationäre Entlassung:	13.07.2018
PEPP-Eingruppierung:	PA03B
Anzahl Berechnungstage:	8

Da das Krankenhaus erst zum 01.07.2018 das neue Entgeltsystem anwendet, sind für den ersten Aufenthalt die vor dem Umstieg geltenden Entgelte weiter zu erheben.
Obwohl der Patient innerhalb von 14 Kalendertagen wieder aufgenommen wurde, erfolgt keine Zusammenfassung der beiden Aufenthalte, da das Krankenhaus zum 01.07.2017 umgestiegen ist.
Nur der zweite Aufenthalt ist somit mit einer PEPP abzurechnen. Die Berechnungstage des vorangegangenen Aufenthaltes sind bei der Ermittlung der Vergütungsklasse nicht zu berücksichtigen.

9. § 1 Abs. 6: Jahreswechsel bei Umstieg des Krankenhauses im Jahr 2018

Vollstationäre Aufnahme:	01.03.2018
Vollstationäre Entlassung:	08.08.2019

Das Krankenhaus ist unterjährig zum 01.05.2018 auf das neue Entgeltsystem umgestiegen.
Der Patient wurde vor dem Umstiegszeitpunkt aufgenommen und bis zum 31.12. des laufenden Jahres (2018) noch nicht entlassen.
Nach § 1 Abs. 6 erfolgt zum 31.12.2018 eine Entlassung zum Zwecke der Abrechnung.

Der Fall ist aufzuteilen:

Vollstationäre Aufnahme:	01.03.2018
Entlassung (zum Zwecke der Abrechnung):	31.12.2018
Anzahl Berechnungstage:	305

Da das Krankenhaus zum Zeitpunkt der Aufnahme noch nicht umgestiegen ist, sind vom Zeitpunkt der vollstationären Aufnahme bis zum 31.12.2018 die vor dem Umstieg geltenden Entgelte weiter zu erheben.

Vollstationäre Aufnahme:	01.01.2019
Entlassung:	08.08.2019

Die Berechnungstage ab dem 01.01.2019 sind mit dem dann geltenden PEPP-Entgeltkatalog für das Jahr 2019 abzurechnen.
Hinweis: Bei einem Umstieg nach dem 1.10.2018 erfolgt die Entlassung zum Zwecke der Abrechnung entsprechend § 4 nur für im Jahr 2017 aufgenommene Patienten.

10. § 1 Abs. 6: Abrechnung nach dem Umstieg auf das neue Entgeltsystem

Das Krankenhaus steigt zum 01.06.2018 auf das neue Entgeltsystem um. Ein Patient wird teilstationär vom 16.05. – 24.07.2018 behandelt.

Aufenthalt A

Teilstationäre Aufnahme:	16.05.2018
Fallabschluss zum Quartalsende:	30.06.2018

Aufenthalt B

Neuer Fallbeginn:	01.07.2018
Teilstationäre Entlassung:	24.07.2018

Da das Krankenhaus erst zum 01.06.2018 das neue Entgeltsystem anwendet, sind für den ersten Aufenthalt die vor dem Umstieg geltenden Entgelte weiter zu erheben.
Aufenthalt A wird administrativ zum Quartalsende abgeschlossen. Zum 01.07.2018 beginnt ein neuer Fall, der dann mit teilstationären PEPPs abgerechnet wird.

11. § 1 Abs. 8: Dialysebehandlung

Vollstationäre Aufnahme:	01.03.2018
Vollstationäre Entlassung:	08.03.2018
PEPP-Eingruppierung:	PA02B

Der Patient ist dialysepflichtig und wird im eigenen Krankenhaus behandelt.
Dieses verfügt über eine eigene Dialyseeinrichtung im Geltungsbereich des Krankenhausentgeltgesetzes.

Tage der Dialysebehandlung:	02.03.2018 04.03.2018 06.03.2018

Neben dem PEPP-Entgelt (Siehe Fallbeispiel 1) kann das Krankenhaus zusätzlich die Leistung der Dialyse abrechnen.

Abzurechnende DRG:	L90C
Bewertungsrelation:	0,087
Landesbasisfallwert:	3.000 €
Abrechnung der Dialyse:	= 3 x (0,087 x 3.000,00 €) = 3 x 261,00 €
Entgeltbetrag:	= 783,00 €

12. § 2 Abs. 1: Wiederaufnahme und Wechsel zwischen voll- und teilstationärer Behandlung

Aufenthalt A	
Vollstationäre Aufnahme:	04.06.2018
Vollstationäre Entlassung:	09.06.2018
PEPP-Eingruppierung:	PA03B (vollstationär)
Anzahl Berechnungstage:	6
Aufenthalt B	
Teilstationäre Aufnahme:	11.06.2018
Teilstationäre Entlassung:	16.06.2018
PEPP-Eingruppierung:	TA02Z (teilstationär)
Anzahl Berechnungstage:	6
Aufenthalt C	
Vollstationäre Aufnahme:	21.06.2018
Vollstationäre Entlassung:	09.07.2018
PEPP-Eingruppierung:	PA04C (vollstationär)
Anzahl Berechnungstage:	19

Die Aufenthalte A und C sind zusammenzufassen, da die Wiederaufnahme innerhalb von 14 Tagen nach Entlassung erfolgte und beide Aufenthalte in dieselbe Strukturkategorie eingestuft werden.
Da nach § 3 Abs. 4 voll- und teilstationäre Aufenthalte getrennt zu betrachten sind, wird Aufenthalt B bei der Prüfung der Fallzusammenfassung von Aufenthalt A und C nicht berücksichtigt.

13. § 2 Abs. 1: Wiederaufnahme und Wechsel der Strukturkategorie

Aufenthalt A

Vollstationäre Aufnahme:	10.05.2018
Vollstationäre Entlassung:	15.05.2018
PEPP-Eingruppierung:	PA03B
Strukturkategorie:	Psychiatrie, vollstationär
Anzahl Berechnungstage:	6

Aufenthalt B

Vollstationäre Aufnahme:	25.05.2018
Vollstationäre Entlassung:	01.06.2018
PEPP-Eingruppierung:	PP10B
Strukturkategorie:	Psychosomatik, vollstationär
Anzahl Berechnungstage:	8

Die Aufenthalte sind nicht zusammenzufassen.
Der Patient wurde bei seinem zweiten Aufenthalt nicht in dieselbe Struktukategorie eingestuft, wie bei seinem ersten Aufenthalt.
Hinweis: Bei Aufenthalten aus verschiedenen Jahren sind nach § 2 Abs. 5 auch Fallzusammenfassungen bei unterschiedlichen Strukturkategorien vorzunehmen.

14. § 2 Abs. 1: Wiederaufnahme und Wechsel der Strukturkategorie

Aufenthalt A

Vollstationäre Aufnahme:	10.05.2018
Vollstationäre Entlassung:	15.05.2018
PEPP-Eingruppierung:	PA03B (Strukturkategorie Psychiatrie, vollstationär)
Anzahl Berechnungstage:	6

Aufenthalt B

Vollstationäre Aufnahme:	17.05.2018
Vollstationäre Entlassung:	29.05.2018
PEPP-Eingruppierung:	P003B (Prä-Strukturkategorie)
Anzahl Berechnungstage:	13

Aufenthalt C

Vollstationäre Aufnahme:	03.06.2018
Vollstationäre Entlassung:	21.06.2018
PEPP-Eingruppierung:	PA04C (Strukturkategorie Psychiatrie, vollstationär)
Anzahl Berechnungstage:	19

Keiner der Fälle ist mit einem anderen Fall zusammenzufassen, da die Vorgaben des § 2 nicht erfüllt sind.
Gemäß § 2 Abs. 1 Satz 1 würde eine Zusammenfassung nur erfolgen, wenn die vorangegangene Behandlung in dieselbe Strukturkategorie eingestuft wird.
Dies trifft sowohl auf Krankenhausaufenthalt B als auch C nicht zu. Daher sind alle Aufenthalte separat abzurechnen.

15. § 2 Abs. 2: Fallzusammenfassung innerhalb von 90 Tagen

Aufenthalt A	
Vollstationäre Aufnahme:	10.05.2018
Vollstationäre Entlassung:	24.06.2018
PEPP-Eingruppierung:	PA03B
Anzahl Berechnungstage:	46

Aufenthalt B	
Vollstationäre Aufnahme:	02.07.2018
Vollstationäre Entlassung:	24.08.2018
PEPP-Eingruppierung:	PA03B
Anzahl Berechnungstage:	54

Aufenthalt C	
Vollstationäre Aufnahme:	28.08.2018
Vollstationäre Entlassung:	15.09.2018
PEPP-Eingruppierung:	PA04C
Anzahl Berechnungstage:	19

Die Aufenthalte A und B sind zusammenzufassen, da die Wiederaufnahme innerhalb von 14 Tagen nach Entlassung erfolgte und innerhalb von 90 Tagen ab dem Aufnahmetag des Aufenthaltes A erfolgte.
Nach § 2 Abs. 3 ist eine Neueinstufung in ein Entgelt mit den Daten aller zusammenzufassender Aufenthalte durchzuführen. Der zusammengefasste Fall hat 100 Berechnungstage.
Der dritte Aufenthalt ist mit den beiden vorangehenden Aufenthalten nicht zusammenzufassen, da dieser erst ab Überschreitung der 90 Kalendertage ab dem Aufnahmedatum des ersten unter diese Vorschrift der Zusammenfassung fallenden Krankenhausaufenthalts wieder aufgenommen wird.

16. § 2 Abs. 4 Satz 1: Fallzusammenfassung von bewerteten und unbewerteten Entgelten

Aufenthalt A	
Vollstationäre Aufnahme:	10.05.2018
Vollstationäre Entlassung:	15.05.2018
PEPP-Eingruppierung:	PA03B
Anzahl Berechnungstage:	6

Aufenthalt B	
Vollstationäre Aufnahme:	20.05.2018
Vollstationäre Entlassung:	27.05.2018
PEPP-Eingruppierung:	PA17Z
Anzahl Berechnungstage:	8

Die Aufenthalte sind nicht zusammenzufassen.
Der Patient wurde beim ersten Aufenthalt in eine bewertete PEPP und beim zweiten Aufenthalt in eine unbewertete PEPP eingruppiert.
Bei Aufenthalten mit Aufnahmetag aus unterschiedlichen Jahren sind für den Jahreswechsel 2017/2018 nach § 2 Abs. 5 auch Fallzusammenfassungen zwischen bewerteten und unbewerteten Entgelten vorzunehmen.
Ab dem Jahreswechsel 2018/2019 erfolgt keine Fallzusammenfassung von Aufenthalten mit Aufnahmetag aus unterschiedlichen Jahren mehr.
Bei Aufenthalten mit stationsäquivalenter Behandlung sind nach § 2 Abs. 4 Fallzusammenfassungen auch bei unbewerteten Entgelten vorzunehmen.

17. § 2 Abs. 4 Satz 2: Keine Fallzusammenfassung von voll- und teilstationären Entgelten

Aufenthalt A	
Vollstationäre Aufnahme:	10.05.2018
Vollstationäre Entlassung:	15.05.2018
PEPP-Eingruppierung:	PA03B
Anzahl Berechnungstage:	6

Aufenthalt B	
Teilstationäre Aufnahme:	20.05.2018
Teilstationäre Entlassung:	27.05.2018
PEPP-Eingruppierung:	TA02Z
Anzahl Berechnungstage:	8

Der vollstationäre Aufenthalt ist nicht mit der teilstationären Behandlung zusammenzufassen.

18. § 3 Abs. 2: Fallzusammenfassung bei Verlegung

Krankenhaus A	
Aufenthalt A	
Vollstationäre Aufnahme:	10.05.2018
Vollstationäre Verlegung:	15.05.2018
PEPP-Eingruppierung:	PA03B
Anzahl Berechnungstage:	6

Krankenhaus B	
Vollstationäre Aufnahme:	15.05.2018
Vollstationäre Verlegung:	22.05.2018
PEPP-Eingruppierung:	PP10B
Anzahl Berechnungstage:	8

Krankenhaus A	
Aufenthalt B	
Vollstationäre Aufnahme:	22.05.2018
Vollstationäre Entlassung:	27.05.2018
PEPP-Eingruppierung:	PA03B
Anzahl Berechnungstage:	6

Die Aufenthalte in Krankenhaus A sind zusammenzufassen.
Der zusammengefasste Fall hat 12 Berechnungstage.
Krankenhaus B rechnet unabhängig von Krankenhaus A 8 Berechnungstage der PEPP PP10B ab.

19. § 3 Abs. 3: Verlegungen zwischen den Geltungsbereichen der Bundespflegesatzverordnung und des Krankenhausentgeltgesetzes innerhalb eines Krankenhauses

Krankenhaus A		
Geltungsbereich:	Bundespflegesatzverordnung - PEPP	
Aufenthalt A		
Vollstationäre Aufnahme:	10.05.2018	
Vollstationäre Verlegung:	15.05.2018	
PEPP-Eingruppierung:	PA03B	
Anzahl Berechnungstage:	5	(ohne Verlegungstag)

Krankenhaus A	
Geltungsbereich:	Krankenhausentgeltgesetz
Aufenthalt B	
Vollstationäre Aufnahme:	15.05.2018
Vollstationäre Verlegung:	19.05.2018
DRG-Eingruppierung:	F02A
Anzahl Berechnungstage:	4

Krankenhaus A	
Geltungsbereich:	Bundespflegesatzverordnung - PEPP
Aufenthalt C	
Vollstationäre Aufnahme:	19.05.2018
Vollstationäre Entlassung:	24.05.2018
PEPP-Eingruppierung:	PA03B
Anzahl Berechnungstage:	6

Die Aufenthalte im Geltungsbereich der Bundespflegesatzverordnung sind zusammenzuführen, da die Kriterien der Verlegung bzw. Wiederaufnahme erfüllt wurden.
Das Krankenhaus kann für den Geltungsbereich der Bundespflegesatzverordnung 11 Berechnungstage abrechnen. Der Verlegungstag (15.05.2018) ist nach § 3 Abs. 3 Satz 3 nicht abrechnungsfähig.
Zudem kann das Krankenhaus für den Geltungsbereich des Krankenhausentgeltgesetzes die DRG F02A abrechnen.

20. § 4: Jahreswechsel bei Extremlangliegern (Umstieg des Krankenhauses im Jahr 2017 vor der Aufnahme des Patienten)

Vollstationäre Aufnahme:	27.11.2017
Vollstationäre Entlassung:	08.08.2019

Der Patient wurde im Vorjahr aufgenommen und bis zum 31.12. des laufenden Jahres (2018) noch nicht entlassen.
Zum Zwecke der Abrechnung erfolgt zum 31.12.2018 eine Entlassung des Patienten.

Der Fall ist aufzuteilen:

Vollstationäre Aufnahme:	27.11.2017
Entlassung (zum Zwecke der Abrechnung):	31.12.2018
Anzahl Berechnungstage:	400
PEPP-Eingruppierung:	PA02B

Da das Krankenhaus im Jahr 2017 vor Aufnahme des Patienten umgestiegen ist, sind für den Zeitraum der vollstationären Aufnahme bis zum 31.12.2018 400 Berechnungstage der PEPP PA02B abzurechnen.

Aufnahme (zum Zwecke der Abrechnung):	01.01.2019
Vollstationäre Entlassung:	08.08.2019

Die Berechnungstage ab dem 01.01.2019 sind mit dem dann geltenden PEPP-Entgeltkatalog für das Jahr 2019 abzurechnen.

21. § 6: Ergänzende Tagesentgelte (ET)

Aufenthalt A
Vollstationäre Aufnahme: 12.03.2018
Vollstationäre Entlassung: 24.03.2018
PEPP-Eingruppierung: PA02B

Aufenthalt B
Vollstationäre Aufnahme: 29.03.2017
Vollstationäre Entlassung: 06.04.2017
PEPP-Eingruppierung: PA02B

Vom 12.03. bis 18.03. erfolgt eine Intensivbehandlung mit 3 Merkmalen.
Vom 29.03. bis 02.04. erfolgt eine Intensivbehandlung mit 2 Merkmalen.

An folgenden Tagen wird ein OPS-Kode für die 1:1 Betreuung dokumentiert:
14.03. OPS: 9-640.08
15.03. OPS: 9-640.06
16.03. OPS: 9-640.04

12.03. bis 18.03.	19.03. bis 24.03.	24.03. bis 29.03.	29.03. bis 02.04.	03.04. bis 06.04.
OPS 9-619	OPS 9-607	Abwesenheit	OPS 9-618	OPS 9-607
Intensivbehandlung 3 Merkmale	Regelbehandlung		Intensivbehandlung 2 Merkmale	Regelbehandlung
OPS 9-640.08 (14.03.) OPS 9-640.06 (15.03.) OPS 9-640.04 (16.03.)				

PEPP-Entgeltkatalog
Bewertungsrelationen bei vollstationärer Versorgung

PEPP	Bezeichnung	Anzahl Berechnungtage / Vergütungsklasse	Bewertungsrelation je Tag
1	2	3	4
Strukturkategorie Psychiatrie, vollstationär			
PA02B	Psychische und Verhaltensstörungen durch psychotrope Substanzen, mit komplizierender Konstellation oder mit multiplem Substanzmissbrauch bei Opiat- oder Kokainkonsum oder mit hoher Therapieintensität oder mit Mutter/Vater-Kind-Setting	1	1,4421
		2	1,2758
		3	1,2236
		4	1,1948
		5	1,1829
		6	1,1709
		7	1,1590
		8	1,1471
		9	1,1351
		10	1,1232
		11	1,1113
		12	1,0993
		13	1,0874
		14	1,0755
		15	1,0635
		16	1,0516
		17	1,0397
		18	1,0277

Krankenhausindividueller Basisentgeltwert: 230,00 €

Die Gruppierung für den zusammengefassten Fall ergibt die PA02B.

Anzahl Berechnungstage: 22

Vergütungsklasse: 18
Kaufmännisch gerundeter Entgeltwert je Tag: = 1,0277 (Bewertungsrelation/Tag) x 230,00 € (KH-indiv. Basisentgeltwert) = 236,37 €

Berechnung des Entgelts: = 22 (Berechnungstage) x 236,37 €

Entgeltbetrag = 5.200,14 €

Ermittlung der ergänzenden ET:

1. OPS 9-619 (12.03. - 18.03.)

Anzahl Tage:	7
Relativgewicht ET02.03:	0,1667
Kaufmännisch gerundeter Entgeltwert je Tag:	= 0,1667 (Bewertungsrelation/Tag) x 230,00 € (KH-indiv. Basisentgeltwert) = 38,34 €
Berechnung des Entgeltbetrags:	= 7 x 38,34 €
Entgeltbetrag	= 268,38 €

2. OPS 9-640.08 (14.03.)

Anzahl Tage:	1
Relativgewicht ET01.06:	3,1237
Kaufmännisch gerundeter Entgeltwert je Tag:	= 3,1237 (Bewertungsrelation/Tag) x 230,00 € (KH-indiv. Basisentgeltwert) = 718,45 €
Berechnung des Entgeltbetrags:	= 1 x 718,45 €
Entgeltbetrag	= 718,45 €

3. OPS 9-640.06 (15.03.)

Anzahl Tage:	1
Relativgewicht ET01.04:	1,2833
Kaufmännisch gerundeter Entgeltwert je Tag:	= 1,2833 (Bewertungsrelation/Tag) x 230,00 € (KH-indiv. Basisentgeltwert) = 295,16 €
Berechnung des Entgeltbetrags:	= 1 x 295,16 €
Entgeltbetrag	= 295,16 €

Abzurechnen sind somit für den Entgeltbereich der Psychiatrie:

PA02B (22)	5.200,14 €
Intensivbehandlung (ET02.03, 7 Tage)	268,38 €
1:1-Betreuung (ET01.06, 1 Tag)	718,45 €
1:1-Betreuung (ET01.04, 1 Tag)	295,16 €
Gesamtbetrag	6.482,13 €

22. § 7 Abs. 1: Abrechnung teilstationärer Leistungen

Teilstationäre Aufnahme:	01.03.2018
Teilstationäre Entlassung:	26.03.2018
PEPP-Eingruppierung:	TA02Z

PEPP-Entgeltkatalog
Bewertungsrelationen bei teilstationärer Versorgung

PEPP	Bezeichnung	Anzahl Berechnungtage / Vergütungsklasse	Bewertungsrelation je Tag
1	2	3	4
Strukturkategorie Psychiatrie, teilstationär			
TA02Z	Psychische und Verhaltensstörungen durch psychotrope Substanzen	1	0,7959

Krankenhausindividueller Basisentgeltwert:	230,00 €
Anzahl Berechnungstage:	26
Kaufmännisch gerundeter Entgeltwert je Tag:	= 0,7959 (Bewertungsrelation/Tag) x 230,00 € (KH-indiv. Basisentgeltwert) = 183,06 €
Berechnung des Entgelts:	= 26 x 183,06 €
Entgeltbetrag:	= 4.759,56 €

23. § 7 Abs. 3: Verlegung von teilstationäre in vollstationäre Behandlung

Krankenhaus A	
Teilstationäre Aufnahme:	01.03.2018
Teilstationäre Verlegung:	26.03.2018
PEPP-Eingruppierung:	TA19Z

Wechsel in den vollstationären Bereich des selben Krankenhauses

Krankenhaus A	
Vollstationäre Aufnahme:	26.03.2018
Vollstationäre Entlassung:	03.04.2018
PEPP-Eingruppierung:	PA02B

Abrechnung der teilstationären Leistung:

PEPP-Entgeltkatalog
Bewertungsrelationen bei teilstationärer Versorgung

PEPP	Bezeichnung	Anzahl Berechnungtage / Vergütungsklasse	Bewertungsrelation je Tag
1	2	3	4
Strukturkategorie Psychiatrie, teilstationär			
TA19Z	Psychotische, affektive, neurotische, Belastungs-, somatoforme, Schlaf-, Persönlichkeits- und Verhaltensstörungen oder andere Störungen, Alter > 64 Jahre oder mit komplizierender Diagnose	1	0,8056

Krankenhausindividueller Basisentgeltwert: 230,00 €

Aufgrund der Verlegung des Patienten von der teilstationären in die vollstationäre Behandlung am gleichen Tag innerhalb des Krankenhauses kann für den Verlegungstag kein teilstationäres Entgelt abgerechnet werden. Für die teilstationäre Behandlung sind daher 25 Berechnungstage abzurechnen.

Anzahl Berechnungstage:	25
Kaufmännisch gerundeter Entgeltwert je Tag:	= 0,8056 (Bewertungsrelation/Tag) x 230,00 € (KH-indiv. Basisentgeltwert) = 185,29 €
Berechnung des Entgelts:	= 25 x 185,29 €
Entgeltbetrag:	= 4.632,25 €

Abrechnung der vollstationären Leistung:

Anzahl Berechnungstage: 9

Für die vollstationären Leistungen rechnet das Krankenhaus 9 Berechnungstage der PEPP PA02B ab.

24. § 10 Abs. 1 Satz 4: Abrechnung zum Jahreswechsel 2017 / 2018 bei geändertem Basisentgeltwert

Vollstationäre Aufnahme:	22.12.2017
Vollstationäre Entlassung:	20.02.2018
PEPP-Eingruppierung:	P003A

PEPP-Entgeltkatalog
Bewertungsrelationen bei vollstationärer Versorgung

PEPP	Bezeichnung	Anzahl Berechnungtage / Vergütungsklasse	Bewertungsrelation je Tag
1	2	3	4
Prä-Strukturkategorie			
P003A	Erhöhter Betreuungsaufwand bei Erwachsenen, 1:1-Betreuung, Kriseninterventionund komplexer Entlassaufwand mit äußerst hohem Aufwand	1	1,4401

Krankenhausindividueller Basisentgeltwert 2017:	225,00 €
Krankenhausindividueller Basisentgeltwert 2018:	230,00 €
Anzahl Berechnungstage:	61
Anzahl der Berechnungstage in **2017**:	10
Vergütungsklasse in **2017**:	1
Kaufmännisch gerundeter Entgeltwert je Tag in **2017**:	= 1,4401 (Bewertungsrelation/Tag) x 225,00 € (KH-indiv. Basisentgeltwert) = 324,02 €
Berechnung des Entgelts in **2017**:	= 10 (Berechnungstage) x 324,02 €
Anzahl der Berechnungstage in **2018**:	51
Vergütungsklasse in **2018**:	1
Kaufmännisch gerundeter Entgeltwert je Tag in **2018**:	= 1,4401 (Bewertungsrelation/Tag) x 230,00 € (KH-indiv. Basisentgeltwert) = 331,22 €
Berechnung des Entgelts in **2018**:	= 51 (Berechnungstage) x 331,22 €
Berechnung des Entgelts:	= 10 x 324,02 € + 51 x 331,22 €
Entgeltbetrag:	= 20.132,42 €

25. § 10 Abs. 1 Satz 5: Basisentgeltwert bei unterjähriger Genehmigung des Krankenhausbudgets

Vollstationäre Aufnahme:	22.09.2018
Vollstationäre Entlassung:	07.10.2018
PEPP-Eingruppierung:	PA02B

PEPP-Entgeltkatalog
Bewertungsrelationen bei vollstationärer Versorgung

PEPP	Bezeichnung	Anzahl Berechnungtage / Vergütungsklasse	Bewertungsrelation je Tag
1	2	3	4
Strukturkategorie Psychiatrie, vollstationär			
PA02B	Psychische und Verhaltensstörungen durch psychotrope Substanzen, mit komplizierender Konstellation oder mit multiplem Substanzmissbrauch bei Opiat- oder Kokainkonsum oder mit hoher Therapieintensität oder mit Mutter/Vater-Kind-Setting	1	1,4421
		2	1,2758
		3	1,2236
		4	1,1948
		5	1,1829
		6	1,1709
		7	1,1590
		8	1,1471
		9	1,1351
		10	1,1232
		11	1,1113
		12	1,0993
		13	1,0874
		14	1,0755
		15	1,0635
		16	1,0516
		17	1,0397
		18	1,0277

Nach erfolgter unterjähriger Budgetvereinbarung und Genehmigung ist ab dem 01.10.2018 der neu vereinbarte krankenhausindividuelle Basisentgeltwert abzurechnen. Bei einem Patienten, welcher vor dem 01.10.2018 aufgenommen, aber erst nach diesem Zeitpunkt entlassen wird, ist der Fall folgendermaßen abzurechnen.

Krankenhausindividueller Basisentgeltwert vor dem 01.10.2018:	230,00 €
Krankenhausindividueller Basisentgeltwert ab dem 01.10.2018:	235,00 €
Berechnungstage bis zum 01.10.2018:	9
Berechnungstage ab dem 01.10.2018:	7
Vergütungsklasse:	16
Kaufmännisch gerundeter Entgeltwert je Tag vor dem 01.10.:	= 1,0516 (Bewertungsrelation/Tag) x 230,00 € (KH-indiv. Basisentgeltwert) = 241,87 €
Kaufmännisch gerundeter Entgeltwert je Tag ab dem 01.10.:	= 1,0516 (Bewertungsrelation/Tag) x 235,00 € (KH-indiv. Basisentgeltwert) = 247,13 €
Berechnung des Entgelts:	= 9 Berechnungstage x 241,87 € + 7 Berechnungstage x 247,13 €
Entgeltbetrag:	= 3.906,74 €

26. § 3 Abs. 4 : Wechsel zwischen vollstationärer und stationsäquivalenter Behandlung

Aufenthalt A

Vollstationäre Aufnahme:	04.06.2018
Vollstationäre Entlassung:	09.06.2018
PEPP-Eingruppierung:	PA03B (vollstationär)
Anzahl Berechnungstage:	6

Aufenthalt B

Beginn der stationsäquivalenten Behandlung:	11.06.2018
Entlassung:	16.06.2018
PEPP-Eingruppierung:	QA80Z (stationsäquivalent)
Anzahl Berechnungstage:	6

Aufenthalt C

Vollstationäre Aufnahme:	21.06.2018
Vollstationäre Entlassung:	09.07.2018
PEPP-Eingruppierung:	PA04C (vollstationär)
Anzahl Berechnungstage:	19

Die Aufenthalte A und C sind zusammenzufassen, da die Wiederaufnahme innerhalb von 14 Tagen nach Entlassung erfolgte.
Da nach § 3 Abs. 4 vollstationäre, stationsäquivalente und teilstationäre Aufenthalte getrennt zu betrachten sind und somit keine Zusammenfassung von vollstationären mit stationsäquivalenten Aufenthalten erfolgt, wird Aufenthalt B nicht mit Aufenthalt A und C zusammengefasst.

DEUTSCHE KODIERRICHTLINIEN

für die

Psychiatrie/Psychosomatik

(DKR-Psych)

Allgemeine
Kodierrichtlinien
für die Verschlüsselung von
Krankheiten und Prozeduren

Version 2025

Deutsche Krankenhausgesellschaft (DKG)
GKV-Spitzenverband
Verband der privaten Krankenversicherung (PKV)
Institut für das Entgeltsystem im Krankenhaus (InEK GmbH)

EINLEITUNG
zu den DKR-Psych, Version 2025

Im Rahmen des Krankenhausfinanzierungsreformgesetzes (KHRG) vom 25. März 2009 wurde die Einführung eines durchgängig leistungsorientierten und pauschalierenden Entgeltsystems auf der Grundlage von tagesbezogenen Entgelten für die Vergütung von Krankenhausleistungen der Psychiatrie und Psychosomatik ab dem 01.01.2013 im § 17d des Krankenhausfinanzierungsgesetzes (KHG) geregelt. Am 17.11.2009 haben die Deutsche Krankenhausgesellschaft (DKG), der GKV-Spitzenverband (GKV) und der Verband der privaten Krankenversicherung (PKV) – als zuständige Vertragspartner für die Einführung und Pflege des neuen Entgeltsystems – die Grundstrukturen des pauschalierenden Entgeltsystems für psychiatrische und psychosomatische Einrichtungen vereinbart.

Da die Entwicklung des neuen Entgeltsystems neben anderen Kriterien auch die Diagnosen- und Prozedurenklassifikation berücksichtigen wird, müssen diese in der Lage sein, relevante Informationen zum Krankheits- und Leistungsspektrum in psychiatrischen und psychosomatischen Einrichtungen beizutragen. Das Bundesinstitut für Arzneimittel und Medizinprodukte (BfArM) überarbeitet im Auftrag des Bundesministeriums für Gesundheit (BMG) jährlich die amtlichen Klassifikationen. Mit Wirkung zum 1. Januar 2025 werden die neue Diagnosenklassifikation (ICD-10-GM 2025) und der neue Prozedurenschlüssel (OPS Version 2025) bekannt gegeben.

Um die gesetzlich vorgegebene leistungsgerechte Vergütung der psychiatrischen und psychosomatischen Einrichtungen zu ermöglichen, ist es nötig, dass vergleichbare Leistungen auch demselben Entgelt zugeordnet werden können. Dieser Forderung kann unter anderem dadurch besser Rechnung getragen werden, wenn Diagnosen- und Prozedurenklassifikationen in einheitlicher Weise angewendet werden. Kodierrichtlinien regeln und unterstützen diesen Prozess, um möglichst auch in schwierigen Fällen eine eindeutige Verschlüsselung zu ermöglichen.

Die Deutsche Krankenhausgesellschaft, der GKV-Spitzenverband und der Verband der privaten Krankenversicherung haben daher für das Jahr 2010 frühzeitig und in Anlehnung an die im Geltungsbereich nach § 17b KHG bereits bestehenden Deutschen Kodierrichtlinien (DKR) eine erste Version Deutscher Kodierrichtlinien für die Psychiatrie und Psychosomatik (DKR-Psych) und damit für den Geltungsbereich nach § 17d KHG erstellt. Für das Jahr 2025 haben sich keine inhaltlichen Klarstellungen in den bestehenden Kodierrichtlinien ergeben. Die Deutschen Kodierrichtlinien für die Psychiatrie/Psychosomatik Version 2025 beziehen sich auf die Anwendung der ICD-10-GM 2025 und den OPS Version 2025.

Es werden zur besseren Übersichtlichkeit die erfolgten Änderungen am Rand durch Markierungen (senkrechte Balken) gekennzeichnet. Wesentliche Änderungen im Vergleich zur Vorversion werden im Anhang B zu den Kodierrichtlinien zusammenfassend dargestellt.

Die Kodierrichtlinien für die Psychiatrie und Psychosomatik gliedern sich in folgende Teile:

- Allgemeine Kodierrichtlinien
  - Allgemeine Kodierrichtlinien für Krankheiten
  - Allgemeine Kodierrichtlinien für Prozeduren

In den allgemeinen Kodierrichtlinien für Krankheiten und Prozeduren werden Begriffe wie Haupt- und Nebendiagnose definiert und Hinweise zur Verschlüsselung von Prozeduren gegeben. Für den Fall, dass zwischen den Hinweisen zur Benutzung der ICD-10-GM bzw. des OPS und den Kodierrichtlinien Widersprüche bestehen, haben die Kodierrichtlinien Vorrang.

Die Kodierrichtlinien für die Psychiatrie und Psychosomatik sind ein Regelwerk, das der pauschalierten Vergütung auf der Grundlage tagesbezogener Entgelte von Krankenhausleistungen der Psychiatrie und Psychosomatik nach § 17d KHG dient. Weiterhin tragen sie dazu bei, die Kodierqualität in den Krankenhäusern zu verbessern und gleiche Krankenhausfälle identisch zu verschlüsseln. Hierdurch gewinnt das Krankenhaus zusätzlich eine Grundlage für internes Management und Qualitätssicherung.

Die Kodierrichtlinien werden regelmäßig überarbeitet, um den medizinischen Fortschritt, Änderungen der klinischen Klassifikationen, Aktualisierungen des Entgeltsystems für die Psychiatrie und Psychosomatik und Kodiererfahrungen aus der klinischen Praxis zu berücksichtigen. Sie sollen Schulungsmaßnahmen sinnvoll unterstützen sowie die psychiatrischen und psychosomatischen Einrichtungen bereits frühzeitig auf die Änderungen im Umgang mit dem Vergütungssystem vorbereiten. Die Vertragspartner sind sich darin einig, dass die Kodierrichtlinien neben der notwendigen Vorbereitung der Krankenhäuser auch der Entwicklung des pauschalierenden Entgeltsystems nach § 17d KHG dienen. Sie stimmen darin überein, dass es sich zunächst um eine Ausgangsbasis zur Unterstützung der Abbildung der Behandlungsfälle im neuen Entgeltsystem handelt, die einer Weiterentwicklung bedarf. Den Krankenhäusern ist daher ausreichend Zeit für Schulungen und das Erlernen im Umgang mit den neuen Kodierrichtlinien einzuräumen. Aus diesem Grunde dürfen die Abrechnungen der Behandlungsfälle sowie die Budgetverhandlungen nach der Maßgabe der derzeit gültigen Bundespflegesatzverordnung (BPflV) durch die Anwendung der Kodierrichtlinien nicht behindert oder verändert werden.

Ausgangsbasis für die Erstellung der Deutschen Kodierrichtlinien für die Psychiatrie und Psychosomatik (DKR-Psych) waren die bereits bestehenden Deutschen Kodierrichtlinien (DKR). Grundprinzip der initialen Überarbeitungen war, die Inhalte der Richtlinien insgesamt möglichst eng an die somatischen Regeln anzulehnen, um zeitnah eine Fassung für Übungs- und Schulungszwecke vorlegen zu können. Bedauerlicherweise ist es bisher nicht für alle Kodierrichtlinien gelungen, geeignete Beispiele für die Psychiatrie/Psychosomatik zu finden. In diesen Fällen wurden die Beispiele für die Somatik belassen, um dennoch die Intention der Kodierrichtlinien besser zum Ausdruck zu bringen. Es ist davon auszugehen, dass mit der Entwicklung des neuen Vergütungssystems für die Psychiatrie und Psychosomatik die Kodierrichtlinien eine zunehmende Anpassung erfahren werden.

Es kann bei Redaktionsschluss nicht ausgeschlossen werden, dass sich im Nachgang noch weitere Änderungen aus der Verabschiedung des Psych-Entgelt-Systems, der ICD-10-GM oder des OPS jeweils in den Versionen 2025 ergeben. Gegebenenfalls nachträglich notwendige Änderungen der DKR-Psych werden gesondert bekannt gegeben.

Die Verantwortung für die Dokumentation und Kodierung von Diagnosen und Prozeduren liegt beim behandelnden Arzt, unabhängig davon, ob er selbst oder eine von ihm beauftragte Person die Verschlüsselung vornimmt. Gemäß den speziellen Benutzerhinweisen der Internationalen Klassifikation psychischer Störungen, ICD-10 Kapitel V (F), Klinisch- diagnostische Leitlinien der Weltgesundheitsorganisation (WHO) sind so viele Diagnosen zu verschlüsseln, wie für die Beschreibung des klinischen Bildes notwendig sind; dies gilt soweit die DKR-Psych nichts anderes vorschreiben.

Danksagung

Die Deutsche Krankenhausgesellschaft, der GKV-Spitzenverband, der Verband der privaten Krankenversicherungen und das Institut für das Entgeltsystem im Krankenhaus (InEK GmbH) danken ganz herzlich Herrn Dr. Albrecht Zaiß, der die Überarbeitung der Deutschen Kodierrichtlinien für die Psychiatrie/Psychosomatik unterstützt hat, sowie den Mitarbeitern des BfArM für die fachliche Begleitung.

Darüber hinaus danken wir allen Anwendern und Fachgesellschaften, die auch im Rahmen des Verfahrens zur Einbindung des medizinischen, wissenschaftlichen und weiteren Sachverstandes die Weiterentwicklung der Deutschen Kodierrichtlinien für die Psychiatrie/Psychosomatik unterstützt haben.

Berlin, 2024

INHALTSVERZEICHNIS

Abkürzung	Bezeichnung
z.B.	zum Beispiel
Z.n.	Zustand nach

REDAKTIONELLE HINWEISE

I. Allgemeine Hinweise

Die Deutschen Kodierrichtlinien für die Psychiatrie und Psychosomatik (DKR-Psych) sind nach folgenden Regeln gekennzeichnet:

1. Alle Kodierrichtlinien haben eine feste 5-stellige Kennzeichnung, z.B. PD001, gefolgt von einem kleinen Buchstaben zur Kennzeichnung der jeweiligen Version. Alle Kodierrichtlinien der Version 2010 haben das Kennzeichen „a". Kodierrichtlinien mit inhaltlichen Änderungen sind in der Version 2011 mit „b" gekennzeichnet. In den Versionen 2012, 2017, 2018, 2020, 2021, 2022, 2023 und 2025 wurde keine Kodierrichtlinie inhaltlich geändert. Die 5-stellige Grundnummer ändert sich nicht. Bei Verweisen auf einzelne Kodierrichtlinien im Text wird auf die Kennzeichnung der Version mit Kleinbuchstaben verzichtet.
2. Die Allgemeinen Kodierrichtlinien für Krankheiten beginnen mit „PD" gefolgt von einer 3-stelligen Zahl.
3. Die Allgemeinen Kodierrichtlinien für Prozeduren beginnen mit „PP" gefolgt von einer 3-stelligen Zahl.

In vielen Kodierrichtlinien werden Beispiele und/oder Listen mit ICD-10-GM- bzw. OPS-Kodes aufgeführt. Diese Beispiele bzw. Listen stellen jedoch keine abschließende Aufzählung bzw. Ausdifferenzierung aller zutreffenden Kodes dar. Um die genauen Kodes zu finden, sind in den jeweiligen Klassifikationen die Querverweise mit Inklusiva, Exklusiva sowie die Hinweise zu beachten.

II. Schlüsselnummern (Kodes)

In den Deutschen Kodierrichtlinien wird auf Schlüsselnummern (Kodes) aus der ICD-10-GM und dem OPS verwiesen. Diese Kodes sind **in unterschiedlicher Schreibweise** aufgeführt.

Die Kodierrichtlinien enthalten sowohl Kodieranweisungen, die sich auf einzelne (terminale) Schlüsselnummern beziehen, als auch auf hierarchisch übergeordnete Schlüsselnummern.

Zum Teil wird in den Kodierrichtlinien ausdrücklich darauf hingewiesen, dass eine Kategorie Subkategorien/-klassen besitzt, wobei diese näher beschrieben werden. An anderen Stellen wird durch Formulierungen wie „…ist mit einem Kode aus/einem Kode der Kategorie… zu verschlüsseln" auf die Existenz von Subkategorien hingewiesen. In diesen Fällen gelten die betreffenden Kodieranweisungen für alle terminalen Kodes, die unter der angegebenen Kategorie klassifiziert sind.

Zur medizinischen Dokumentation ist immer der Kode für die spezifische Erkrankung bzw. Prozedur in der höchsten Differenziertheit (bis zur letzten Stelle des Kodes) zu verschlüsseln.

Die folgenden Tabellen präsentieren typische Beispielkodes.

Darstellung der Kodes in den Deutschen Kodierrichtlinien für die Psychiatrie und Psychosomatik

1. ICD-10-GM

Beispielkode	Text (*kursiv*)	Die Kodierregel bezieht sich auf:
F40–F48	*Neurotische, Belastungs- und somatoforme Störungen*	die Gruppe mit allen Subkategorien.
F40.–	*Phobische Störungen*	den Dreisteller mit allen darunter klassifizierten Kodes.
F40.0-	*Phobische Störungen, Agoraphobie*	den Viersteller mit allen darunter klassifizierten Kodes.
F40.01	*Phobische Störungen, Agoraphobie, mit Panikstörung*	genau diesen Kode (Fünfsteller, endständiger Kode).

2. OPS

Beispielkode	Text (*kursiv*)	Die Kodierregel bezieht sich auf:
1-61…1-69	*Diagnostische Endoskopie*	die Gruppe mit allen Subkategorien.
1-63	*Diagnostische Endoskopie des oberen Verdauungstraktes*	den Dreisteller mit allen darunter klassifizierten Kodes.
1-636	*Diagnostische Intestinoskopie (Endoskopie des tiefen Jejunums und Ileums)*	den Viersteller mit allen darunter klassifizierten Kodes.
1-636.0	*Diagnostische Intestinoskopie (Endoskopie des tiefen Jejunums und Ileums), Einfach (durch Push-Technik)*	genau diesen Kode (Fünfsteller, endständiger Kode).
1-636.1, .x	*Diagnostische Intestinoskopie (Endoskopie des tiefen Jejunums und Ileums)*	zwei bestimmte unter dem Viersteller (hier 1-636) klassifizierte Fünfsteller.

III. Fallbeispiele

Die Deutschen Kodierrichtlinien enthalten Kodieranweisungen und passende Fallbeispiele, die zu ihrer Veranschaulichung dienen. In den Beispielen folgen der Beschreibung eines klinischen Falles die zu verwendenden Schlüsselnummern und die dazu gehörigen, kursiv gedruckten Texte der entsprechenden Klassifikation (ICD-10-GM bzw. OPS).

Während die ICD-Texte in der Regel originalgetreu aus der Klassifikation übernommen wurden, wurden die Texte für die OPS-Kodes teilweise geglättet, um redundante Informationen zu vermeiden und um dadurch sehr lange und unübersichtliche Texte zu kürzen. Sinngemäß enthalten diese jedoch in jedem Falle die volle Information des jeweiligen OPS-Kodes.

Viele Beispiele bilden die vollständige Kodierung eines stationären Falles mit sämtlichen anzugebenden Diagnosen- und Prozedurenkodes ab.

In anderen Fällen sind nur die Kodes aufgeführt, die im Zusammenhang mit der jeweiligen Kodierrichtlinie stehen; so können z.B. die Diagnosekodes in Beispielen fehlen, die die Kodierung bestimmter Prozeduren veranschaulichen, oder die Prozeduren fehlen in Beispielen, die die Zuweisung von Diagnosekodes demonstrieren.

In den Beispielen, in denen ICD-Kodes für „nicht näher bezeichnete" Diagnosen verwendet wurden, sind die im Beispieltext angegebenen Diagnosen nach den Regeln der ICD-10-GM korrekt verschlüsselt.

Mit einem Ausrufezeichen gekennzeichnete sekundäre Schlüsselnummern sind zum Teil optional, in anderen Fällen obligatorisch anzugeben.

Die Kodierrichtlinien regeln ausschließlich die Übertragung von Diagnosen und Prozeduren in die dafür vorgesehenen Kodes. EDV-technische Details werden hier nicht geregelt.

ALLGEMEINE KODIERRICHTLINIEN

ALLGEMEINE KODIERRICHTLINIEN FÜR KRANKHEITEN

Diese Kodierrichtlinien beziehen sich auf:

ICD-10-GM Systematisches Verzeichnis Version 2025 und

ICD-10-GM Alphabetisches Verzeichnis Version 2025

Die DKR-Psych beziehen sich aus Gründen der Übersichtlichkeit zumeist auf einen durchgängigen stationären Aufenthalt. Gleichwohl muss ein stationärer Aufenthalt nicht zwingend einem Abrechnungsfall gemäß Abrechnungsbestimmungen entsprechen. Bei einer Zusammenführung mehrerer Krankenhausaufenthalte zu einem Abrechnungsfall nach den geltenden Abrechnungsbestimmungen, sind sämtliche Symptome/Diagnosen und Prozeduren auf den gesamten Abrechnungsfall zu beziehen. Das hat gegebenenfalls zur Folge, dass mehrere Prozeduren unter Addition der jeweiligen Mengenangaben zu einer Prozedur zusammenzuführen sind.

Bei einer Zusammenführung mehrerer Krankenhausaufenthalte zu einem Abrechnungsfall gemäß § 2 der Vereinbarung über die pauschalierenden Entgelte für die Psychiatrie und Psychosomatik (PEPPV) gilt hinsichtlich der Festlegung der Hauptdiagnose § 2 Absatz 3 der Vereinbarung (Näheres siehe dort).

D001a Allgemeine Kodierrichtlinien

Die Auflistung der Diagnosen bzw. Prozeduren liegt in der Verantwortung des behandelnden Arztes. Obwohl Untersuchungsbefunde entscheidende Punkte im Kodierungsprozess sind, gibt es einige Krankheiten bzw. Störungen, die nicht immer durch Untersuchungsbefunde bestätigt werden. Zum Beispiel wird Morbus Crohn nicht immer durch eine Biopsie bestätigt oder kann sich eine psychische Störung in ihrer Ausprägung erst im weiteren Verlauf eindeutig darstellen.

Der behandelnde Arzt ist verantwortlich für

- die Bestätigung von Diagnosen, die verzeichnet sind, bei denen sich aber kein unterstützender Nachweis in der Krankenakte findet,

  und

- die Klärung von Diskrepanzen zwischen Untersuchungsbefunden und klinischer Dokumentation.

Die Bedeutung einer konsistenten, vollständigen Dokumentation in der Krankenakte kann nicht häufig genug betont werden. Ohne diese Art der Dokumentation ist die Anwendung aller Kodierrichtlinien eine schwierige, wenn nicht unmögliche Aufgabe.

D002a Hauptdiagnose

Die Hauptdiagnose wird definiert als:

„Die Diagnose, die nach Analyse als diejenige festgestellt wurde, die hauptsächlich für die Veranlassung des stationären Krankenhausaufenthaltes des Patienten verantwortlich ist."

Der Begriff „nach Analyse" bezeichnet die Evaluation der Befunde am Ende des stationären Aufenthaltes, um diejenige Krankheit bzw. Störung festzustellen, die hauptsächlich verantwortlich für die Veranlassung des stationären Krankenhausaufenthaltes war. Die dabei evaluierten Befunde können Informationen enthalten, die aus der medizinischen, sozialen und pflegerischen Anamnese, einer psychiatrischen/körperlichen Untersuchung, Konsultationen von

Spezialisten, diagnostischen Tests oder Prozeduren, chirurgischen Eingriffen und pathologischen oder radiologischen Untersuchungen gewonnen wurden. Für die Abrechnung relevante Befunde, die nach der Entlassung eingehen, sind für die Kodierung heranzuziehen.

Die nach Analyse festgestellte Hauptdiagnose muss nicht der Aufnahmediagnose oder Einweisungsdiagnose entsprechen.

Anmerkung 1: Es ist nicht auszuschließen, dass diese Definition der Hauptdiagnose unter Umständen im pauschalierenden Vergütungssystem auf der Grundlage von tagesbezogenen Entgelten keine adäquate Abbildung der Krankenhausleistung erlaubt. Im Rahmen der Entwicklung und Pflege des Entgeltsystems wird dieser Sachverhalt verfolgt und auf ggf. notwendige Maßnahmen geprüft.

Beispiel 1

Ein Patient stellt sich in der Notaufnahme mit seit mehreren Wochen bestehender gedrückter Stimmung vor. In der Untersuchungssituation berichtet er zudem über eine Verminderung von Antrieb und Aktivität, Konzentrationsstörungen, ausgeprägte Müdigkeit bei gleichzeitig bestehender Ein- und Durchschlafstörung sowie einen deutlichen Appetitverlust. Es bestehen ausgeprägte Gedanken über die Wertlosigkeit der eigenen Person. Eine Distanzierung von suizidalen Gedanken ist dem Patienten nicht möglich.

Bei einer schweren depressiven Episode wurde der Patient stationär aufgenommen. Im Behandlungsverlauf berichtet der Patient über einen schädlichen Gebrauch von Alkohol. Zudem wurde ein Diabetes mellitus diagnostiziert.

Während des stationären Aufenthaltes wurden bis zur Entlassung folgende Diagnosen gestellt:

- Schwere depressive Episode
- Schädlicher Gebrauch von Alkohol
- Diabetes mellitus

Entscheidend für die Auswahl der Hauptdiagnose ist die Veranlassung des stationären Aufenthaltes. Somit ist die schwere depressive Episode die Hauptdiagnose, weil diese den stationären Aufenthalt hauptsächlich veranlasste.

Bei der Festlegung der Hauptdiagnose haben die vorliegenden Kodierrichtlinien Vorrang vor allen anderen Richtlinien. Die Hinweise zur Verschlüsselung mit den ICD-10-Verzeichnissen müssen beachtet werden (s.a. DKR-Psych PD014 *Im Alphabetischen Verzeichnis verwendete formale Vereinbarungen* (Seite 100)).

Zuweisung der zugrunde liegenden Krankheit bzw. Störung als Hauptdiagnose

Wenn sich ein Patient mit einem Symptom vorstellt und die zugrunde liegende Krankheit bzw. Störung zum Zeitpunkt der Aufnahme bekannt ist und behandelt wird bzw. während des Krankenhausaufenthaltes diagnostiziert wird, so ist die zugrunde liegende Krankheit bzw. Störung als Hauptdiagnose zu kodieren. Zur Kodierung von Symptomen als Nebendiagnose siehe DKR-Psych PD003 *Nebendiagnosen* (Seite 91).

Beispiel 2

Ein Patient wird im Rahmen einer zunehmenden produktiven Symptomatik bei bekannter paranoider Schizophrenie gerichtlich untergebracht.

Hauptdiagnose:	Paranoide Schizophrenie
Nebendiagnose(n):	keine

Beispiel 3

Ein Patient wird wegen zunehmender Persönlichkeitsveränderungen (Distanzlosigkeit, Wutausbrüche, Vergesslichkeit, Konzentrationsstörungen, Stimmungsschwankungen) und Kopfschmerzen stationär aufgenommen. Der neurologische Befund und die weiterführende apparative Diagnostik ergeben die Diagnose eines Hirntumors. Es wird eine organische Persönlichkeitsstörung bei Hirntumor diagnostiziert. Der Patient wird drei Tage nach stationärer Aufnahme zur Operation des Hirntumors in die Neurochirurgie verlegt. Eine umfassende psychologisch-psychiatrische Persönlichkeitsdiagnostik wurde nicht durchgeführt.

Hauptdiagnose:	Hirntumor
Nebendiagnose(n):	Organische Persönlichkeitsstörung

Beispiel 4

Ein Patient wird mit einer akuten Alkoholintoxikation aufgenommen. Nach Detoxikation stellt sich heraus, dass der Alkoholmissbrauch aufgrund exazerbierter Wahnvorstellungen bei bekannter paranoider Schizophrenie ausgelöst wurde, die behandelt wird.

Hauptdiagnose:	Paranoide Schizophrenie
Nebendiagnose(n):	Akute Alkoholintoxikation
	Alkoholmissbrauch

Beispiel 5

Ein Patient stellt sich mit akuten, wiederkehrenden Beschwerden wie plötzlich auftretendem Herzklopfen, Brustschmerz, Erstickungsgefühlen und Schwindel in der Rettungsstelle vor. Unter der Diagnose Panikstörung erfolgt eine kombinierte psychotherapeutische und medikamentöse Behandlung.

Hauptdiagnose:	Panikstörung
Nebendiagnose(n):	keine

Schlüsselnummern für Symptome, Befunde und ungenau bezeichnete Zustände

Schlüsselnummern für Symptome, Befunde und ungenau bezeichnete Zustände aus Kapitel XVIII *Symptome und abnorme klinische und Laborbefunde, die anderenorts nicht klassifiziert sind*, sind nicht als Hauptdiagnose zu verwenden, sobald eine die Symptomatik, etc. erklärende definitive Diagnose ermittelt wurde.

Die Anmerkungen zu Beginn von Kapitel XVIII in der ICD-10-GM helfen bei der Bestimmung, wann Schlüsselnummern aus den Kategorien R00–R99 dennoch angegeben werden.

Zwei oder mehr Diagnosen, die gleichermaßen der Definition der Hauptdiagnose entsprechen

Wenn zwei oder mehrere Diagnosen in Bezug zu Aufnahme, Untersuchungsbefunden und/oder der durchgeführten Therapie gleichermaßen die Kriterien für die Hauptdiagnose erfüllen und ICD-10-Verzeichnisse und Kodierrichtlinien keine Verschlüsselungsanweisungen geben, muss vom behandelnden Arzt entschieden werden, welche Diagnose am besten der Hauptdiagnose-Definition entspricht. Nur in diesem Fall ist vom behandelnden Arzt diejenige auszuwählen, die für Untersuchung und/oder Behandlung die meisten Ressourcen verbraucht hat. Hierbei ist es unerheblich, ob die Krankheiten bzw. Störungen verwandt sind oder nicht.

Schlüsselnummern aus Z03.0 bis Z03.9
Ärztliche Beobachtung und Beurteilung von Verdachtsfällen, Verdacht ausgeschlossen

Schlüsselnummern aus Z03.0 bis Z03.9 (z.B. Z03.2 *Beobachtung bei Verdacht auf psychische Krankheiten oder Verhaltensstörungen*) werden **ausschließlich dann** als **Hauptdiagnose** für die Abklärung des Gesundheitszustandes des Patienten zugeordnet, wenn es Hinweise auf die Existenz eines abnormen Zustandes, auf die Folge eines Unfalls oder eines anderen Ereignisses mit typischerweise nachfolgenden Gesundheitsproblemen gibt und sich der Krankheitsverdacht **nicht** bestätigt und eine Behandlung derzeit **nicht** erforderlich ist.

Beispiel 6

Ein Patient wird in einer Krisensituation nach einem Autounfall fremdanamnestisch als psychisch auffällig beschrieben. Er sei verwirrt und berichte zusammenhangslos. In der Akutsituation ist eine genaue Klärung der Umstände nicht möglich. Der Patient stimmt einer stationären Aufnahme zur Beobachtung und weiteren Abklärung zu. Im Verlauf zeigt sich kein Anhalt für eine akute Belastungsreaktion oder eine andere psychische Krankheit oder Verhaltensstörung.

Hauptdiagnose:	Z03.2	*Beobachtung bei Verdacht auf psychische Krankheiten oder Verhaltensstörungen*
Nebendiagnose(n):		keine

Können für die Hauptdiagnose spezifischere Schlüsselnummern angegeben werden, haben diese Vorrang vor einer Schlüsselnummer aus der Kategorie Z03.– *Ärztliche Beobachtung und Beurteilung von Verdachtsfällen, Verdacht ausgeschlossen*. Wenn ein Symptom, das mit der Verdachtsdiagnose im Zusammenhang steht, vorliegt, wird die Symptom-Schlüsselnummer als Hauptdiagnose zugewiesen, nicht ein Kode aus der Kategorie Z03.– *Ärztliche Beobachtung und Beurteilung von Verdachtsfällen, Verdacht ausgeschlossen* (s.a. DKR-Psych PD008 *Verdachtsdiagnosen* (Seite 95)).

Wenn zwei oder mehrere Befunde/Symptome bei der Beobachtung des Verdachtsfalles für die Hauptdiagnose in Frage kommen, so ist vom behandelnden Arzt diejenige auszuwählen, die die meisten Ressourcen verbraucht hat.

Interne Verlegungen zwischen Abteilungen nach BPflV und KHEntgG

Bei Krankenhaus-internen Verlegungen von Patienten zwischen Abteilungen, die nach Bundespflegesatzverordnung (BPflV) abrechnen (z.B. Psychiatrie), und Abteilungen, die nach Krankenhausentgeltgesetz (KHEntgG) abrechnen (z.B. Chirurgie, Innere Medizin), ist folgende Regel zu beachten:

- Jede Abteilung dokumentiert und kodiert nach den für sie gültigen Regeln.

Beispiel 7

Ein Patient wird wegen einer Schizophrenie in die Psychiatrie aufgenommen. Während des stationären Verlaufs entwickelt der Patient ein akutes Abdomen. Nach Verlegung in die Chirurgie findet sich dort als Ursache für die Symptomatik eine akute Cholezystitis. Die Schizophrenie wird weiterbehandelt.

Psychiatrie (BPflV)

Hauptdiagnose:	Schizophrenie
Nebendiagnose(n):	Akutes Abdomen

Chirurgie (KHEntgG)

Hauptdiagnose:	Akute Cholezystitis
Nebendiagnose(n):	Schizophrenie

PD003c Nebendiagnosen

Die Nebendiagnose ist definiert als:

„Eine Krankheit bzw. Störung oder Beschwerde, die entweder gleichzeitig mit der Hauptdiagnose besteht oder sich während des Krankenhausaufenthaltes entwickelt."

Für Kodierungszwecke müssen Nebendiagnosen als Krankheiten bzw. Störungen interpretiert werden, die das Patientenmanagement in der Weise beeinflussen, dass irgendeiner der folgenden Faktoren erforderlich ist:

- therapeutische Maßnahmen
- diagnostische Maßnahmen
- erhöhter Betreuungs-, Pflege- und/oder Überwachungsaufwand

Bei Patienten, bei denen einer dieser erbrachten Faktoren auf mehrere Diagnosen (entweder Hauptdiagnose und Nebendiagnose(n) oder mehrere Nebendiagnosen) ausgerichtet ist, können alle betroffenen Diagnosen kodiert werden. Somit ist es unerheblich, ob die therapeutische(n)/diagnostische(n) Maßnahme(n) bzw. der erhöhte Betreuungs-, Pflege- und/oder Überwachungsaufwand auch in Bezug auf die Hauptdiagnose geboten waren.

Beispiel 1

Ein Patient erhält wegen der Nebendiagnosen Alkohol- und Medikamentenabhängigkeit eine Motivationsbehandlung.

Nebendiagnose(n):	Alkoholabhängigkeit
	Medikamentenabhängigkeit

Beispiel 2

Ein Patient wird für die Nebendiagnosen koronare Herzkrankheit, arterieller Hypertonus und Herzinsuffizienz mit einem Betablocker behandelt.

Nebendiagnose(n):	Koronare Herzkrankheit
	Arterieller Hypertonus
	Herzinsuffizienz

Krankheiten bzw. Störungen, die z.B. durch den Anästhesisten während der präoperativen Beurteilung oder vor einer Elektrokonvulsionstherapie dokumentiert wurden, werden nur kodiert, wenn sie den oben genannten Kriterien entsprechen. Sofern eine Begleitkrankheit bzw. Störung das Standardvorgehen für eine spezielle Prozedur beeinflusst, wird diese Krankheit bzw. Störung als Nebendiagnose kodiert.

Anamnestische Diagnosen, die das Patientenmanagement gemäß obiger Definition nicht beeinflusst haben, wie z.B. eine anamnestisch bekannte, überwundene Alkoholabhängigkeit werden nicht kodiert.

Beispiel 3

Eine 50-jährige Patientin wird zur Behandlung einer schweren Zwangsstörung (Zwangsgedanken und -handlungen, gemischt) stationär aufgenommen. In der Anamnese gibt sie eine Knieoperation vor 10 Jahren wegen eines Außenmeniskusschadens an. Danach war sie beschwerdefrei. Als junges Mädchen habe sie an einer Magersucht gelitten. Das Essverhalten sowie das Körpergewicht haben sich jedoch im frühen Erwachsenenalter normalisiert. Eine bekannte koronare Herzkrankheit wird medikamentös weiterbehandelt. Wegen anhaltender Lumbalgien wird die Patientin krankengymnastisch betreut.

Hauptdiagnose:	Zwangsgedanken und -handlungen, gemischt
Nebendiagnose(n):	Koronare Herzkrankheit
	Lumbalgien

Die Nebendiagnosen erfüllen die obige Definition (Ressourcenverbrauch) und sind deshalb zu dokumentieren.

Die sonstigen Diagnosen (Z.n. OP nach Außenmeniskusschaden, Anorexia nervosa) erfüllen diese Definition nicht und werden deshalb für das Entgeltsystem nicht dokumentiert. Sie sind jedoch für die medizinische Dokumentation und die ärztliche Kommunikation von Bedeutung.

Beispiel 4

Ein Patient, der wegen einer Somatisierungsstörung stationär aufgenommen wird, hat zusätzlich einen Diabetes mellitus. Das Pflegepersonal prüft täglich den Blutzucker, und der Patient bekommt eine Diabetes-Diät.

Hauptdiagnose:	Somatisierungsstörung
Nebendiagnose(n):	Diabetes mellitus

Beispiel 5

Ein 60 Jahre alter Patient mit einer Multiinfarkt-Demenz wird stationär aufgenommen. Aufgrund einer früheren Unterschenkelamputation benötigt der Patient zusätzliche Unterstützung durch das Pflegepersonal.

Hauptdiagnose:	Multiinfarkt-Demenz
Nebendiagnose(n):	Unterschenkelamputation in der Eigenanamnese

Beispiel 6

Eine ältere Patientin wird wegen einer wahnhaften Störung aufgenommen. Im Verlauf erleidet sie eine hypertensive Krise.

Hauptdiagnose:	Wahnhafte Störung
Nebendiagnose(n):	Hypertonie mit hypertensiver Krise

Symptome als Nebendiagnose

Für Symptome gelten die Regelungen zur Kodierung von Nebendiagnosen entsprechend.

Beispiel 7

Ein Patient wird zur Entgiftung bei Opioidabhängigkeit stationär aufgenommen. Es besteht ein ausgeprägtes Untergewicht, das behandelt wird.

Hauptdiagnose:	Psychische und Verhaltensstörungen durch Opioide, Abhängigkeitssyndrom
Nebendiagnose(n):	Abnorme Gewichtsabnahme

Hinweis der Selbstverwaltung: Die Selbstverwaltung empfiehlt eine Überdokumentation von Symptomen zu vermeiden. Demnach ist beispielsweise die zusätzliche Kodierung von Unglücklichsein bei einer Depression mit dieser Regelung nicht beabsichtigt. Sie empfiehlt aber die Kodierung von Symptomen, die besondere Maßnahmen erfordern und deshalb für eine sachgerechte Fallabbildung erforderlich sind.

Reihenfolge der Nebendiagnosen

Es gibt keine Kodierrichtlinie, die die Reihenfolge der Nebendiagnosen regelt. Jedoch sollten die bedeutenderen Nebendiagnosen, insbesondere Komplikationen und Komorbiditäten, zuerst angegeben werden, da die Anzahl der zur Verfügung stehenden Schlüsselnummer-Felder begrenzt ist. Wird zur Verschlüsselung einer Diagnose mehr als ein Kode benötigt (z.B. Kreuz-Stern-System), so ist für die Reihenfolge DKR-Psych PD012 *Mehrfachkodierung* (Seite 98) zu beachten.

Abnorme Befunde

Abnorme Labor-, Röntgen-, Pathologie- und andere diagnostische Befunde werden nicht kodiert, es sei denn, sie haben eine klinische Bedeutung im Sinne einer therapeutischen Konsequenz oder einer weiterführenden Diagnostik (nicht allein Kontrolle der abnormen Werte).

Beispiel 8

Ein Patient wird zur stationären Psychotherapie einer somatoformen Schmerzstörung aufgenommen. Im Labortest wird eine leichte Leukozytose, die ausschließlich kontrolliert wird und keine weiteren diagnostischen oder therapeutischen Maßnahmen nach sich zieht, gefunden.

Hauptdiagnose:	Somatoforme Schmerzstörung

Anmerkung: Die Leukozytose erfüllt nicht die Definition einer Nebendiagnose und wird deshalb für das Entgeltsystem nicht dokumentiert. Die Angabe ist ggf. jedoch für die medizinische Dokumentation und die ärztliche Kommunikation von Bedeutung.

PD004a Syndrome

Wenn es für ein Syndrom in den ICD-10-Verzeichnissen einen spezifischen Kode gibt, so ist er für dieses Syndrom zu verwenden.

Sehen die ICD-10-Verzeichnisse keine spezifische Schlüsselnummer für das Syndrom vor, so sind die einzelnen Manifestationen zu verschlüsseln.

PD005a Folgezustände und geplante Folgeeingriffe

Folgezustände oder Spätfolgen einer Krankheit sind **aktuelle** Krankheitszustände, die durch eine frühere Krankheit hervorgerufen wurden.

Es gibt keine allgemeine zeitliche Beschränkung für die Verwendung der Schlüsselnummern für Folgezustände. Der Folgezustand kann schon im Frühstadium des Krankheitsprozesses offenbar werden, z.B. neurologische Defizite als Folge eines Hirninfarktes, oder er zeigt sich Jahre später.

Die Kodierung der Folgezustände von Krankheiten erfordert zwei Schlüsselnummern:

- eine für den aktuellen Zustand und danach
- eine Schlüsselnummer („Folgen von ...“), die ausdrückt, dass dieser Zustand Folge einer früheren Krankheit ist.

Beispiel 1

Spastische Hemiplegie aufgrund einer früheren Hirnembolie

G81.1	*Spastische Hemiparese und Hemiplegie*
I69.4	*Folgen eines Schlaganfalls, nicht als Blutung oder Infarkt bezeichnet*

D007a Aufnahme zur Prozedur, nicht durchgeführt

Wenn ein Patient für eine Prozedur stationär aufgenommen wurde, die aus irgendeinem Grund nicht durchgeführt und der Patient entlassen wurde, ist wie folgt zu kodieren:

a) wenn die Prozedur aus technischen Gründen nicht ausgeführt wurde:

Beispiel 1

Ein Patient wird zur Durchführung einer Elektrokonvulsionstherapie aufgenommen. Die Intervention wurde aus technischen Gründen verschoben.

Hauptdiagnose:	F33.3	*Rezidivierende depressive Störung, gegenwärtig schwere Episode mit psychotischen Symptomen*
Nebendiagnose(n):	Z53	*Personen, die Einrichtungen des Gesundheitswesens wegen spezifischer Maßnahmen aufgesucht haben, die aber nicht durchgeführt wurden*

b) wenn die Prozedur auf Grund einer Krankheit oder einer Komplikation, die nach Aufnahme aufgetreten ist, nicht ausgeführt wurde:

Beispiel 2

Eine Patientin wurde aufgrund einer rezidivierenden depressiven Störung, gegenwärtig schwere Episode, zur stationären Psychotherapie aufgenommen. Die geplante stationäre Psychotherapie konnte aufgrund einer akuten Appendizitis nicht begonnen werden. Die Patientin wurde in die Chirurgie verlegt.

Hauptdiagnose:	F33.2	*Rezidivierende depressive Störung, gegenwärtig schwere Episode ohne psychotische Symptome*
Nebendiagnose(n):	Z53	*Personen, die Einrichtungen des Gesundheitswesens wegen spezifischer Maßnahmen aufgesucht haben, die aber nicht durchgeführt wurden*
	K35.8	*Akute Appendizitis, nicht näher bezeichnet*

D008a Verdachtsdiagnosen

Verdachtsdiagnosen im Sinne dieser Kodierrichtlinie sind Diagnosen, die **am Ende eines stationären Aufenthaltes** weder sicher bestätigt noch sicher ausgeschlossen sind.

Verdachtsdiagnosen werden unterschiedlich kodiert, abhängig davon, ob der Patient nach Hause entlassen oder in ein anderes Krankenhaus verlegt wurde.

Entlassung nach Hause

1) Wenn Untersuchungen vorgenommen, aber **keine** Behandlung in Bezug auf die Verdachtsdiagnose eingeleitet wurde, ist/sind das/die **Symptom/e** zu kodieren (siehe Beispiel 1 und DKR-Psych PD002 *Hauptdiagnose* (Seite 87)).

Beispiel 1

Ein Patient wird mit akustischen Halluzinationen stationär aufgenommen. Die ersten Untersuchungen lassen die Diagnose einer paranoiden Schizophrenie vermuten. Da der Patient bereits am 3. stationären Tag das Krankenhaus auf eigenen Wunsch und gegen ärztlichen Rat verlässt, kann die Diagnostik noch nicht abgeschlossen werden. Eine spezifische Behandlung der Schizophrenie wurde nicht durchgeführt.

Hauptdiagnose:	R44.0	*Akustische Halluzinationen*

2) Wenn eine **Behandlung** eingeleitet wurde und die Untersuchungsergebnisse nicht eindeutig waren, ist die **Verdachtsdiagnose** zu kodieren.

Beispiel 2

Ein Patient wird gereizt, verbal aggressiv, massiv antriebsgesteigert und mit Größenideen stationär aufgenommen. Die Untersuchungen während des stationären Aufenthaltes haben die Diagnose einer bipolaren Störung weder bestätigt noch sicher ausgeschlossen. Eine spezifische Behandlung der bipolaren Störung wurde jedoch eingeleitet. Der Patient war nicht krankheitseinsichtig und verließ das Krankenhaus frühzeitig auf eigenen Wunsch und gegen ärztlichen Rat. Es besteht keine Fremd- und Selbstgefährdung.

Hauptdiagnose:	F31.2	*Bipolare affektive Störung, gegenwärtig manische Episode mit psychotischen Symptomen*

Beispiel 3

Ein Vorschulkind wurde mit Verdacht auf ADHS aufgenommen. Die diagnostischen Kriterien konnten im Verlauf nicht ausreichend bestätigt werden. Eine psychotherapeutische und heilpädagogische Behandlung des ADHS wurde vorgenommen.

Hauptdiagnose:	F90.0	*Einfache Aktivitäts- und Aufmerksamkeitsstörung*

Verlegung in ein anderes Krankenhaus

Wenn ein Patient mit einer Verdachtsdiagnose verlegt wird, ist vom verlegenden Krankenhaus die Verdachtsdiagnose-Schlüsselnummer zu kodieren.

Von dem verlegenden Krankenhaus dürfen zur Kodierung nur die zum Zeitpunkt der Verlegung erhältlichen Informationen verwendet werden. Spätere Informationen aus dem Krankenhaus, in welches der Patient verlegt wurde, dürfen die Kodierungsentscheidung nachträglich nicht beeinflussen.

Wird beispielsweise ein Patient mit der Verdachtsdiagnose bipolare Störung verlegt und der Fall vom verlegenden Krankenhaus als bipolare Störung kodiert, so ist die Schlüsselnummer für bipolare Störung vom verlegenden Krankenhaus nachträglich nicht zu ändern. Dies gilt auch dann, wenn vom zweitbehandelnden Krankenhaus der Entlassungsbericht zugesandt wird und sich daraus ergibt, dass der Patient laut Untersuchung keine bipolare Störung hatte.

D009a „Sonstige" und „nicht näher bezeichnete" Schlüsselnummern

Die Resteklasse „Sonstige ..." ist dann bei der Kodierung zu verwenden, wenn eine genau bezeichnete Krankheit vorliegt, für die es aber in der ICD-10 keine eigene Klasse gibt.

Die Resteklasse „Nicht näher bezeichnete..." ist dann zu verwenden, wenn eine Krankheit nur mit ihrem Oberbegriff, wie z.B. Katarakt, beschrieben ist und/oder eine weitere Differenzierung nach den Klassifikationskriterien der ICD-10 an entsprechender Stelle nicht möglich ist (siehe Beispiel 1).

„Sonstige" und „nicht näher bezeichnete" Schlüsselnummern bzw. „Resteklassen" haben im Allgemeinen eine spezifische Kennzeichnung.

Auf der **vierstelligen Ebene** ist die Zuordnung in der Regel wie folgt:

„.0 – .7“ spezifische Krankheiten

„.8“ spezifische Krankheiten, die unter „.0 – .7“ nicht klassifiziert sind (oder „sonstige")

„.9“ „nicht näher bezeichnet"

Beispiel 1	**Vierstellige Subkategorie**	
	Unterteilung der Schlüsselnummern	
F01.–	*Vaskuläre Demenz*	Kategorie
F01.0	*Vaskuläre Demenz mit akutem Beginn*	Spezifische Subkategorie
F01.1	*Multiinfarkt-Demenz*	Spezifische Subkategorie
F01.2	*Subkortikale vaskuläre Demenz*	Spezifische Subkategorie
F01.3	*Gemischte kortikale und subkortikale vaskuläre Demenz*	Spezifische Subkategorie
F01.8	*Sonstige vaskuläre Demenz*	anderenorts nicht klassifizierte Demenz
F01.9	*Vaskuläre Demenz, nicht näher bezeichnet*	unspezifische Subkategorie

Gelegentlich werden die zwei **Resteklassen** „.8" und „.9" in einer Schlüsselnummer kombiniert und beinhalten sowohl „sonstige" als auch „nicht näher bezeichnete" Zustände.

Auf der **fünfstelligen Ebene** ist die Zuordnung nicht einheitlich.

Die Resteklassen dürfen nicht verwendet werden, um Diagnosen „aufzufangen", die **scheinbar** nicht anderenorts klassifiziert sind. Die ICD-10-Verzeichnisse sind zu verwenden, um die korrekte Schlüsselnummer-Zuordnung zu bestimmen (s.a. DKR-Psych PD014 *Im Alphabetischen Verzeichnis verwendete formale Vereinbarungen* (Seite 100)).

Wenn eine Bezeichnung benutzt wird, die nicht in den ICD-10-Verzeichnissen auffindbar ist, sind darin verfügbare alternative Bezeichnungen zu prüfen.

PD010a Kombinations-Schlüsselnummern

Eine einzelne Schlüsselnummer, die zur Klassifikation von zwei Diagnosen oder einer Diagnose mit einer Manifestation oder einer mit ihr zusammenhängenden Komplikation verwendet wird, wird als Kombinations-Schlüsselnummer bezeichnet. Die Kombinations-Schlüsselnummer ist nur dann zu verwenden, wenn diese Schlüsselnummer die betreffende diagnostische Information vollständig wiedergibt und wenn das Alphabetische Verzeichnis eine entsprechende Anweisung gibt.

Mehrfachkodierungen (siehe DKR-Psych PD012 *Mehrfachkodierung* (Seite 98)) dürfen nicht verwendet werden, wenn die Klassifikation eine Kombinations-Schlüsselnummer bereitstellt, die eindeutig alle in der Diagnose dokumentierten Elemente umfasst.

PD012a Mehrfachkodierung

Anmerkung: Erläuterungen, die mit den entsprechenden Abschnitten aus dem Regelwerk für die WHO-Ausgabe der ICD-10 (Band II) identisch sind, sind am Ende mit „(WHO)" gekennzeichnet.

Mehrfachkodierung ist in den folgenden Fällen erforderlich:

Ätiologie- und Manifestationsverschlüsselung: „Kreuz - Stern - System"

Schlüsselnummern für Ätiologie, auch Primär-Diagnoseschlüssel genannt, (zugrunde liegende Ursache) werden durch das Kreuz-Symbol (†) und Manifestations-Schlüsselnummern, auch Sekundär-Diagnoseschlüssel genannt, durch das Stern-Symbol (*) gekennzeichnet. Zu kodieren ist **in derselben Reihenfolge, in der sie im Alphabetischen Verzeichnis oder im Systematischen Verzeichnis der ICD-10-GM erscheinen**, d.h. die Ätiologie-Schlüsselnummer, gefolgt von der Manifestations-Schlüsselnummer.

Diese Reihenfolge für die Ätiologie-/Manifestationsverschlüsselung gilt nur für das Kreuz-/Stern-System. Die Hauptdiagnosenregelung der DKR-Psych PD002 erfährt somit außerhalb der Kreuz-/Stern-Systematik in Bezug auf die Reihenfolge von Ätiologie-/Manifestationskodes keine Einschränkung. Ein Primär-Diagnoseschlüssel gilt für alle folgenden Sekundär-Diagnoseschlüssel bis zum Auftreten eines neuen Primär-Diagnoseschlüssels.

Beispiel 1

63- jähriger Patient mit einer Demenz bei Alzheimer-Krankheit

Hauptdiagnose	G30.0†	*Alzheimer-Krankheit mit frühem Beginn*
Nebendiagnosen	F00.0*	*Demenz bei Alzheimer-Krankheit mit frühem Beginn (Typ 2)*

Ausrufezeichenkodes

Sowohl in der ICD-10-GM als auch in der Datenübermittlungsvereinbarung nach § 301 SGB V werden die Ausrufezeichenkodes (z.B.U69.40!) als „optionale" Schlüsselnummern bezeichnet.

Einen Überblick über einige mit Ausrufezeichen gekennzeichneten ICD-Kodes/Kategorien bietet Tabelle 1.

Tabelle 1: Mit einem Ausrufezeichen gekennzeichnete Kategorien/Kodes:

B95!–B98!	*Bakterien, Viren und sonstige Infektionserreger als Ursache von Krankheiten, die in anderen Kapiteln klassifiziert sind*
G82.6-!	*Funktionale Höhe der Schädigung des Rückenmarkes*
K72.7-!	*Hepatische Enzephalopathie und Coma hepaticum*
K74.7-!	*Klinische Stadien der Leberzirrhose*
L40.7-!	*Schweregrad der Psoriasis*
O09.–!	*Schwangerschaftsdauer*
U07.0!	*Gesundheitsstörung im Zusammenhang mit dem Gebrauch von E-Zigaretten [Vaporizer]*
U07.1!	*COVID-19, Virus nachgewiesen*
U07.2!	*COVID-19, Virus nicht nachgewiesen*
U09.9!	*Post-COVID-19-Zustand, nicht näher bezeichnet*
U12.9!	*Unerwünschte Nebenwirkungen bei der Anwendung von COVID-19-Impfstoffen, nicht näher bezeichnet*
U60.–!	*Klinische Kategorien der HIV-Krankheit*
U61.–!	*Anzahl der T-Helferzellen bei HIV-Krankheit*
U62.–!	*Zytogenetische und molekulargenetische Differenzierungen bei Neubildungen*
U63.–!	*Psychische und Verhaltensstörungen bei Demenz*
U69.2-!	*Sekundäre Schlüsselnummern für besondere epidemiologische Zwecke*
U69.3-!	*Sekundäre Schlüsselnummern für die Art des Konsums psychotroper Substanzen bei durch diese verursachten psychischen und Verhaltensstörungen*
U69.40!	*Rekurrente Infektion mit Clostridium difficile*
U69.5-!	*Sekundäre Schlüsselnummern zur Angabe mehrerer Regionen bei sekundärer und nicht näher bezeichneter bösartiger Neubildung der Lymphknoten*
U69.6!	*Sekundäre Schlüsselnummer zur Spezifizierung eines Hustens als chronisch idiopathisch oder chronisch refraktär*
U69.7-!	*Sekundäre Schlüsselnummern zur Angabe des Schweregrades einer Hypoglykämie, des Vorliegens einer Hypoglykämiewahrnehmungsstörung oder einer Insulinresistenz*
U69.8-!	*Sekundäre Schlüsselnummern zur Spezifizierung des zeitlichen Bezugs einer Sepsis und eines septischen Schocks zur stationären Krankenhausaufnahme*
U80!–U85!	*Infektionserreger mit Resistenzen gegen bestimmte Antibiotika oder Chemotherapeutika*
U99.0!	*Spezielle Verfahren zur Untersuchung auf SARS-CoV-2*

../.. (wird fortgesetzt)

../.. (Fortsetzung)

V, W, X, Y	Alle Schlüsselnummern aus **Kapitel XX** (Äußere Ursachen von Morbidität und Mortalität)
Z33!	*Schwangerschaftsfeststellung als Nebenbefund*
Z50.–!	*Rehabilitationsmaßnahmen*
Z54.–!	*Rekonvaleszenz*

Hinweis der Selbstverwaltung: Mit einem Ausrufezeichen gekennzeichnete sekundäre Schlüsselnummern sind zum Teil optional. In aus klinischer Sicht sinnvollen Fällen sollen sie angegeben werden, insbesondere dann, wenn dies zur Abbildung des Behandlungsaufwandes notwendig ist.

PD014a Im Alphabetischen Verzeichnis verwendete formale Vereinbarungen

Das Alphabetische Verzeichnis der ICD-10-GM unterstützt die Verschlüsselung nach dem Systematischen Verzeichnis inkl. des Kreuz-Stern-Systems und der Zusatzschlüsselnummern. Die im Alphabetischen Verzeichnis verwendeten formalen Vereinbarungen sind dort beschrieben. Maßgeblich für die Kodierung ist stets das Systematische Verzeichnis. Soweit das Alphabetische Verzeichnis zu einem unspezifischen Kode (z.B. „.9-Kode“) führt, ist deshalb im Systematischen Verzeichnis zu prüfen, ob eine spezifischere Kodierung möglich ist.

PD015e Erkrankungen bzw. Störungen nach medizinischen Maßnahmen

Erkrankungen bzw. Störungen nach medizinischen Maßnahmen als Hauptdiagnose

Kodes für die spezifische Verschlüsselung von Erkrankungen bzw. Störungen nach medizinischen Maßnahmen finden sich beispielsweise in den folgenden Kategorien:

Tabelle 1:

E89.–	*Endokrine und Stoffwechselstörungen nach medizinischen Maßnahmen, anderenorts nicht klassifiziert*
G97.–	*Krankheiten des Nervensystems nach medizinischen Maßnahmen, anderenorts nicht klassifiziert*
H59.–	*Affektionen des Auges und der Augenanhangsgebilde nach medizinischen Maßnahmen, anderenorts nicht klassifiziert*
H95.–	*Krankheiten des Ohres und des Warzenfortsatzes nach medizinischen Maßnahmen, anderenorts nicht klassifiziert*
I97.–	*Kreislaufkomplikationen nach medizinischen Maßnahmen, anderenorts nicht klassifiziert*
J95.–	*Krankheiten der Atemwege nach medizinischen Maßnahmen, anderenorts nicht klassifiziert*
K91.–	*Krankheiten des Verdauungssystems nach medizinischen Maßnahmen, anderenorts nicht klassifiziert*
M96.–	*Krankheiten des Muskel-Skelett-Systems nach medizinischen Maßnahmen, anderenorts nicht klassifiziert*
N99.–	*Krankheiten des Urogenitalsystems nach medizinischen Maßnahmen, anderenorts nicht klassifiziert*

Diese Kodes sind nur dann als Hauptdiagnose zu verschlüsseln, wenn kein spezifischerer Kode in Bezug auf die Erkrankung bzw. Störung existiert. Gleiches gilt für die Kategorien T80–T88

Komplikationen bei chirurgischen Eingriffen und medizinischer Behandlung, anderenorts nicht klassifiziert. Die Kodes aus Tabelle 1 sind Kodes aus T80–T88 vorzuziehen, soweit letztere die Erkrankung bzw. Störung nicht spezifischer beschreiben.

Beispiel 1

Ein Patient wird wegen einer Hypothyreose nach Thyreoidektomie vor einem Jahr stationär aufgenommen.

Hauptdiagnose:	E89.0	*Hypothyreose nach medizinischen Maßnahmen*

Beispiel 2

Ein Herzschrittmacherträger wird wegen einer Elektrodendislokation stationär aufgenommen.

Hauptdiagnose:	T82.1	*Mechanische Komplikation durch ein kardiales elektronisches Gerät*

Anmerkung: I97.89 *Sonstige Kreislaufkomplikationen nach medizinischen Maßnahmen, anderenorts nicht klassifiziert* ist nicht als Hauptdiagnose zu verschlüsseln, da der Kode T82.1 *Mechanische Komplikation durch ein kardiales elektronisches Gerät* (samt seiner Inklusiva) spezifisch die Art der Störung beschreibt.

Beispiel 3

Ein Patient wird nach vorangegangener Behandlung einer Fersenbeinfraktur nun wegen einer tiefen Beinvenenthrombose stationär aufgenommen.

Hauptdiagnose:	I80.28	*Thrombose, Phlebitis und Thrombophlebitis sonstiger tiefer Gefäße der unteren Extremitäten*

Anmerkung: I97.89 *Sonstige Kreislaufkomplikationen nach medizinischen Maßnahmen, anderenorts nicht klassifiziert* ist nicht als Hauptdiagnose zu verschlüsseln, da der Kode I80.28 *Thrombose, Phlebitis und Thrombophlebitis sonstiger tiefer Gefäße der unteren Extremitäten* spezifisch die Art der Kreislaufkomplikation beschreibt.

Erkrankungen bzw. Störungen nach medizinischen Maßnahmen als Nebendiagnose

Die Regelungen gelten für die Kodierung als Nebendiagnose entsprechend. Die Kriterien der Nebendiagnosendefinition (siehe DKR PD003 *Nebendiagnosen* (Seite 91)) sind zu beachten.

PD016e Psychische und Verhaltensstörungen durch multiplen Substanzgebrauch und Konsum anderer psychotroper Substanzen

Die **einzelnen** konsumierten Substanzen werden, wann immer möglich, entsprechend ihrer Art und Auswirkung so genau wie möglich kodiert.

Kombinationskategorien für multiplen Substanzgebrauch (F19.– *Psychische und Verhaltensstörungen durch multiplen Substanzgebrauch und Konsum anderer psychotroper Substanzen*), sind unspezifisch und nur dann zu verwenden, wenn nicht entschieden werden kann, welche Substanz die Störung ausgelöst hat. Diese Kategorie ist außerdem zu verwenden, wenn eine oder mehrere der konsumierten Substanzen nicht sicher zu identifizieren oder unbekannt sind oder die Substanzaufnahme chaotisch und wahllos verläuft. Daneben sind die **einzelnen** konsumierten Substanzen – soweit bekannt – entsprechend ihrer Art und Auswirkung so genau wie möglich zu kodieren.

Rein anamnestische Angaben über die Einnahme psychotroper Substanzen, die das Patientenmanagement gemäß Definition der Nebendiagnosen in der DKR PD003 nicht beeinflusst haben (z.B. eine anamnestisch bekannte überwundene Alkoholabhängigkeit), werden nicht kodiert.

Beispiel 1

Ein Patient wird wegen einer akuten Mischintoxikation stationär aufgenommen. Die Intoxikation manifestiert sich als aggressiv-agitiertes Verhalten, Gang- und Standunsicherheit, Miosis sowie verwaschene Sprache. Zum aktuellen Zustandsbild führte, dass sich der Patient mehrfach Heroin gespritzt und exzessiv Alkohol konsumiert hatte. Zusätzlich hat der Patient verschiedene „Pillen“ eingenommen, von denen er jedoch nicht wisse, um welche Substanzen es sich handele. Während des stationären Aufenthaltes wird die vorbestehende Substitutionsbehandlung mit Methadon fortgesetzt. Nach unkomplizierter Detoxifikation wird eine Motivationsbehandlung zur problemspezifischen Weiterbehandlung des Alkohol- sowie Opioid-Abhängigkeitssyndroms durchgeführt.

Folgende Diagnosen sind zu verschlüsseln:

F19.0	*Psychische und Verhaltensstörungen durch multiplen Substanzgebrauch und Konsum anderer psychotroper Substanzen: Akute Intoxikation [akuter Rausch]*
F11.0	*Psychische und Verhaltensstörungen durch Opioide: Akute Intoxikation [akuter Rausch]*
F11.2	*Psychische und Verhaltensstörungen durch Opioide: Abhängigkeitssyndrom*
F10.0	*Psychische und Verhaltensstörungen durch Alkohol: Akute Intoxikation [akuter Rausch]*
F10.2	*Psychische und Verhaltensstörungen durch Alkohol: Abhängigkeitssyndrom*
U69.30!	*Intravenöser Konsum von Heroin*
Z51.83	*Opiatsubstitution*

ALLGEMEINE KODIERRICHTLINIEN FÜR PROZEDUREN

Diese Kodierrichtlinien beziehen sich auf den **amtlichen Operationen- und Prozedurenschlüssel OPS Version 2025**.

PP001a Allgemeine Kodierrichtlinien für Prozeduren

Alle Prozeduren, die vom Zeitpunkt der Aufnahme bis zum Zeitpunkt der Entlassung vorgenommen wurden und im OPS abbildbar sind, sind zu kodieren. Dieses schließt alle diagnostischen, therapeutischen und pflegerischen Prozeduren ein, einschließlich traditioneller „nicht-chirurgischer" Prozeduren.

Es gibt keine Kodierrichtlinie, die die Reihenfolge der Prozeduren regelt. Jedoch sollten die aufwändigeren Prozeduren zuerst angegeben werden, da die Anzahl der zur Verfügung stehenden Schlüsselnummer-Felder begrenzt ist.

Hinweis der Selbstverwaltung: Zu kodieren sind auch die von der psychiatrischen/ psychosomatischen Einrichtung nach § 17d KHG veranlassten Leistungen (z.B. interne und externe konsiliarische Leistungen), sofern diese nicht durch die Einrichtung selbst außerhalb von § 17d KHG oder einen anderen Leistungserbringer mit der Krankenkasse abgerechnet werden.

Prozedurenkomponenten

Normalerweise ist eine Prozedur vollständig mit all ihren Komponenten, wie z.B. Vorbereitung, Lagerung, Anästhesie, Zugang, Naht, usw., in einem Kode abgebildet (siehe Beispiel 1). Abweichungen davon sind in den Hinweisen beschrieben. Bei den Operationen am Nervensystem zum Beispiel ist gewöhnlich der Zugang zusätzlich zu kodieren.

Deshalb werden diese individuellen Komponenten einer bereits kodierten Prozedur nicht noch einmal gesondert verschlüsselt.

Ebenso sind eingriffsverwandte diagnostische Maßnahmen nicht gesondert zu kodieren, wenn diese in derselben Sitzung durchgeführt werden und regelhaft Bestandteil der interventionell-therapeutischen Prozeduren sind und dies im OPS nicht anders geregelt ist (z.B. Papillotomie bei ERCP (diagnostische retrograde Darstellung der Gallenwege) wird nicht verschlüsselt).

Auch andere Prozeduren, wie z.B. Schmerztherapie (mit Ausnahme des OPS-Kodes 8-919 *Komplexe Akutschmerzbehandlung*), sind nur dann zu kodieren, wenn sie als alleinige Maßnahmen durchgeführt wurden (siehe Beispiel 2).

Beispiel 1

Eine Anästhesie bei einer Elektrokonvulsionstherapie ist im Kode enthalten und wird nicht gesondert kodiert.

Beispiel 2

Eine epidurale Schmerztherapie als alleinige therapeutische Maßnahme (ohne direkten Zusammenhang mit einer anderen Prozedur), zum Beispiel während eines stationären Aufenthaltes mit Chemotherapie (3 Tage, 2 Medikamente) bei metastasierendem Karzinom, wird gesondert kodiert.

8-543.32	*Mittelgradig komplexe und intensive Blockchemotherapie, 3 Tage, 2 Substanzen*
8-910	*Epidurale Injektion und Infusion zur Schmerztherapie*

Eigenständige Prozeduren, die nicht im direkten Zusammenhang mit einer operativen Prozedur stehen, werden getrennt kodiert.

Beispiel 3

Ein präoperatives CT des Abdomens mit Kontrastmittel und eine Hemikolektomie links werden beide kodiert.

3-225	*Computertomographie des Abdomens mit Kontrastmittel*
5-455.64	*Partielle Resektion des Dickdarmes; Resektion des Colon descendens mit linker Flexur [Hemikolektomie links]; offen chirurgisch mit Anastomosen-Anus praeter*

PP004a Nicht vollendete oder unterbrochene Prozedur

Wenn eine Prozedur aus irgendeinem Grund unterbrochen oder nicht vollendet wurde, ist wie folgt vorzugehen:

1. Gibt es einen spezifischen Kode für eine misslungene Prozedur (siehe Beispiel 1), so ist dieser zu verwenden.
2. Lässt sich die bisher erbrachte Teilleistung mit dem OPS kodieren, so wird nur die Teilleistung kodiert (siehe Beispiel 2).
3. Wird eine Prozedur nahezu vollständig erbracht, so wird sie kodiert.
4. In allen anderen Fällen ist die geplante, aber nicht komplett durchgeführte Prozedur zu kodieren.

Beispiel 1

Für einige misslungene Prozeduren gibt es spezifische Kodes.

5-733	*Misslungene vaginale operative Entbindung und zugehörige 5-Steller*
8-510.1	*Misslungene äußere Wendung*

Beispiel 2

Wenn eine Laparotomie vorgenommen wurde, um eine Appendektomie durchzuführen, aber die Appendektomie aufgrund eines Herzstillstandes nicht ausgeführt wurde, wird nur die Laparotomie kodiert.

5-541.0	*Explorative Laparotomie*

P005h Multiple/Bilaterale Prozeduren

Multiple Prozeduren

Bei Prozeduren aus dem Bereich „Behandlung bei psychischen und psychosomatischen Störungen und Verhaltensstörungen bei Erwachsenen (9-60...9-64)“ bzw. „Behandlung bei psychischen und psychosomatischen Störungen und Verhaltensstörungen bei Kindern und Jugendlichen (9-65...9-69)“, die den Hinweis beinhalten, dass ein Kode aus diesem Bereich einmal pro Woche anzugeben ist, ist als Bezugsdatum für die jeweils zu kodierende Leistungsperiode der erste Tag der vom Kode bestimmten Periode anzugeben.

Beispiel 1

Ein 25-jähriger Patient wird am Donnerstag, den 04.08. aufgrund eines seit fünf Tagen akut aufgetretenen selbst- und fremdgefährdenden Verhaltens auf einer psychiatrischen Station unter Anwendung von besonderen Sicherungsmaßnahmen untergebracht. Es zeigt sich starke und schnelle Erregbarkeit mit fremdaggressivem Verhalten. Aufmerksamkeit und Konzentration sind schwer beeinträchtigt. Der formale Gedankengang ist inkohärent bis zerfahren; ferner wird über akustische Halluzinationen in Form von kommentierenden Stimmen berichtet. Der Patient ist in der ersten Woche (von Donnerstag, 04.08. bis Mittwoch, 10.08.) des stationären Aufenthaltes misstrauisch, kaum kontaktfähig. Ein geordnetes Gespräch ist nicht möglich. Affektiv besteht hochgradige Gespanntheit. Immer wieder äußert der Patient Suizidabsichten mit konkreten Ausführungsplänen. Viele ärztliche Kurzkontakte sind nötig, die jeweils weit unter einer Zeitdauer von 25 Minuten liegen. In der zweiten Woche (von Donnerstag, 11.08. bis Montag, 15.08.) ist die psychotische Symptomatik weitgehend remittiert, der Patient ist zunehmend stabiler. Fremdaggressives Verhalten ist nicht mehr nachweisbar. Therapeutische Einzelkontakte finden von Spezialtherapeuten am 14.08. und 15.08. und von ärztlicher Seite am 15.08. über jeweils 25 Minuten statt. Ab Dienstag, 16.08. sind keine Intensivbehandlungsmerkmale mehr vorhanden, so dass ein Wechsel der Behandlungsart mit Einstufung in die Regelbehandlung erfolgt. Am 17.08. wird vom Arzt 1 Einzeltherapieeinheit erbracht. In der dritten Woche vom 18.08. bis 24.08. werden vom Arzt 1 Einzeltherapieeinheit und von den Spezialtherapeuten 3 Einzeltherapieeinheiten erbracht. Am 25.8. erhält der Patient noch einmal vom Arzt 1 Einzeltherapieeinheit.

Hauptdiagnose: F23.2 *Akute schizophreniforme psychotische Störung*

Prozeduren:

1. **Behandlungsart (Komplexkodes),**
   Periodizität: nicht wöchentlich, zu Beginn oder bei Wechsel anzugeben

   a) Do. 04.08. bis Mi. 10.08.: Intensivbehandlung (mit drei Merkmalen)
   OPS: 9-619, Bezugsdatum: Do. 04.08.

   Wechsel der Anzahl der Merkmale in der Intensivbehandlung am Do. 11.08.

   b) Do. 11.08. bis Mo. 15.08.: Intensivbehandlung (mit zwei Merkmalen)
   OPS: 9-618, Bezugsdatum: Do. 11.08.

   Wechsel der Behandlungsart von Intensiv- in Regelbehandlung am Di. 16.08.

   c) Di. 16.08. bis Fr. 26.08. (Entlassung): Regelbehandlung
   OPS: 9-607, Bezugsdatum: Di. 16.08.

../.. (wird fortgesetzt)

../.. (Fortsetzung)

2. **Therapieeinheiten (Zusatzkodes),**
   Periodizität: einmal pro Woche

a)	Woche 1 (04.08.-10.08.):	0 TE	OPS 9-649.0
		Bezugsdatum:	04.08.
b)	Woche 2 (11.08.-17.08.):	Arzt 2 TE	OPS 9-649.11
		Spezialtherapeuten 2 TE	OPS 9-649.51
		Bezugsdatum:	11.08.
c)	Woche 3 (18.08.-24.08.):	Arzt 1 TE	OPS 9-649.10
		Spezialtherapeuten 3 TE	OPS 9-649.52
		Bezugsdatum:	18.08.
d)	Woche 4 (25.08.-26.08.):	Arzt 1 TE	OPS 9-649.10
		Bezugsdatum:	25.08.

Anmerkung: Aus Anschauungsgründen sind in diesem Beispiel die Therapieeinheiten auf wenige beschränkt und beispielhaft nur für Ärzte und Spezialtherapeuten angegeben. Gleichermaßen wird die Kodierung der Behandlungsart aus Anschauungsgründen dargestellt, wenngleich sich diese Kodierrichtlinie auf „einmal pro Woche" anzugebende Kodes bezieht. Gemäß OPS beginnt die wöchentliche Abgrenzung der Therapieeinheiten mit dem Tag der Aufnahme. Auf andere, ebenfalls zu kodierende Kodes bzw. Leistungen, wie beispielsweise die Einstufung in die Behandlungsbereiche nach der Psychiatrie-Personalverordnung (Psych-PV) oder weitere Zusatzkodes wurde an dieser Stelle bewusst verzichtet.

Entscheidung des Schlichtungsausschusses zu dem Antrag S20220012 „Klärung Anwendung DKR-Psych 2022, PP014f auf Leistungen am Aufnahmetag in der KJPP", veröffentlicht am 22.12.2022

Entscheidung: Bei der Ermittlung der Therapieeinheiten gemäß OPS 9-649 *Anzahl der Therapieeinheiten pro Woche bei Erwachsenen* und 9-696 *Anzahl der Therapieeinheiten pro Woche bei Kindern und Jugendlichen* sind die Therapeutengespräche von den dort genannten Berufsgruppen ab Aufnahme, pauschal einmalig für den (teil)stationären Aufenthalt (in chronologischer Reihenfolge) in Höhe von 90 Minuten als Aufnahme- und Kontrolluntersuchung gemäß DKR PP014 *Prozeduren, die normalerweise nicht verschlüsselt werden* (Gespräche) nicht zu berücksichtigen. Für alle im weiteren Behandlungsverlauf über die 90 Minuten hinausgehenden, durch die genannten Berufsgruppen erbrachten Leistungen, sind Therapieeinheiten entsprechend den Regelungen des OPS-Kodes 9-649 *Anzahl der Therapieeinheiten pro Woche bei Erwachsenen* und 9-696 *Anzahl der Therapieeinheiten pro Woche bei Kindern und Jugendlichen* i.V.m. den entsprechenden Primärkodes anzurechnen. Die somatischen Aufnahme- und Kontrolluntersuchungen sind gemäß DKR PP014 unabhängig davon nicht zu verschlüsseln.

Tabelle zu PP005 (Multiple Prozeduren)

Behandlungsart/ Leistungsinhalt	Therapieeinheiten	Datum	Behandlungsart OPS-Kode (anlassbezogene Kodierung)	Leistungsperiode Behandlungsart	Therapieeinheiten OPS-Kode (wöchentliche Kodierung)	Leistungsperiode Therapieeinheiten
Intensivbehandlung (3 Merkmale: Anwendung von besonderen Sicherungsmaßnahmen, akute Selbstgefährdung durch Suizidalität und akute Fremdgefährdung) *Leistungsinhalt:* Aufnahme, häufige Kurzkontakte, hoher Gesprächs-, Pflege- und Überwachungsaufwand		Do, 04.08.	9-619 Bezugsdatum: 04.08.	Do. 04.08. bis Mi. 10.08.	9-649.0 Bezugsdatum: 04.08.	Woche 1 Do. 04.08. bis Mi. 10.08.
		Fr, 05.08.				
		Sa, 06.08.				
		So, 07.08.				
		Mo, 08.08.				
		Di, 09.08.				
		Mi, 10.08.				
Intensivbehandlung (2 Merkmale: Anwendung von besonderen Sicherungsmaßnahmen und akute Selbstgefährdung durch Suizidalität) *Leistungsinhalt:* Zusätzliche therapeutische Einzelkontakte ab 25 Minuten Dauer		Do, 11.08.	9-618 Bezugsdatum: 11.08.	Do. 11.08. bis Mo. 15.08.	9-649.11 9-649.51 Bezugsdatum: 11.08.	Woche 2 Do. 11.08. bis Mi. 17.08.
		Fr, 12.08.				
		Sa, 13.08.				
	Spezialtherapeut: 1	So, 14.08.				
	Arzt: 1, Spezialtherapeut: 1	Mo, 15.08.				
Regelbehandlung *Leistungsinhalt:* Weitergehende therapeutische Arbeit, Entlassungsvorbereitung		Di, 16.08.	9-607 Bezugsdatum: 16.08.	Di. 16.08. bis Fr. 26.08.		
	Arzt: 1	Mi, 17.08.				
	Spezialtherapeut: 1	Do, 18.08.			9-649.10 9-649.52 Bezugsdatum: 18.08.	Woche 3 Do. 18.08. bis Mi. 24.08.
	Arzt: 1	Fr, 19.08.				
		Sa, 20.08.				
		So, 21.08.				
	Spezialtherapeut: 1	Mo, 22.08.				
	Spezialtherapeut: 1	Di, 23.08.				
		Mi, 24.08.				
	Arzt: 1	Do, 25.08.			9-649.10 Bezugsdatum: 25.08.	Woche 4 Do. 25.08. bis Fr. 26.08.
		Fr, 26.08.				

Bezugsdatum von Leistungsperioden bei Fallzusammenführung

Bei mehreren Aufenthalten, die gemäß der Vereinbarung über die pauschalierenden Entgelte für die Psychiatrie und Psychosomatik (PEPPV) zu einem Abrechnungsfall zusammengefasst werden müssen, ist hinsichtlich der Angabe des Bezugsdatums für die jeweiligen Leistungsperioden folgendes zu beachten:

Für den in der chronologischen Reihenfolge ersten Aufenthalt, ist als Bezugsdatum für die jeweils zu kodierende Leistungsperiode der erste Tag der vom Kode bestimmten Periode anzugeben (siehe auch Beispiel 1).

Dies gilt gleichermaßen für alle Aufenthalte, die gemäß PEPPV zu einem Abrechnungsfall zusammengefasst werden müssen. Das bedeutet, dass keine Anpassung der Bezugsdaten an den ersten bzw. einen anderen vorherigen Aufenthalt erfolgt, der unter die Regel der Fallzusammenführung fällt.

Beispiel 2

Ein Patient wird viermal innerhalb von 30 Tagen stationär aufgenommen. Alle Aufenthalte sind gemäß PEPPV zusammenzuführen.

Aufenthalt 1

Aufnahme:	Montag, 06.01.		
Entlassung:	Donnerstag, 09.01.		
Prozeduren:	9-607	*Regelbehandlung bei Erwachsenen*	Bezugsdatum: Mo, 06.01.
	9-649.11	*Einzeltherapie durch Ärzte (2 TE/Woche)*	Bezugsdatum: Mo, 06.01.

Aufenthalt 2

Aufnahme:	Samstag, 11.01.		
Entlassung:	Freitag, 17.01.		
Prozeduren:	9-607	*Regelbehandlung bei Erwachsenen*	Bezugsdatum: Sa, 11.01.
	9-649.12	*Einzeltherapie durch Ärzte (3 TE/Woche)*	Bezugsdatum: Sa, 11.01.

Aufenthalt 3

Aufnahme:	Donnerstag, 23.01.		
Entlassung:	Dienstag, 27.01.		
Prozeduren:	9-607	*Regelbehandlung bei Erwachsenen*	Bezugsdatum: Do, 23.01.
	9-649.11	*Einzeltherapie durch Ärzte (2 TE/Woche)*	Bezugsdatum: Do, 23.01.

Aufenthalt 4

Aufnahme:	Mittwoch, 05.02.		
Entlassung:	Samstag, 08.02.		
Prozeduren:	9-607	*Regelbehandlung bei Erwachsenen*	Bezugsdatum: Mi, 05.02.
	9-649.11	*Einzeltherapie durch Ärzte (2 TE/Woche)*	Bezugsdatum: Mi, 05.02.

Anmerkung: Aus Anschauungsgründen wurden in diesem Beispiel vereinfachend nur die jeweils zu kodierenden Komplexkodes für die Behandlungsart und die Zusatzkodes für die Einzeltherapieeinheiten durch Ärzte angegeben.

PP007a Endoskopie multipler Gebiete (Panendoskopie)

Endoskopien multipler Gebiete sind nach dem am weitesten eingesehenen bzw. tiefsten Gebiet zu kodieren.

Beispiel 1

Eine einfache Ösophago-, Gastro-, Duodeno-, Jejuno- und Ileoskopie wird kodiert als

1-636.0	*Diagnostische Intestinoskopie (Endoskopie des tiefen Jejunums und Ileums), einfach (durch Push-Technik)*

PP009a Anästhesie

Die Kodierung der Anästhesie mit einem Kode aus 8-90 sollte sich auf Ausnahmesituationen beschränken. Dies gilt beispielsweise dann, wenn Schockpatienten, Kleinkinder oder nicht kooperative Patienten eine Anästhesie erhalten, damit eine diagnostische oder therapeutische Prozedur durchgeführt werden kann, die normalerweise ohne Anästhesie erbracht wird.

Gibt es einen Kode für die durchgeführte Prozedur, so ist dieser zusammen mit einem Kode aus 8-90 für die Anästhesie anzugeben (siehe Beispiel 1). Gibt es keinen Kode für die durchgeführte Prozedur, so ist der Kode aus 8-90 für Anästhesie alleine anzugeben.

Beispiel 1

Ein Patient mit schwerer Intelligenzminderung und agitiert-aggressivem Verhalten wird nach mehreren Stürzen stationär aufgenommen. Es wird ein Kernspintomogramm des Schädels unter Narkose durchgeführt.

3-820	*Magnetresonanztomographie des Schädels mit Kontrastmittel*
8-900	*Intravenöse Anästhesie*

PP012e Prozeduren, unterschieden auf der Basis von Größe, Zeit oder Anzahl

Bestimmte Prozeduren des OPS, insbesondere aus Kapitel 6 und 8, werden auf der Basis von Größe, Zeit oder Anzahl unterschieden.

Mengen- bzw. Zeitangaben sind zu addieren, die Summe ist einmal pro Aufenthalt zu kodieren.

Soweit der OPS für die Gabe von Medikamenten oder Blutprodukten eine Dosis- bzw. Mengenangabe vorsieht, ist **nur die dem Patienten tatsächlich verabreichte Dosis bzw. Menge** zu kodieren.

Beispiel 1

Ein Patient wird aufgrund einer schweren rezidivierenden depressiven Störung stationär behandelt. Als Nebendiagnose ist seit Jahren eine Psoriasis vom Plaque Typ bekannt. Der Patient befindet sich 42 Tage in stationärer Behandlung. In diesem Behandlungszeitraum werden dem Patienten unter Einhaltung des bestehenden Therapieschemas zur Behandlung der Psoriasis dreimalig 40 mg Adalimumab subkutan verabreicht.

Die Medikamentengabe wird kodiert mit

6-001.d4	*Adalimumab, parenteral, 120 mg bis unter 160 mg*

Hinweis der Selbstverwaltung: Die oben stehenden Regelungen entsprechen den Kodiervorschriften in den Deutschen Kodierrichtlinien für das G-DRG-System. Bezüglich ihrer leistungsgerechten Anwendung in der Psychiatrie/Psychosomatik bestehen abweichende Positionen innerhalb der Selbstverwaltung. Eine abschließende Lösung ist im Kontext der Kalkulation des Entgeltsystems für die Psychiatrie/Psychosomatik noch zu prüfen.

PP014f Prozeduren, die normalerweise nicht verschlüsselt werden

Prozeduren, die routinemäßig bei den meisten Patienten und/oder mehrfach während eines Krankenhausaufenthaltes durchgeführt werden, werden nicht verschlüsselt, da sich der Aufwand für diese Prozeduren in der Diagnose oder in den anderen angewendeten Prozeduren widerspiegelt (siehe Beispiel 1). Sie wurden aus diesem Grunde auch nicht in den OPS aufgenommen. Diese sollen auch nicht mit den Resteklassen „Andere ...“ verschlüsselt werden.

Tabelle 1: Beispiele für nicht kodierbare Prozeduren

- Gipsverbände mit Ausnahme aufwändiger Gipsverbände (8-310)
- Verbände, außer bei großflächigen und schwerwiegenden Hauterkrankungen (8-191)
- Kardioplegie
- Kardiotokographie (CTG)
- Medikamentöse Therapie mit folgenden Ausnahmen:
  - bei Neugeborenen
  - nicht-antibiotische Chemotherapie
  - systemische Thrombolyse
  - Immunglobulingabe
  - Gabe von Gerinnungsfaktoren
  - Andere Immuntherapie (8-547)
  - antiretrovirale Therapie
  - Medikamente aus 6-00
- Ruhe-EKG
- Langzeit-EKG
- Belastungs-EKG
- 24-Stunden-Blutdruckmessung
- Legen einer Magensonde
- Legen eines transurethralen Blasenkatheters
- Subkutane Medikamentengabe, z. B. Heparin
- Blutentnahme
- Aufnahme- und Kontrolluntersuchung
- Visite
- Konventionelle Röntgenuntersuchungen
- Lungenfunktionstest mit Ausnahme von pneumologischen Funktionsuntersuchungen (1-71)
- Blutgasanalyse in Ruhe
- Atemgasanalyse
- Sonographien mit Ausnahme der Endosonographie und der komplexen differentialdiagnostischen Sonographie mit digitaler Bild- und Videodokumentation

Beispiel 1

- Eine Röntgenaufnahme und ein Gipsverband sind bei der Diagnose einer Radius-Fraktur (Colles) üblich.
- Die Gabe von Antibiotika wird bei der Diagnose einer Pneumonie erwartet.

Es handelt sich also um Standardmaßnahmen bei bestimmten Diagnosen und Prozeduren, deren gesonderte Kodierung deshalb nicht erforderlich ist.

Verfahren, die sich bei der Entwicklung des pauschalierenden Entgeltsystems doch als gruppierungsrelevant herausstellen sollten, werden im Rahmen der Pflege des OPS und der Kodierrichtlinien berücksichtigt.

P016a Verbringung

Prozeduren im Rahmen einer Verbringung werden durch das verbringende Krankenhaus kodiert.

ANHANG A

Grundregeln zur Verschlüsselung (WHO)

Das Alphabetische Verzeichnis enthält viele Bezeichnungen, die in Band 1 nicht vorkommen. Für die Bestimmung einer Schlüsselnummer sind sowohl das Alphabetische Verzeichnis als auch das Systematische Verzeichnis heranzuziehen.

Bevor der Kodierer mit der Verschlüsselungsarbeit beginnt, müssen die Grundsätze der Klassifikation und des Verschlüsselns bekannt sein. Ferner sollte über einige Übungspraxis verfügt werden.

Im Folgenden wird für den gelegentlichen Benutzer der ICD ein einfacher Leitfaden aufgezeichnet:

1. Feststellung der Art der Angabe, die verschlüsselt werden soll, und Zugriff auf den entsprechenden Teil des Alphabetischen Verzeichnisses. Handelt es sich bei der Angabe um eine Krankheit bzw. Störung oder Verletzung oder um einen sonstigen in den Kapiteln I-XIX oder XXI-XXII zu klassifizierenden Zustand, ist Teil 1 des Alphabetischen Verzeichnisses zu berücksichtigen. Handelt es sich bei der Angabe um die äußere Ursache einer Verletzung oder um ein Ereignis, das Kapitel XX zuzuordnen ist, ist Teil 2 des Alphabetischen Verzeichnisses zu berücksichtigen.
2. Auffinden des Leitbegriffes. Bei Krankheiten bzw. Störungen und Verletzungen ist das gewöhnlich die Hauptbezeichnung des pathologischen Zustandes. Dennoch sind im Alphabetischen Verzeichnis auch einige Zustände, die mit Adjektiven oder Eponymen ausgedrückt werden, als Leitbegriffe aufgenommen.
3. Jeder Hinweis unter dem Leitbegriff ist zu lesen und zu befolgen.
4. Sämtliche Bezeichnungen, die in runden Klammern hinter dem Leitbegriff stehen, sind zu lesen (sie haben keinen Einfluss auf die Schlüsselnummer). Ebenso sind sämtliche eingerückte Bezeichnungen unter den Leitbegriffen zu lesen (diese Modifizierer können die Schlüsselnummer verändern), bis sämtliche Einzelbegriffe der Diagnosenbezeichnung berücksichtigt sind.
5. Sämtliche Querverweise des Alphabetischen Verzeichnisses („siehe“ und „siehe auch“) sind zu beachten.
6. Die Richtigkeit der ausgewählten Schlüsselnummern ist durch Rückgriff auf das Systematische Verzeichnis zu überprüfen. Es ist zu beachten, dass im Alphabetischen Verzeichnis eine 3-stellige Kategorie mit einem Strich in der 4. Stelle bedeutet, dass in Band 1 4-stellige Unterteilungen vorhanden sind. Weitere Unterteilungen, die für zusätzliche Stellen angewandt werden können, sind im Alphabetischen Verzeichnis nicht aufgeführt, falls sie doch benutzt werden sollen, sind sie nach Band 1 zu bestimmen.
7. Die Inklusiva und Exklusiva [Inkl. bzw. Exkl.] der jeweils ausgewählten Schlüsselnummer bzw. des Kapitels, der Gruppe oder der Kategorienüberschrift sind zu beachten.
8. Zuweisung der Schlüsselnummer.

ANHANG B

ZUSAMMENFASSUNG DER ÄNDERUNGEN

Deutsche Kodierrichtlinien für die Psychiatrie/Psychosomatik Version 2025 gegenüber der Vorversion 2024

Arbeitsschritte

Zur Erstellung der Deutschen Kodierrichtlinien für die Psychiatrie/Psychosomatik (DKR-Psych) Version 2025 wurden folgende Arbeitsschritte durchgeführt (s. a. Einleitung Version 2025):

- Redaktionelle Überarbeitung des Manuskripts der Version 2024
- Anpassung an die ICD-10-GM Version 2025
- Anpassung an den OPS Version 2025

Geänderte Textpassagen und Beispiele wurden durch Balken am rechten Seitenrand gekennzeichnet. Geringfügige redaktionelle Änderungen zur Vorversion 2024 sind nicht markiert.

Ergaben sich durch die Anpassung von ICD-10-GM bzw. OPS neue Kodiermöglichkeiten, so wurde dies als inhaltliche Änderung der DKR-Psych bewertet. Kodierrichtlinien, in denen z.B. nur die Texte in Beispielen angepasst wurden, wurden in der Nummerierung nicht geändert. Rein redaktionelle Anpassungen von ICD-10-GM und OPS werden im Anhang B nicht aufgeführt.

Nachfolgend sind die wesentlichen Änderungen in den einzelnen Abschnitten und für die verschiedenen Kodierrichtlinien kurz dargestellt.

Wesentliche Änderungen

Allgemeine Kodierrichtlinien für Krankheiten

PD012a Mehrfachkodierung

Ersetzen des für die ICD-10-GM Version 2025 gestrichenen Kodes U69.20!, als Beispiel für eine optionale Schlüsselnummer in dem Absatz „Ausrufezeichenkodes", durch den Kode U69.40!.

ANHANG C

Entscheidungen des Schlichtungsausschusses auf Bundesebene zur Klärung strittiger Kodier- und Abrechnungsfragen nach § 19 KHG (Krankenhausfinanzierungsgesetz)

Gemäß § 19 Abs. 6 KHG sind Entscheidungen des Schlichtungsausschusses zu veröffentlichen und gelten als Kodierregeln. Sie werden entweder in diesem Anhang oder in den DKR zitiert. Für die Version 2025 gilt dies für alle Entscheidungen des Schlichtungsausschusses, die bis einschließlich 27.08.2024 auf den Internetseiten des Schlichtungsausschusses veröffentlicht wurden. Für den Bereich der Psychiatrie und Psychosomatik wurde bisher eine Entscheidung durch den Schlichtungsausschuss getroffen, die in der Kodierrichtlinie PP005 zitiert wird. Entscheidungen des Schlichtungsausschusses, die nach dem 27.08.2024 veröffentlicht werden, stehen auf der Internetseite des Schlichtungsausschusses unter www.schlichtungsausschuss-19khg.de zur Verfügung.

Die Entscheidungen des Schlichtungsausschusses gelten gemäß § 19 Absatz 4 KHG für die Erstellung oder Prüfung von Krankenhausabrechnungen für Patientinnen und Patienten, die ab dem ersten Tag des übernächsten auf die Veröffentlichung der Entscheidung folgenden Monats in das Krankenhaus aufgenommen werden und für die Krankenhausabrechnungen, die zum Zeitpunkt der Veröffentlichung der Entscheidung bereits Gegenstand einer Prüfung durch den Medizinischen Dienst nach § 275 Absatz 1 Nummer 1 des Fünften Buches Sozialgesetzbuch sind.

Die Schlichtungsentscheidungen sind unabhängig von der Art und Weise sowie ihrer Verortung in den DKR Kodierregeln gemäß § 19 Absatz 6 KHG.

Entscheidungen gemäß § 19 KHG

Das Veröffentlichungsdatum der Entscheidung auf den Internetseiten des Schlichtungsausschusses wird jeweils hinter der Verfahrensnummer aufgeführt. Die Anträge, die einer Entscheidung des Schlichtungsausschusses zu einer konkreten Verfahrensnummer zugrunde liegen, stehen auf der Internetseite des Schlichtungsausschusses unter www.schlichtungsausschuss-19khg.de zur Verfügung.

SCHLAGWORTVERZEICHNIS

W

Z

SCHLÜSSELNUMMERVERZEICHNISSE

ICD-Kode-Index

OPS-Kode-Index

- Auszug aus -

ICD-10-GM Version 2025

Vierstellige ausführliche Systematik

Markierung von Neuerungen und wesentlichen Änderungen zur bisherigen ICD-Version 2024

Im Vergleich zur Version 2024 eingeführte Neuerungen sind ebenso unterstrichen kenntlich gemacht wie wesentliche textliche und inhaltliche Änderungen. Entfallende Kodes sind nicht gesondert kenntlich gemacht.

Anleitung zur Verschlüsselung

In dieser Anleitung werden kurz die Besonderheiten der vorliegenden Version der ICD-10-GM erläutert. Weiter finden Sie Hinweise zur Verschlüsselung mit der ICD-10-GM.

Was ist zu verschlüsseln?

Das Gesetz verlangt sowohl im Rahmen der ambulanten als auch der stationären Versorgung die **Verschlüsselung von Diagnosen** auf ***Abrechnungsunterlagen*** und ***Arbeitsunfähigkeitsbescheinigungen*** (siehe §§ 295 und 301 SGB V), keinesfalls jedoch die Verschlüsselung auf Überweisungen, Krankenhauseinweisungen, Arztbriefen oder gar in der eigenen Patientendokumentation. Da bei der Verschlüsselung immer Informationen verdichtet werden und Einzelheiten verloren gehen, muss bei solchen Unterlagen stets der Klartext verwendet werden; aus Kollegialität kann natürlich zusätzlich zur Klartextangabe die ICD-Schlüsselnummer angegeben werden.

Auf den Abrechnungsunterlagen nach § 295 SGB V müssen Sie sich auf die Behandlungsdiagnosen beschränken. Behandlungsdiagnosen sind Diagnosen, für die im abzurechnenden Quartal eine Behandlung oder sonstige ärztliche Leistungen durchgeführt wurden. Dauerdiagnosen und chronische Zustände, die nicht im aktuellen Behandlungskontext stehen, dürfen zum Zwecke der Abrechnung nicht übermittelt werden: bei einem Patienten mit symptomatischer Gonarthrose dürfen Sie nicht zusätzlich die seit Jahren bekannte Penicillinallergie kodieren, wenn Sie nur Leistungen für die Gonarthrose abrechnen.

Bei Kodierung in der ambulanten Versorgung sind die „Kodiervorgaben nach § 295 Abs. 4 SGB V" anzuwenden. Bei Kodierung der stationären Krankenhausbehandlung sind die Deutschen Kodierrichtlinien (DKR) in der jeweils gültigen Fassung zu berücksichtigen; in psychiatrischen und psychosomatischen Einrichtungen sind die Deutschen Kodierrichtlinien für die Psychiatrie/ Psychosomatik (DKR-Psych) heranzuziehen.

Ebenso zu beachten sind die als Kodierregeln geltenden Entscheidungen des Schlichtungsausschusses auf Bundesebene nach § 19 KHG zur Klärung strittiger Kodier- und Abrechnungsfragen.

Wie wird verschlüsselt?

Es ist so spezifisch wie möglich zu verschlüsseln, also derjenige Kode zu wählen, der für die dokumentierte Diagnose als der spezifischste Kode angesehen wird. Die Resteklassen „Sonstige ..." oder „Sonstige näher bezeichnete ..." sollen nur dann verwendet werden, wenn eine spezifische Diagnose dokumentiert ist, aber keiner der spezifischen Kodes der übergeordneten Kategorie passt. Die Resteklasse „ ..., nicht näher bezeichnet" soll nur dann verwendet werden, wenn die dokumentierte Diagnose keine hinreichende Spezifität für eine Zuordnung zu einer der spezifischeren Schlüsselnummern der übergeordneten Kategorie aufweist.

Grundsätzlich gilt: Zur Verschlüsselung sind die **endständigen (terminalen) Schlüsselnummern** der ICD-10-GM zu verwenden, also Kodes, die keine Subkodes mehr enthalten. Endständige Schlüsselnummern können dreistellig, vierstellig oder fünfstellig sein. Von dieser Grundregel der endständigen Verschlüsselung gibt es die folgenden **Ausnahmen**:

- In der ambulanten Versorgung (§ 295 SGB V) kann auf die fünfte Stelle verzichtet werden
  - in der hausärztlichen Versorgung,
  - im organisierten Notfalldienst und
  - in der fachärztlichen Versorgung für Diagnosen außerhalb des Fachgebietes.
- Bestimmte Berufsgruppen können anstelle des jeweils spezifischen Diagnosenschlüssels nach ICD-10-GM ersatzweise die Schlüsselnummer *Z01.7 Laboruntersuchung* angeben. Zu diesen Berufsgruppen gehören Fachärzte für Pathologie, für Neuropathologie, für Laboratoriumsmedizin sowie für Mikrobiologie und Infektionsepidemiologie. Näheres regelt der Bundesmantelvertrag Ärzte (BMV-Ä).

Natürlich steht es allen Vertragsärzten frei, spezifischer zu verschlüsseln, d.h. auch dann die fünfstelligen Schlüsselnummern zu verwenden, wenn eine der o.g. Ausnahmen von der fünfstelligen Verschlüsselung besteht. Sicherlich werden dies viele Ärzte tun, sei es, um ihre Leistung so gut wie möglich zu dokumentieren, um Praxisbesonderheiten darzustellen oder um intern die Vorteile einer guten Dokumentation zu nutzen. Außerdem kann eine fünfstellige Dokumentation zweckmäßig sein, wenn der Patient etwa die differenzierte Diagnose eines konsultierten Facharztes oder aus einer stationären Behandlung mitbringt.

Zur Spezifizierung der Diagnoseangaben in Bezug auf das Vorliegen einer seltenen Erkrankung sind bei der Krankenhausbehandlung nach §301 SGB V zusätzlich zu den Schlüsselnummern der ICD-10-GM Orphanet-Kennnummern anhand der Datei Alpha-ID-SE anzugeben, sofern sie für die zu kodierende Erkrankung vorliegen.

Am einfachsten ist die Verschlüsselung mit dem Alphabetischen Verzeichnis zur ICD-10-GM (Diagnosenthesaurus). Es enthält mehr als 82.500 verschlüsselte Diagnosen und bietet damit einen guten Einstieg in die Verschlüsselung. Schlagen Sie z.B. die Koronararteriensklerose nach unter "Koronararterie, Sklerose". Sie finden die Schlüsselnummer I25.19. Wenn Sie unter dieser Schlüsselnummer in der Systematik nachschlagen, sehen Sie, dass I25.19 die Resteklasse „Nicht näher bezeichnet" ist. Sie finden unter I25.1- auf fünfter Stelle aber eine Differenzierung nach Ein-, Zwei- oder Drei-Gefäß-Erkrankung etc. und dort möglicherweise einen Kode, der für Ihre dokumentierte Diagnose spezifischer ist. Handelt es sich beispielsweise um eine Drei-Gefäß-Erkrankung, ist grundsätzlich mit der fünfstelligen Schlüsselnummer I25.13 zu kodieren, da diese endständige Schlüsselnummer die koronare Drei-Gefäß-Erkrankung so spezifisch wie möglich abbildet. In der **ambulanten hausärztlichen Versorgung** ist die Angabe von I25.1 ausreichend, da hier (wie oben angeführt) eine Ausnahme von der fünfstelligen Verschlüsselung vorliegt. Die Angabe von I25.13 (Drei-Gefäß-Erkrankung) ist jedoch erlaubt. Die alleinige Angabe von I25 (d.h. nur des dreistelligen Kodes) ist hier nicht zulässig. In der **stationären Versorgung** ist grundsätzlich die endständige Schlüsselnummer anzugeben, im Beispiel also I25.13.

Wie werden die Zusatzkennzeichen verwendet?

Die Zuarbeit der ärztlichen Berufsverbände und der Spitzenverbände der Gesetzlichen Krankenversicherung (GKV) sowie die Erfahrungen aus der Pilotphase mit der ICD-10-SGB V zeigen, dass Zusatzangaben zur Aussagefähigkeit einer Diagnose für die Zwecke des Fünften Buches Sozialgesetzbuch (SGB V) vor allem dann erforderlich sind, wenn die Diagnosenangabe nicht eine erfolgte oder geplante Behandlung begründen soll, sondern Leistungen vor Stellung einer gesicherten Diagnose, zum Ausschluss einer Erkrankung oder zur Verhütung eines Rezidivs. Zur Qualifizierung einer Diagnose im beschriebenen Sinne dient jeweils eines der folgenden **Zusatzkennzeichen für die Diagnosensicherheit**:

V Verdachtsdiagnose bzw. auszuschließende Diagnose

Z (symptomloser) Zustand nach der betreffenden Diagnose

A ausgeschlossene Diagnose

G gesicherte Diagnose (auch anzugeben, wenn A, V oder Z nicht zutreffen)

In der ambulanten Versorgung (§ 295 SGB V) sind die Zusatzkennzeichen für die Diagnosensicherheit **obligatorisch. In der stationären Versorgung** (§ 301 SGB V) sind die Zusatzkennzeichen für die Diagnosensicherheit **verboten**, d.h. sie dürfen nicht verwendet werden. In der stationären Versorgung sind stattdessen die hierfür vorgesehenen Schlüsselnummern im Kap. XXI zu verwenden. Außerdem sei auf die Kodierrichtlinien DKR und DKR-Psych verwiesen.Zur Feststellung der Leistungspflicht benötigen die Krankenkassen die Qualifizierung einer Diagnose hinsichtlich der Seitenlokalisation, um z.B. zu prüfen, ob eine erneute Arbeitsunfähigkeit, die mit der gleichen, für paarige Organe (z.B. Augen) vorgesehenen ICD-10-GM-Schlüsselnummer begründet ist, auf einer bereits bestehenden Erkrankung oder auf einer neuen, davon unabhängigen Erkrankung beruht. Dafür gibt es die folgenden **Zusatzkennzeichen für die Seitenlokalisation**:

R rechts

L links

B beidseitig

Die Zusatzkennzeichen für die Seitenlokalisation dürfen sowohl in der ambulanten als auch in der stationären Versorgung verwendet werden.

Seitenlokalisation und ggf. Diagnosensicherheit sollen angegeben werden, wenn sie zur Erfüllung des Zweckes der Datenübermittlung erforderlich sind. Sie sind bewusst so gewählt, dass sie sich leicht einprägen.

Im Folgenden finden Sie einige Verschlüsselungsbeispiele:

Diagnose	§ 295 SGB V (ambulante Versorgung)	§ 301 SGB V (stationäre Versorgung)
Schnittwunde am linken Unterarm	**S51.9 GL**	**S51.9 L**
Beidseitige Schrumpfnieren	**N26 GB**	**N26 B**
Symptomloser Zustand nach Apoplex	**I64 Z**	**Z86.7**
Zustand nach Apoplex mit linksseitiger schlaffer Hemiparese	**I69.4 G** **G81.0 GL**	**I69.4** **G81.0 L**
Ausgeschlossener Herzinfarkt	**I21.9 A**	**Z03.4**
Verdacht auf Herzinfarkt	**I21.9 V**	**Z03.4**

In der stationären Versorgung sind die Regelungen in den Deutschen Kodierrichtlinien (DKR) für den Umgang mit Symptomen, Verdachtsdiagnosen und ausgeschlossenen Diagnosen zu beachten. In psychiatrischen und psychosomatischen Einrichtungen sind entsprechend die DKR-Psych anzuwenden.

Welche Besonderheiten sind bei den Kap. XVIII, XX und XXI zu beachten?

Das **Kapitel XVIII** (Symptome und abnorme klinische und Laborbefunde, die anderenorts nicht klassifiziert sind) enthält Symptome und Befunde. Diese Schlüsselnummern dürfen in der Regel nur verwendet werden, wenn auch nach entsprechender Diagnostik oder in Verbindung mit einem Zusatzkennzeichen keine spezifischere Diagnose gestellt werden kann; außerdem dürfen diese Schlüsselnummern verwendet werden, wenn am Quartalsende, z.B. beim Erstkontakt, die Diagnostik noch nicht abgeschlossen ist. In der stationären Versorgung sind hierzu auch die Deutschen Kodierrichtlinien (DKR) zu beachten, in psychiatrischen und psychosomatischen Einrichtungen entsprechend die DKR-Psych.

Das **Kapitel XX** (Äußere Ursachen von Morbidität und Mortalität) enthält die äußeren Ursachen von Verletzungen und Vergiftungen. Diese Angaben sind nur erlaubt als Zusatz zu einer die Art des Zustandes bezeichnenden Schlüsselnummer aus einem anderen Kapitel der Klassifikation. In der ambulanten und stationären Versorgung werden nur wenige Schlüsselnummern dieses Kapitels benötigt, um ursächlich die Leistungspflicht der gesetzlichen Krankenkassen gegen die Leistungspflicht Dritter abzugrenzen.

Das **Kapitel XXI** (Faktoren, die den Gesundheitszustand beeinflussen und zur Inanspruchnahme des Gesundheitswesens führen) darf zur alleinigen Verschlüsselung des Behandlungsanlasses nur verwendet werden, wenn Leistungen abgerechnet werden, die nicht in einer Erkrankung begründet sind. Dies betrifft beispielsweise Leistungen zur Vorsorge (z.B. Impfungen), zur Herstellung der Zeugungs- und Empfängnisfähigkeit, zur Empfängnisverhütung und zu Schwangerschaftsabbruch und Sterilisation. Für die Kodierung im Krankenhaus sei auf die Deutschen Kodierrichtlinien (DKR) verwiesen, für die Kodierung in psychiatrischen und psychosomatischen Einrichtungen gelten entsprechend die DKR-Psych.

Was sind sekundäre („optionale") Schlüsselnummern?

Sekundäre Schlüsselnummern sind Kodes, die nicht allein, sondern nur in Kombination mit einem anderen - primären - Kode benutzt werden können. In der ICD-10-GM gibt es zwei Arten von sekundären Kodes: Ausrufezeichen- und Sternschlüsselnummern.

Ausrufezeichenschlüsselnummern sind mit einem Ausrufezeichen (S41.87!), Sternschlüsselnummern mit einem Stern (H36.0*) gekennzeichnet.

Zur Anwendung sekundärer Schlüsselnummern hier zwei Beispiele; bitte beachten Sie bei der Kodierung im stationären Bereich in jedem Fall auch die Deutschen Kodierrichtlinien (DKR, DKR-Psych):

Die Schlüsselnummer S41.87! "Weichteilschaden I. Grades bei offener Fraktur oder Luxation des Oberarmes" ist mit einem Ausrufezeichen gekennzeichnet. Sie dürfen diese Schlüsselnummer nicht allein benutzen; Sie können sie jedoch zusätzlich zu einem Primärkode (Kode ohne Ausrufezeichen oder Stern) verwenden, um eine Diagnose zu spezifizieren. Sie können z.B. bei "Humerusschaftfraktur" durch die zusätzliche Angabe "Weichteilschaden I. Grades bei offener Fraktur oder Luxation des Oberarmes" die Frakturverletzung näher spezifizieren: S42.3 S41.87!

In diesem Zusammenhang sei auch das **Kreuz-Stern-System der ICD-10** erwähnt. Die Kennzeichnung von Schlüsselnummern durch Kreuz und Stern ist aus der WHO-Ausgabe der ICD-10 übernommen worden. Die ICD-10 klassifiziert Diagnosen primär nach der Ätiologie. Eine Retinopathie bei Typ-1-Diabetes ist primär als Typ-1-Diabetes zu verschlüsseln, also mit E10.30 "Diabetes mellitus, Typ 1, mit Augenkomplikationen, nicht als entgleist bezeichnet". Dabei geht die Manifestation der Krankheit als Retinopathie verloren. Das Kreuz-Stern-System erlaubt es nun, mit einer zweiten zusätzlichen Schlüsselnummer diese Manifestation anzugeben: H36.0* "Diabetische Retinopathie". Diese Schlüsselnummer gibt aber nicht den Diabetes-Typ und die Stoffwechsellage wieder. Nur beide Schlüsselnummern zusammen übermitteln die vollständige Information.

Sternschlüsselnummern dürfen nicht als alleinige Schlüsselnummern verwendet werden, sondern immer nur zusammen mit einer anderen primären Schlüsselnummer; die primäre Schlüsselnummer wird in diesem Fall durch ein angehängtes Kreuz gekennzeichnet. Die diabetische Retinopathie wird nach dem Kreuz-Stern-System mit E10.30† H36.0* verschlüsselt. Die Angabe E10.30 genügt den gesetzlichen Anforderungen, die alleinige Angabe von H36.0 oder auch H36.0* ist unzulässig. Als Kreuzschlüsselnummer kann in der ICD-10 jede primäre Schlüsselnummer verwendet werden, wenn die Kombination medizinisch sinnvoll ist; Sie sind also nicht an die mit einem Kreuz markierten Schlüsselnummern gebunden. Auf den Abrechnungsunterlagen und Arbeitsunfähigkeitsbescheinigungen nach § 295 können Sie außerdem das Kreuz und den Stern weglassen, da diese Eigenschaften für alle Schlüsselnummern eindeutig vorgegeben sind: E10.30 H36.0

Mit der Einführung der neuen Entgeltsysteme im stationären Bereich hat die Kreuz-Stern-Verschlüsselung im Krankenhaus an Bedeutung gewonnen, da ein Behandlungsfall unter Umständen durch die Angabe einer Sternschlüsselnummer einer höheren Komplexitätsstufe zugeordnet wird.

Kapitel V:

Psychische und Verhaltensstörungen (F00 - F99)

Inkl.: Störungen der psychischen Entwicklung.

Exkl.: Symptome und abnorme klinische und Laborbefunde, die anderenorts nicht klassifiziert sind (R00-R99)

Dieses Kapitel gliedert sich in folgende Gruppen:

F00-F09	Organische, einschließlich symptomatischer psychischer Störungen
F10-F19	Psychische und Verhaltensstörungen durch psychotrope Substanzen
F20-F29	Schizophrenie, schizotype und wahnhafte Störungen
F30-F39	Affektive Störungen
F40-F48	Neurotische, Belastungs- und somatoforme Störungen
F50-F59	Verhaltensauffälligkeiten mit körperlichen Störungen und Faktoren
F60-F69	Persönlichkeits- und Verhaltensstörungen
F70-F79	Intelligenzstörung
F80-F89	Entwicklungsstörungen
F90-F98	Verhaltens- und emotionale Störungen mit Beginn in der Kindheit und Jugend
F99-F99	Nicht näher bezeichnete psychische Störungen

Dieses Kapitel enthält die folgenden Sternschlüsselnummern:

F00.-*	Demenz bei Alzheimer-Krankheit
F02.-*	Demenz bei anderenorts klassifizierten Krankheiten

Organische, einschließlich symptomatischer psychischer Störungen (F00-F09)

Dieser Abschnitt umfasst eine Reihe psychischer Krankheiten mit nachweisbarer Ätiologie in einer zerebralen Krankheit, einer Hirnverletzung oder einer anderen Schädigung, die zu einer Hirnfunktionsstörung führt. Die Funktionsstörung kann primär sein, wie bei Krankheiten, Verletzungen oder Störungen, die das Gehirn direkt oder in besonderem Maße betreffen; oder sekundär wie bei systemischen Krankheiten oder Störungen, die das Gehirn als eines von vielen anderen Organen oder Körpersystemen betreffen.

Demenz (F00-F03) ist ein Syndrom als Folge einer meist chronischen oder fortschreitenden Krankheit des Gehirns mit Störung vieler höherer kortikaler Funktionen, einschließlich Gedächtnis, Denken, Orientierung, Auffassung, Rechnen, Lernfähigkeit, Sprache und Urteilsvermögen. Das Bewusstsein ist nicht getrübt. Die kognitiven Beeinträchtigungen werden gewöhnlich von Veränderungen der emotionalen Kontrolle, des Sozialverhaltens oder der Motivation begleitet, gelegentlich treten diese auch eher auf. Dieses Syndrom kommt bei Alzheimer-Krankheit, bei zerebrovaskulären Störungen und bei anderen Zustandsbildern vor, die primär oder sekundär das Gehirn betreffen.

Soll eine zugrunde liegende Krankheit angegeben werden, ist eine zusätzliche Schlüsselnummer zu benutzen.

F00.-* Demenz bei Alzheimer-Krankheit (G30.-†)

Die Alzheimer-Krankheit ist eine primär degenerative zerebrale Krankheit mit unbekannter Ätiologie und charakteristischen neuropathologischen und neurochemischen Merkmalen. Sie beginnt meist schleichend und entwickelt sich langsam aber stetig über einen Zeitraum von mehreren Jahren.

Soll das Vorliegen von psychischen oder Verhaltensstörungen spezifisch angegeben werden, so sind sekundäre Schlüsselnummern (U63.-!) zu benutzen.

F00.0* **Demenz bei Alzheimer-Krankheit, mit frühem Beginn (Typ 2) (G30.0†)**

Demenz bei Alzheimer-Krankheit mit Beginn vor dem 65. Lebensjahr. Der Verlauf weist eine vergleichsweise rasche Verschlechterung auf, es bestehen deutliche und vielfältige Störungen der höheren kortikalen Funktionen.

Alzheimer-Krankheit, Typ 2
Präsenile Demenz vom Alzheimer-Typ
Primär degenerative Demenz vom Alzheimer-Typ, präseniler Beginn

F00.1* **Demenz bei Alzheimer-Krankheit, mit spätem Beginn (Typ 1) (G30.1†)**

Demenz bei Alzheimer-Krankheit mit Beginn ab dem 65. Lebensjahr, meist in den späten 70er Jahren oder danach, mit langsamer Progredienz und mit Gedächtnisstörungen als Hauptmerkmal.

Alzheimer-Krankheit, Typ 1
Primär degenerative Demenz vom Alzheimer-Typ, seniler Beginn
Senile Demenz vom Alzheimer-Typ (SDAT)

F00.2* **Demenz bei Alzheimer-Krankheit, atypische oder gemischte Form (G30.8†)**
Atypische Demenz vom Alzheimer-Typ

F00.9* **Demenz bei Alzheimer-Krankheit, nicht näher bezeichnet (G30.9†)**

F01.- Vaskuläre Demenz

Die vaskuläre Demenz ist das Ergebnis einer Infarzierung des Gehirns als Folge einer vaskulären Krankheit, einschließlich der zerebrovaskulären Hypertonie. Die Infarkte sind meist klein, kumulieren aber in ihrer Wirkung. Der Beginn liegt gewöhnlich im späteren Lebensalter.

Inkl.: Arteriosklerotische Demenz

Soll das Vorliegen von psychischen oder Verhaltensstörungen spezifisch angegeben werden, so sind sekundäre Schlüsselnummern (U63.-!) zu benutzen.

F01.0 **Vaskuläre Demenz mit akutem Beginn**

Diese entwickelt sich meist sehr schnell nach einer Reihe von Schlaganfällen als Folge von zerebrovaskulärer Thrombose, Embolie oder Blutung. In seltenen Fällen kann eine einzige massive Infarzierung die Ursache sein.

F01.1 **Multiinfarkt-Demenz**

Sie beginnt allmählich, nach mehreren vorübergehenden ischämischen Episoden (TIA), die eine Anhäufung von Infarkten im Hirngewebe verursachen.

Vorwiegend kortikale Demenz

F01.2 **Subkortikale vaskuläre Demenz**

Hierzu zählen Fälle mit Hypertonie in der Anamnese und ischämischen Herden im Marklager der Hemisphären. Im Gegensatz zur Demenz bei Alzheimer-Krankheit, an die das klinische Bild erinnert, ist die Hirnrinde gewöhnlich intakt.

F01.3 **Gemischte kortikale und subkortikale vaskuläre Demenz**

F01.8 **Sonstige vaskuläre Demenz**

F01.9 **Vaskuläre Demenz, nicht näher bezeichnet**

F02.-* Demenz bei anderenorts klassifizierten Krankheiten

Formen der Demenz, bei denen eine andere Ursache als die Alzheimer-Krankheit oder eine zerebrovaskuläre Krankheit vorliegt oder vermutet wird. Sie kann in jedem Lebensalter auftreten, selten jedoch im höheren Alter.

Soll das Vorliegen von psychischen oder Verhaltensstörungen spezifisch angegeben werden, so sind sekundäre Schlüsselnummern (U63.-!) zu benutzen.

F02.0* **Demenz bei Pick-Krankheit (G31.0†)**

Eine progrediente Demenz mit Beginn im mittleren Lebensalter, charakterisiert durch frühe, langsam fortschreitende Persönlichkeitsänderung und Verlust sozialer Fähigkeiten. Die Krankheit ist gefolgt von Beeinträchtigungen von Intellekt, Gedächtnis und Sprachfunktionen mit Apathie, Euphorie und gelegentlich auch extrapyramidalen Phänomenen.

F02.1* **Demenz bei Creutzfeldt-Jakob-Krankheit (A81.0†)**

Eine progrediente Demenz mit vielfältigen neurologischen Symptomen als Folge spezifischer neuropathologischer Veränderungen, die vermutlich durch ein übertragbares Agens verursacht werden. Beginn gewöhnlich im mittleren oder höheren Lebensalter, Auftreten jedoch in jedem Erwachsenenalter möglich. Der Verlauf ist subakut und führt innerhalb von ein bis zwei Jahren zum Tode.

F02.2* **Demenz bei Chorea Huntington (G10†)**

Eine Demenz, die im Rahmen einer ausgeprägten Hirndegeneration auftritt. Die Störung ist autosomal dominant erblich. Die Symptomatik beginnt typischerweise im dritten und vierten Lebensjahrzehnt. Bei langsamer Progredienz führt die Krankheit meist innerhalb von 10 - 15 Jahren zum Tode.

Demenz bei Huntington-Krankheit

F02.3* **Demenz bei primärem Parkinson-Syndrom (G20.-†)**

Eine Demenz, die sich im Verlauf einer Parkinson-Krankheit entwickelt. Bisher konnten allerdings noch keine charakteristischen klinischen Merkmale beschrieben werden.

Demenz bei:
- Paralysis agitans
- Parkinsonismus oder Parkinson-Krankheit

F02.4* **Demenz bei HIV-Krankheit [Humane Immundefizienz-Viruskrankheit] (B22†)**

Eine Demenz, die sich im Verlauf einer HIV-Krankheit entwickelt, ohne gleichzeitige andere Krankheit oder Störung, die das klinische Bild erklären könnte.

F02.8* **Demenz bei anderenorts klassifizierten Krankheitsbildern**

Demenz (bei):
- Epilepsie (G40.-†)
- hepatolentikulärer Degeneration [M. Wilson] (E83.0†)
- Hyperkalziämie (E83.5-†)
- Hypothyreose, erworben (E01.-†, E03.-†)
- Intoxikationen (T36-T65†)
- Lewy-Körper-Krankheit (G31.82†)
- Multipler Sklerose (G35.-†)
- Neurosyphilis (A52.1†)
- Niazin-Mangel [Pellagra] (E52†)
- Panarteriitis nodosa (M30.0†)
- systemischem Lupus erythematodes (M32.-†)
- Trypanosomiasis (B56.-†, B57.-†)
- Urämie (N18.-†)
- Vitamin-B_{12}-Mangel (E53.8†)
- zerebraler Lipidstoffwechselstörung (E75.-†)

F03 Nicht näher bezeichnete Demenz

Inkl.: Präsenil:
- Demenz o.n.A.
- Psychose o.n.A.

Primäre degenerative Demenz o.n.A.

Senil:
- Demenz:
  - depressiver oder paranoider Typus
  - o.n.A.
- Psychose o.n.A.

Soll das Vorliegen eines die Demenz überlagernden Delirs oder akuten Verwirrtheitszustandes angegeben werden, ist eine zusätzliche Schlüsselnummer zu verwenden.

Soll das Vorliegen von psychischen oder Verhaltensstörungen spezifisch angegeben werden, so sind sekundäre Schlüsselnummern (U63.-!) zu benutzen.

Exkl.: Senilität o.n.A. (R54)

F04 Organisches amnestisches Syndrom, nicht durch Alkohol oder andere psychotrope Substanzen bedingt

Ein Syndrom mit deutlichen Beeinträchtigungen des Kurz- und Langzeitgedächtnisses, bei erhaltenem Immediatgedächtnis. Es finden sich eine eingeschränkte Fähigkeit, neues Material zu erlernen und zeitliche Desorientierung. Konfabulation kann ein deutliches Merkmal sein, aber Wahrnehmung und andere kognitive Funktionen, einschließlich Intelligenz, sind gewöhnlich intakt. Die Prognose ist abhängig vom Verlauf der zugrunde liegenden Läsion.

Inkl.: Korsakow-Psychose oder -Syndrom, nicht alkoholbedingt

Exkl.: Amnesie:
- anterograd (R41.1)
- dissoziativ (F44.0)
- retrograd (R41.2)
- o.n.A. (R41.3)

Korsakow-Syndrom:
- alkoholbedingt oder nicht näher bezeichnet (F10.6)
- durch andere psychotrope Substanzen bedingt (F11-F19, vierte Stelle .6)

F05.- Delir, nicht durch Alkohol oder andere psychotrope Substanzen bedingt

Ein ätiologisch unspezifisches hirnorganisches Syndrom, das charakterisiert ist durch gleichzeitig bestehende Störungen des Bewusstseins einerseits und mindestens zwei der nachfolgend genannten Störungen andererseits: Störungen der Aufmerksamkeit, der Wahrnehmung, des Denkens, des Gedächtnisses, der Psychomotorik, der Emotionalität oder des Schlaf-Wach-Rhythmus. Die Dauer ist sehr unterschiedlich und der Schweregrad reicht von leicht bis zu sehr schwer.

Inkl.: Akut oder subakut:
- exogener Reaktionstyp
- hirnorganisches Syndrom
- psychoorganisches Syndrom
- Psychose bei Infektionskrankheit
- Verwirrtheitszustand (nicht alkoholbedingt)

Exkl.: Delirium tremens, alkoholbedingt oder nicht näher bezeichnet (F10.4)

F05.0 Delir ohne Demenz

F05.1 Delir bei Demenz
Soll die Art der Demenz angegeben werden, ist eine zusätzliche Schlüsselnummer zu verwenden.

F05.8 Sonstige Formen des Delirs
Delir mit gemischter Ätiologie
Postoperatives Delir

F05.9 Delir, nicht näher bezeichnet

F06.- Andere psychische Störungen aufgrund einer Schädigung oder Funktionsstörung des Gehirns oder einer körperlichen Krankheit

Diese Kategorie umfasst verschiedene Krankheitsbilder, die ursächlich mit einer Hirnfunktionsstörung in Zusammenhang stehen als Folge von primär zerebralen Krankheiten, systemischen Krankheiten, die sekundär das Gehirn betreffen, exogenen toxischen Substanzen oder Hormonen, endokrinen Störungen oder anderen körperlichen Krankheiten.

Exkl.: In Verbindung mit Demenz, wie unter F00-F03 beschrieben
Psychische Störung mit Delir (F05.-)
Störungen durch Alkohol oder andere psychotrope Substanzen (F10-F19)

F06.0 Organische Halluzinose

Eine Störung mit ständigen oder immer wieder auftretenden, meist optischen oder akustischen Halluzinationen bei klarer Bewusstseinslage. Sie können vom Patienten als Halluzinationen erkannt werden. Die Halluzinationen können wahnhaft verarbeitet werden, Wahn dominiert aber nicht das klinische Bild. Die Krankheitseinsicht kann erhalten bleiben.

Organisch bedingtes halluzinatorisches Zustandsbild (nicht alkoholbedingt)

Exkl.: Alkoholhalluzinose (F10.5)
Schizophrenie (F20.-)

F06.1 **Organische katatone Störung**

Eine Störung mit verminderter (Stupor) oder gesteigerter (Erregung) psychomotorischer Aktivität in Verbindung mit katatonen Symptomen. Das Erscheinungsbild kann zwischen den beiden Extremen der psychomotorischen Störung wechseln.

Exkl.: Katatone Schizophrenie (F20.2)
Stupor:
- dissoziativ (F44.2)
- o.n.A. (R40.1)

F06.2 **Organische wahnhafte [schizophreniforme] Störung**

Eine Störung, bei der anhaltende oder immer wieder auftretende Wahnideen das klinische Bild bestimmen. Die Wahnideen können von Halluzinationen begleitet werden. Einige Merkmale, die auf Schizophrenie hinweisen, wie bizarre Halluzinationen oder Denkstörungen, können vorliegen.

Paranoide und paranoid-halluzinatorische organisch bedingte Zustandsbilder
Schizophreniforme Psychose bei Epilepsie

Exkl.: Akute vorübergehende psychotische Störungen (F23.-)
Anhaltende wahnhafte Störungen (F22.-)
Durch psychotrope Substanzen induzierte psychotische Störungen (F11-F19, vierte Stelle .5)
Schizophrenie (F20.-)

F06.3 **Organische affektive Störungen**

Störungen, die durch eine Veränderung der Stimmung oder des Affektes charakterisiert sind, meist zusammen mit einer Veränderung der gesamten Aktivitätslage. Depressive, hypomanische, manische oder bipolare Zustandsbilder (F30-F38) sind möglich, entstehen jedoch als Folge einer organischen Störung.

Exkl.: Nichtorganische oder nicht näher bezeichnete affektive Störungen (F30-F39)

F06.4 **Organische Angststörung**

Eine Störung, charakterisiert durch die wesentlichen deskriptiven Merkmale einer generalisierten Angststörung (F41.1), einer Panikstörung (F41.0) oder einer Kombination von beiden, jedoch als Folge einer organischen Störung.

Exkl.: Nichtorganisch bedingte oder nicht näher bezeichnete Angststörungen (F41.-)

F06.5 **Organische dissoziative Störung**

Eine Störung, charakterisiert durch den teilweisen oder völligen Verlust der normalen Integration von Erinnerungen an die Vergangenheit, des Identitätsbewusstseins und der unmittelbaren Wahrnehmungen sowie der Kontrolle von Körperbewegungen (F44.-), jedoch als Folge einer organischen Störung.

Exkl.: Nichtorganisch bedingte oder nicht näher bezeichnete dissoziative Störungen [Konversionsstörungen] (F44.-)

F06.6 **Organische emotional labile [asthenische] Störung**

Eine Störung, charakterisiert durch Affektdurchlässigkeit oder -labilität, Ermüdbarkeit sowie eine Vielzahl körperlicher Missempfindungen (z.B. Schwindel) und Schmerzen, jedoch als Folge einer organischen Störung.

Exkl.: Nichtorganisch bedingte oder nicht näher bezeichnete somatoforme Störungen (F45.-)

F06.7 **Leichte kognitive Störung**

Eine Störung, die charakterisiert ist durch Gedächtnisstörungen, Lernschwierigkeiten und die verminderte Fähigkeit, sich längere Zeit auf eine Aufgabe zu konzentrieren. Oft besteht ein Gefühl geistiger Ermüdung bei dem Versuch, Aufgaben zu lösen. Objektiv erfolgreiches Lernen wird subjektiv als schwierig empfunden. Keines dieser Symptome ist so schwerwiegend, dass die Diagnose einer Demenz (F00-F03) oder eines Delirs (F05.-) gestellt werden kann. Die Diagnose sollte nur in Verbindung mit einer körperlichen Krankheit gestellt und bei Vorliegen einer anderen psychischen oder Verhaltensstörung aus dem Abschnitt F10-F99 nicht verwandt werden. Diese Störung kann vor, während oder nach einer Vielzahl von zerebralen oder systemischen Infektionen oder anderen körperlichen Krankheiten auftreten. Der direkte Nachweis einer zerebralen Beteiligung ist aber nicht notwendig. Die Störung wird vom postenzephalitischen (F07.1) und vom postkontusionellen Syndrom (F07.2) durch ihre andere Ätiologie, die wenig variablen, insgesamt leichteren Symptome und die zumeist kürzere Dauer unterschieden.

F06.8 **Sonstige näher bezeichnete organische psychische Störungen aufgrund einer Schädigung oder Funktionsstörung des Gehirns oder einer körperlichen Krankheit**

Epileptische Psychose o.n.A.

F06.9 **Nicht näher bezeichnete organische psychische Störung aufgrund einer Schädigung oder Funktionsstörung des Gehirns oder einer körperlichen Krankheit**

Hirnorganisches Syndrom o.n.A.
Organische psychische Störung o.n.A.

F07.- Persönlichkeits- und Verhaltensstörung aufgrund einer Krankheit, Schädigung oder Funktionsstörung des Gehirns

Eine Veränderung der Persönlichkeit oder des Verhaltens kann Rest- oder Begleiterscheinung einer Krankheit, Schädigung oder Funktionsstörung des Gehirns sein.

F07.0 Organische Persönlichkeitsstörung

Diese Störung ist charakterisiert durch eine auffällige Veränderung des gewohnten prämorbiden Verhaltensmusters und betrifft die Äußerung von Affekten, Bedürfnissen und Impulsen. Eine Beeinträchtigung der kognitiven Fähigkeiten, des Denkvermögens und ein verändertes Sexualverhalten können ebenfalls Teil des klinischen Bildes sein.

Frontalhirnsyndrom
Leukotomiesyndrom
Lobotomiesyndrom
Organisch:
• Pseudopsychopathie
• pseudoretardierte Persönlichkeit
Persönlichkeitsstörung bei limbischer Epilepsie

Exkl.: Andauernde Persönlichkeitsänderung nach:
• Extrembelastung (F62.0)
• psychiatrischer Krankheit (F62.1)
Organisches Psychosyndrom nach Schädelhirntrauma (F07.2)
Persönlichkeitsstörungen (F60-F61)
Postenzephalitisches Syndrom (F07.1)

F07.1 Postenzephalitisches Syndrom

Anhaltende unspezifische und uneinheitliche Verhaltensänderung nach einer viralen oder bakteriellen Enzephalitis. Das Syndrom ist reversibel; dies stellt den Hauptunterschied zu den organisch bedingten Persönlichkeitsstörungen dar.

Exkl.: Organische Persönlichkeitsstörung (F07.0)

F07.2 Organisches Psychosyndrom nach Schädelhirntrauma

Das Syndrom folgt einem Schädeltrauma, das meist schwer genug ist, um zur Bewusstlosigkeit zu führen. Es besteht aus einer Reihe verschiedenartiger Symptome, wie Kopfschmerzen, Schwindel, Erschöpfung, Reizbarkeit, Schwierigkeiten bei Konzentration und geistigen Leistungen, Gedächtnisstörungen, Schlafstörungen und verminderter Belastungsfähigkeit für Stress, emotionale Reize oder Alkohol.

Postkontusionelles Syndrom (Enzephalopathie)
Posttraumatisches (organisches) Psychosyndrom, nicht psychotisch

Exkl.: Akute Gehirnerschütterung (S06.0)

F07.8 Sonstige organische Persönlichkeits- und Verhaltensstörungen aufgrund einer Krankheit, Schädigung oder Funktionsstörung des Gehirns

Rechts-hemisphärische organische affektive Störung

F07.9 Nicht näher bezeichnete organische Persönlichkeits- und Verhaltensstörung aufgrund einer Krankheit, Schädigung oder Funktionsstörung des Gehirns

Organisches Psychosyndrom

F09 Nicht näher bezeichnete organische oder symptomatische psychische Störung

Inkl.: Psychose:
• organische o.n.A.
• symptomatische o.n.A.

Exkl.: Nicht näher bezeichnete Psychose (F29)

Psychische und Verhaltensstörungen durch psychotrope Substanzen (F10-F19)

Dieser Abschnitt enthält eine Vielzahl von Störungen unterschiedlichen Schweregrades und mit verschiedenen klinischen Erscheinungsbildern; die Gemeinsamkeit besteht im Gebrauch einer oder mehrerer psychotroper Substanzen (mit oder ohne ärztliche Verordnung). Die verursachenden Substanzen werden durch die dritte Stelle, die klinischen Erscheinungsbilder durch die vierte Stelle kodiert; diese können je nach Bedarf allen psychotropen Substanzen zugeordnet werden. Es muss aber berücksichtigt werden, dass nicht alle Kodierungen der vierten Stelle für alle Substanzen sinnvoll anzuwenden sind.

Die Identifikation der psychotropen Stoffe soll auf der Grundlage möglichst vieler Informationsquellen erfolgen, wie die eigenen Angaben des Patienten, die Analyse von Blutproben oder von anderen Körperflüssigkeiten, charakteristische körperliche oder psychische Symptome, klinische Merkmale und Verhalten sowie andere Befunde, wie die im Besitz des Patienten befindlichen Substanzen oder fremdanamnestische Angaben. Viele Betroffene nehmen mehrere Substanzarten zu sich. Die Hauptdiagnose soll möglichst nach der Substanz oder Substanzklasse verschlüsselt werden, die das gegenwärtige klinische Syndrom verursacht oder im Wesentlichen dazu beigetragen hat. Zusatzdiagnosen sollen kodiert werden, wenn andere Substanzen oder Substanzklassen aufgenommen wurden und Intoxikationen (vierte Stelle .0), schädlichen Gebrauch (vierte Stelle .1), Abhängigkeit (vierte Stelle .2) und andere Störungen (vierte Stelle .3-.9) verursacht haben.

Nur wenn die Substanzaufnahme chaotisch und wahllos verläuft oder wenn Bestandteile verschiedener Substanzen untrennbar vermischt sind, soll mit "Störung durch multiplen Substanzgebrauch (F19.-)" kodiert werden.

Exkl.: Schädlicher Gebrauch von nichtabhängigkeitserzeugenden Substanzen (F55.-)

Die folgenden vierten Stellen sind bei den Kategorien F10-F19 zu benutzen:

.0 Akute Intoxikation [akuter Rausch]

Ein Zustandsbild nach Aufnahme einer psychotropen Substanz mit Störungen von Bewusstseinslage, kognitiven Fähigkeiten, Wahrnehmung, Affekt und Verhalten oder anderer psychophysiologischer Funktionen und Reaktionen. Die Störungen stehen in einem direkten Zusammenhang mit den akuten pharmakologischen Wirkungen der Substanz und nehmen bis zur vollständigen Wiederherstellung mit der Zeit ab, ausgenommen in den Fällen, bei denen Gewebeschäden oder andere Komplikationen aufgetreten sind. Komplikationen können ein Trauma, Aspiration von Erbrochenem, Delir, Koma, Krampfanfälle und andere medizinische Folgen sein. Die Art dieser Komplikationen hängt von den pharmakologischen Eigenschaften der Substanz und der Aufnahmeart ab.

Akuter Rausch bei Alkoholabhängigkeit
Pathologischer Rausch
Rausch o.n.A.
Trance und Besessenheitszustände bei Intoxikation mit psychotropen Substanzen
"Horrortrip" (Angstreise) bei halluzinogenen Substanzen

Exkl.: Intoxikation im Sinne einer Vergiftung (T36-T50)

.1 Schädlicher Gebrauch

Konsum psychotroper Substanzen, der zu Gesundheitsschädigung führt. Diese kann als körperliche Störung auftreten, etwa in Form einer Hepatitis nach Selbstinjektion der Substanz oder als psychische Störung z.B. als depressive Episode durch massiven Alkoholkonsum.

Missbrauch psychotroper Substanzen

.2 Abhängigkeitssyndrom

Eine Gruppe von Verhaltens-, kognitiven und körperlichen Phänomenen, die sich nach wiederholtem Substanzgebrauch entwickeln. Typischerweise besteht ein starker Wunsch, die Substanz einzunehmen, Schwierigkeiten, den Konsum zu kontrollieren, und anhaltender Substanzgebrauch trotz schädlicher Folgen. Dem Substanzgebrauch wird Vorrang vor anderen Aktivitäten und Verpflichtungen gegeben. Es entwickelt sich eine Toleranzerhöhung und manchmal ein körperliches Entzugssyndrom.

Das Abhängigkeitssyndrom kann sich auf einen einzelnen Stoff beziehen (z.B. Tabak, Alkohol oder Diazepam), auf eine Substanzgruppe (z.B. opiatähnliche Substanzen), oder auch auf ein weites Spektrum pharmakologisch unterschiedlicher Substanzen.

Chronischer Alkoholismus
Dipsomanie
Nicht näher bezeichnete Drogensucht

.3 Entzugssyndrom
Es handelt sich um eine Gruppe von Symptomen unterschiedlicher Zusammensetzung und Schwere nach absolutem oder relativem Entzug einer psychotropen Substanz, die anhaltend konsumiert worden ist. Beginn und Verlauf des Entzugssyndroms sind zeitlich begrenzt und abhängig von der Substanzart und der Dosis, die unmittelbar vor der Beendigung oder Reduktion des Konsums verwendet worden ist. Das Entzugssyndrom kann durch symptomatische Krampfanfälle kompliziert werden.

.4 Entzugssyndrom mit Delir
Ein Zustandsbild, bei dem das Entzugssyndrom (siehe vierte Stelle .3) durch ein Delir, (siehe Kriterien für F05.-) kompliziert wird. Symptomatische Krampfanfälle können ebenfalls auftreten. Wenn organische Faktoren eine beträchtliche Rolle in der Ätiologie spielen, sollte das Zustandsbild unter F05.8 klassifiziert werden.

Delirium tremens (alkoholbedingt)

.5 Psychotische Störung
Eine Gruppe psychotischer Phänomene, die während oder nach dem Substanzgebrauch auftreten, aber nicht durch eine akute Intoxikation erklärt werden können und auch nicht Teil eines Entzugssyndroms sind. Die Störung ist durch Halluzinationen (typischerweise akustische, oft aber auf mehr als einem Sinnesgebiet), Wahrnehmungsstörungen, Wahnideen (häufig paranoide Gedanken oder Verfolgungsideen), psychomotorische Störungen (Erregung oder Stupor) sowie abnorme Affekte gekennzeichnet, die von intensiver Angst bis zur Ekstase reichen können. Das Sensorium ist üblicherweise klar, jedoch kann das Bewusstsein bis zu einem gewissen Grad eingeschränkt sein, wobei jedoch keine ausgeprägte Verwirrtheit auftritt.

Alkoholhalluzinose
Alkoholische Paranoia
Alkoholischer Eifersuchtswahn
Alkoholpsychose o.n.A.

Exkl.: Durch Alkohol oder psychoaktive Substanzen bedingter Restzustand und verzögert auftretende psychotische Störung (F10-F19, vierte Stelle .7)

.6 Amnestisches Syndrom
Ein Syndrom, das mit einer ausgeprägten andauernden Beeinträchtigung des Kurz- und Langzeitgedächtnisses einhergeht. Das Immediatgedächtnis ist gewöhnlich erhalten, und das Kurzzeitgedächtnis ist mehr gestört als das Langzeitgedächtnis. Die Störungen des Zeitgefühls und des Zeitgitters sind meist deutlich, ebenso wie die Lernschwierigkeiten. Konfabulationen können ausgeprägt sein, sind jedoch nicht in jedem Fall vorhanden. Andere kognitive Funktionen sind meist relativ gut erhalten, die amnestischen Störungen sind im Verhältnis zu anderen Beeinträchtigungen besonders ausgeprägt.

Alkohol- oder substanzbedingte amnestische Störung
Durch Alkohol oder andere psychotrope Substanzen bedingte Korsakowpsychose
Nicht näher bezeichnetes Korsakow-Syndrom

Soll ein assoziiertes Wernicke-Syndrom angegeben werden, sind zusätzliche Schlüsselnummern (E51.2† G32.8*) zu benutzen.

Exkl.: Nicht alkoholbedingte(s) Korsakow-Psychose oder -Syndrom (F04)

.7 Restzustand und verzögert auftretende psychotische Störung
Eine Störung, bei der alkohol- oder substanzbedingte Veränderungen der kognitiven Fähigkeiten, des Affektes, der Persönlichkeit oder des Verhaltens über einen Zeitraum hinaus bestehen, in dem noch eine direkte Substanzwirkung angenommen werden kann.

Der Beginn dieser Störung sollte in unmittelbarem Zusammenhang mit dem Gebrauch der psychotropen Substanz stehen. Beginnt das Zustandsbild nach dem Substanzgebrauch, ist ein sicherer und genauer Nachweis notwendig, dass der Zustand auf Effekte der psychotropen Substanz zurückzuführen ist. Nachhallphänomene (Flashbacks) unterscheiden sich von einem psychotischen Zustandsbild durch ihr episodisches Auftreten, durch ihre meist kurze Dauer und das Wiederholen kürzlich erlebter alkohol- oder substanzbedingter Erlebnisse.

Alkoholdemenz o.n.A.
Chronisches hirnorganisches Syndrom bei Alkoholismus
Demenz und andere leichtere Formen anhaltender Beeinträchtigung der kognitiven Fähigkeiten
Nachhallzustände (Flashbacks)
Posthalluzinogene Wahrnehmungsstörung
Residuale affektive Störung
Residuale Störung der Persönlichkeit und des Verhaltens
Verzögert auftretende psychotische Störung durch psychotrope Substanzen bedingt

Exkl.: Alkohol- oder substanzbedingt:
- Korsakow-Syndrom (F10-F19, vierte Stelle .6)
- psychotischer Zustand (F10-F19, vierte Stelle .5)

.8 Sonstige psychische und Verhaltensstörungen

.9 Nicht näher bezeichnete psychische und Verhaltensstörung

F10.- **Psychische und Verhaltensstörungen durch Alkohol**
[4. Stellen siehe am Anfang dieser Krankheitsgruppe]

F11.- **Psychische und Verhaltensstörungen durch Opioide**
[4. Stellen siehe am Anfang dieser Krankheitsgruppe]

Benutze im Geltungsbereich des § 17d KHG (eine) zusätzliche Schlüsselnummer(n) aus U69.3-!, um einen intravenösen (U69.30!) oder nichtintravenösen (U69.31!) Heroinkonsum oder einen intravenösen Konsum sonstiger Opioide (U69.32!) anzugeben.

F12.- **Psychische und Verhaltensstörungen durch Cannabinoide**
[4. Stellen siehe am Anfang dieser Krankheitsgruppe]

Benutze im Geltungsbereich des § 17d KHG eine zusätzliche Schlüsselnummer (U69.32!), um einen intravenösen Konsum anzugeben.

F13.- **Psychische und Verhaltensstörungen durch Sedativa oder Hypnotika**
[4. Stellen siehe am Anfang dieser Krankheitsgruppe]

Benutze im Geltungsbereich des § 17d KHG eine zusätzliche Schlüsselnummer (U69.32!), um einen intravenösen Konsum anzugeben.

F14.- **Psychische und Verhaltensstörungen durch Kokain**
[4. Stellen siehe am Anfang dieser Krankheitsgruppe]

Benutze im Geltungsbereich des § 17d KHG eine zusätzliche Schlüsselnummer (U69.32!), um einen intravenösen Konsum anzugeben.

F15.- **Psychische und Verhaltensstörungen durch andere Stimulanzien, einschließlich Koffein**
[4. Stellen siehe am Anfang dieser Krankheitsgruppe]

Benutze im Geltungsbereich des § 17d KHG (eine) zusätzliche Schlüsselnummer(n) aus U69.3-!, um einen intravenösen (U69.33!) oder nichtintravenösen (U69.34!) Konsum (Meth-)Amphetamin-haltiger Stoffe oder einen intravenösen (U69.35!) oder nichtintravenösen (U69.36!) Konsum sonstiger Stimulanzien außer Koffein anzugeben.

F16.- **Psychische und Verhaltensstörungen durch Halluzinogene**
[4. Stellen siehe am Anfang dieser Krankheitsgruppe]

Benutze im Geltungsbereich des § 17d KHG eine zusätzliche Schlüsselnummer (U69.32!), um einen intravenösen Konsum anzugeben.

F17.- **Psychische und Verhaltensstörungen durch Tabak**
[4. Stellen siehe am Anfang dieser Krankheitsgruppe]

F18.- **Psychische und Verhaltensstörungen durch flüchtige Lösungsmittel**
[4. Stellen siehe am Anfang dieser Krankheitsgruppe]

F19.- **Psychische und Verhaltensstörungen durch multiplen Substanzgebrauch und Konsum anderer psychotroper Substanzen**
[4. Stellen siehe am Anfang dieser Krankheitsgruppe]

Diese Kategorie ist beim Konsum von zwei oder mehr psychotropen Substanzen zu verwenden, wenn nicht entschieden werden kann, welche Substanz die Störung ausgelöst hat. Diese Kategorie ist außerdem zu verwenden, wenn eine oder mehrere der konsumierten Substanzen nicht sicher zu identifizieren oder unbekannt sind, da viele Konsumenten oft selbst nicht genau wissen, was sie einnehmen.

Inkl.: Missbrauch von Substanzen o.n.A.

Benutze im Geltungsbereich des § 17d KHG (eine) zusätzliche Schlüsselnummer(n) aus U69.3-!, um einen intravenösen (U69.30!) oder nichtintravenösen (U69.31!) Heroinkonsum oder einen intravenösen Konsum sonstiger psychotroper Substanzen (U69.32!) oder einen intravenösen (U69.33!) oder nichtintravenösen (U69.34!) Konsum (Meth-)Amphetamin-haltiger Stoffe oder einen intravenösen (U69.35!) oder nichtintravenösen (U69.36!) Konsum sonstiger Stimulanzien außer Koffein anzugeben.

Schizophrenie, schizotype und wahnhafte Störungen (F20-F29)

In diesem Abschnitt finden sich die Schizophrenie als das wichtigste Krankheitsbild dieser Gruppe, die schizotype Störung, die anhaltenden wahnhaften Störungen und eine größere Gruppe akuter vorübergehender psychotischer Störungen. Schizoaffektive Störungen werden trotz ihrer umstrittenen Natur weiterhin hier aufgeführt.

F20.- Schizophrenie

Die schizophrenen Störungen sind im Allgemeinen durch grundlegende und charakteristische Störungen von Denken und Wahrnehmung sowie inadäquate oder verflachte Affekte gekennzeichnet. Die Bewusstseinsklarheit und intellektuellen Fähigkeiten sind in der Regel nicht beeinträchtigt, obwohl sich im Laufe der Zeit gewisse kognitive Defizite entwickeln können. Die wichtigsten psychopathologischen Phänomene sind Gedankenlautwerden, Gedankeneingebung oder Gedankenentzug, Gedankenausbreitung, Wahnwahrnehmung, Kontrollwahn, Beeinflussungswahn oder das Gefühl des Gemachten, Stimmen, die in der dritten Person den Patienten kommentieren oder über ihn sprechen, Denkstörungen und Negativsymptome.

Der Verlauf der schizophrenen Störungen kann entweder kontinuierlich episodisch mit zunehmenden oder stabilen Defiziten sein, oder es können eine oder mehrere Episoden mit vollständiger oder unvollständiger Remission auftreten.

Die Diagnose Schizophrenie soll bei ausgeprägten depressiven oder manischen Symptomen nicht gestellt werden, es sei denn, schizophrene Symptome wären der affektiven Störung vorausgegangen. Ebenso wenig ist eine Schizophrenie bei eindeutiger Gehirnerkrankung, während einer Intoxikation oder während eines Entzugssyndroms zu diagnostizieren. Ähnliche Störungen bei Epilepsie oder anderen Hirnerkrankungen sollen unter F06.2 kodiert werden, die durch psychotrope Substanzen bedingten psychotischen Störungen unter F10-F19, vierte Stelle .5.

Exkl.: Schizophrene Reaktion (F23.2)
Schizophrenie:
- akut (undifferenziert) (F23.2)
- zyklisch (F25.2)

Schizotype Störung (F21)

F20.0 Paranoide Schizophrenie

Die paranoide Schizophrenie ist durch beständige, häufig paranoide Wahnvorstellungen gekennzeichnet, meist begleitet von akustischen Halluzinationen und Wahrnehmungsstörungen. Störungen der Stimmung, des Antriebs und der Sprache, katatone Symptome fehlen entweder oder sind wenig auffallend.

Paraphrene Schizophrenie

Exkl.: Paranoia (F22.0)
Paranoider Involutionszustand (F22.8)

F20.1 Hebephrene Schizophrenie

Eine Form der Schizophrenie, bei der die affektiven Veränderungen im Vordergrund stehen, Wahnvorstellungen und Halluzinationen flüchtig und bruchstückhaft auftreten, das Verhalten verantwortungslos und unvorhersehbar ist und Manierismen häufig sind. Die Stimmung ist flach und unangemessen. Das Denken ist desorganisiert, die Sprache zerfahren. Der Kranke neigt dazu, sich sozial zu isolieren. Wegen der schnellen Entwicklung der Minussymptomatik, besonders von Affektverflachung und Antriebsverlust, ist die Prognose zumeist schlecht. Eine Hebephrenie soll in aller Regel nur bei Jugendlichen oder jungen Erwachsenen diagnostiziert werden.

Desintegrative Schizophrenie
Hebephrenie

F20.2 Katatone Schizophrenie

Die katatone Schizophrenie ist gekennzeichnet von den im Vordergrund stehenden psychomotorischen Störungen, die zwischen Extremen wie Erregung und Stupor sowie Befehlsautomatismus und Negativismus alternieren können. Zwangshaltungen und -stellungen können lange Zeit beibehalten werden. Episodenhafte schwere Erregungszustände können ein Charakteristikum dieses Krankheitsbildes sein. Die katatonen Phänomene können mit einem traumähnlichen (oneiroiden) Zustand mit lebhaften szenischen Halluzinationen verbunden sein.

Katatoner Stupor
Schizophren:
- Flexibilitas cerea
- Katalepsie
- Katatonie

F20.3 Undifferenzierte Schizophrenie

Diese Kategorie soll für psychotische Zustandsbilder verwendet werden, welche die allgemeinen diagnostischen Kriterien der Schizophrenie (F20) erfüllen, ohne einer der Unterformen von F20.0-F20.2 zu entsprechen, oder die Merkmale von mehr als einer aufweisen, ohne dass bestimmte diagnostische Charakteristika eindeutig überwiegen.

Atypische Schizophrenie

Exkl.: Akute schizophreniforme psychotische Störung (F23.2)
Chronische undifferenzierte Schizophrenie (F20.5)
Postschizophrene Depression (F20.4)

F20.4 Postschizophrene Depression

Eine unter Umständen länger anhaltende depressive Episode, die im Anschluss an eine schizophrene Krankheit auftritt. Einige "positive" oder "negative" schizophrene Symptome müssen noch vorhanden sein, beherrschen aber das klinische Bild nicht mehr. Diese depressiven Zustände sind mit einem erhöhten Suizidrisiko verbunden.

Wenn der Patient keine schizophrenen Symptome mehr aufweist, sollte eine depressive Episode diagnostiziert werden (F32.-). Wenn floride schizophrene Symptome noch im Vordergrund stehen, sollte die entsprechende schizophrene Unterform (F20.0-F20.3) diagnostiziert werden.

F20.5 Schizophrenes Residuum

Ein chronisches Stadium in der Entwicklung einer schizophrenen Krankheit, bei welchem eine eindeutige Verschlechterung von einem frühen zu einem späteren Stadium vorliegt und das durch langandauernde, jedoch nicht unbedingt irreversible "negative" Symptome charakterisiert ist. Hierzu gehören psychomotorische Verlangsamung, verminderte Aktivität, Affektverflachung, Passivität und Initiativemangel, qualitative und quantitative Sprachverarmung, geringe nonverbale Kommunikation durch Gesichtsausdruck, Blickkontakt, Modulation der Stimme und Körperhaltung, Vernachlässigung der Körperpflege und nachlassende soziale Leistungsfähigkeit.

Chronische undifferenzierte Schizophrenie
Restzustand
Schizophrener Residualzustand

F20.6 Schizophrenia simplex

Eine Störung mit schleichender Progredienz von merkwürdigem Verhalten, mit einer Einschränkung, gesellschaftliche Anforderungen zu erfüllen und mit Verschlechterung der allgemeinen Leistungsfähigkeit. Die charakteristische Negativsymptomatik des schizophrenen Residuums (Affektverflachung und Antriebsminderung) entwickelt sich ohne vorhergehende produktive psychotische Symptome.

F20.8 Sonstige Schizophrenie

Schizophreniform:
• Psychose o.n.A.
• Störung o.n.A.
Zönästhetische (zönästhopathische) Schizophrenie

Exkl.: Kurze schizophreniforme Störungen (F23.2)

F20.9 Schizophrenie, nicht näher bezeichnet

F21 Schizotype Störung

Eine Störung mit exzentrischem Verhalten und Anomalien des Denkens und der Stimmung, die schizophren wirken, obwohl nie eindeutige und charakteristische schizophrene Symptome aufgetreten sind. Es kommen vor: ein kalter Affekt, Anhedonie und seltsames und exzentrisches Verhalten, Tendenz zu sozialem Rückzug, paranoische oder bizarre Ideen, die aber nicht bis zu eigentlichen Wahnvorstellungen gehen, zwanghaftes Grübeln, Denk- und Wahrnehmungsstörungen, gelegentlich vorübergehende, quasipsychotische Episoden mit intensiven Illusionen, akustischen oder anderen Halluzinationen und wahnähnlichen Ideen, meist ohne äußere Veranlassung. Es lässt sich kein klarer Beginn feststellen; Entwicklung und Verlauf entsprechen gewöhnlich einer Persönlichkeitsstörung.

Inkl.: Latente schizophrene Reaktion
Schizophrenie:
• Borderline
• latent
• präpsychotisch
• prodromal
• pseudoneurotisch
• pseudopsychopathisch
Schizotype Persönlichkeitsstörung

Exkl.: Asperger-Syndrom (F84.5)
Schizoide Persönlichkeitsstörung (F60.1)

F22.- Anhaltende wahnhafte Störungen

Diese Gruppe enthält eine Reihe von Störungen, bei denen ein langandauernder Wahn das einzige oder das am meisten ins Auge fallende klinische Charakteristikum darstellt, und die nicht als organisch, schizophren oder affektiv klassifiziert werden können. Wahnhafte Störungen, die nur wenige Monate angedauert haben, sollten wenigstens vorläufig unter F23.- kodiert werden.

F22.0 Wahnhafte Störung

Eine Störung charakterisiert durch die Entwicklung eines einzelnen Wahns oder mehrerer aufeinander bezogener Wahninhalte, die im Allgemeinen lange, manchmal lebenslang, andauern. Der Inhalt des Wahns oder des Wahnsystems ist sehr unterschiedlich. Eindeutige und anhaltende akustische Halluzinationen (Stimmen), schizophrene Symptome wie Kontrollwahn oder Affektverflachung und eine eindeutige Gehirnerkrankung sind nicht mit der Diagnose vereinbar. Gelegentliche oder vorübergehende akustische Halluzinationen schließen besonders bei älteren Patienten die Diagnose jedoch nicht aus, solange diese Symptome nicht typisch schizophren erscheinen und nur einen kleinen Teil des klinischen Bildes ausmachen.

Paranoia
Paranoid:
- Psychose
- Zustand

Sensitiver Beziehungswahn
Späte Paraphrenie

Exkl.: Paranoid:
- Persönlichkeitsstörung (F60.0)
- psychogene Psychose (F23.3)
- Reaktion (F23.3)
- Schizophrenie (F20.0)

F22.8 Sonstige anhaltende wahnhafte Störungen

Hierbei handelt es sich um Störungen, bei denen ein Wahn oder Wahnsysteme von anhaltenden Stimmen oder von schizophrenen Symptomen begleitet werden, die aber nicht die Diagnose Schizophrenie (F20.-) erfüllen.

Paranoides Zustandsbild im Involutionsalter
Querulantenwahn (Paranoia querulans)
Wahnhafte Dysmorphophobie

F22.9 Anhaltende wahnhafte Störung, nicht näher bezeichnet

F23.- Akute vorübergehende psychotische Störungen

Eine heterogene Gruppe von Störungen, die durch den akuten Beginn der psychotischen Symptome, wie Wahnvorstellungen, Halluzinationen und andere Wahrnehmungsstörungen, und durch eine schwere Störung des normalen Verhaltens charakterisiert sind. Der akute Beginn wird als Crescendo-Entwicklung eines eindeutig abnormen klinischen Bildes innerhalb von 2 Wochen oder weniger definiert. Bei diesen Störungen gibt es keine Hinweise für eine organische Verursachung. Ratlosigkeit und Verwirrtheit kommen häufig vor, die zeitliche, örtliche und personale Desorientiertheit ist jedoch nicht andauernd oder schwer genug, um die Kriterien für ein organisch verursachtes Delir (F05.-) zu erfüllen. Eine vollständige Besserung erfolgt in der Regel innerhalb weniger Monate, oft bereits nach wenigen Wochen oder nur Tagen. Wenn die Störung weiter besteht, wird eine Änderung der Kodierung notwendig. Die Störung kann im Zusammenhang mit einer akuten Belastung stehen, definiert als belastendes Ereignis ein oder zwei Wochen vor Beginn der Störung.

F23.0 Akute polymorphe psychotische Störung ohne Symptome einer Schizophrenie

Eine akute psychotische Störung, bei der Halluzinationen, Wahnphänomene und Wahrnehmungsstörungen vorhanden, aber sehr unterschiedlich ausgeprägt sind und von Tag zu Tag oder sogar von Stunde zu Stunde zu wechseln. Häufig findet sich auch emotionales Aufgewühltsein mit intensiven vorübergehenden Glücksgefühlen und Ekstase oder Angst und Reizbarkeit. Die Vielgestaltigkeit und Unbeständigkeit sind für das gesamte klinische Bild charakteristisch; die psychotischen Merkmale erfüllen nicht die Kriterien für Schizophrenie (F20.-). Diese Störungen beginnen abrupt, entwickeln sich rasch innerhalb weniger Tage und zeigen häufig eine schnelle und anhaltende Rückbildung der Symptome ohne Rückfall. Wenn die Symptome andauern, sollte die Diagnose in anhaltende wahnhafte Störung (F22.-) geändert werden.

Bouffée délirante ohne Symptome einer Schizophrenie oder nicht näher bezeichnet
Zykloide Psychose ohne Symptome einer Schizophrenie oder nicht näher bezeichnet

F23.1 Akute polymorphe psychotische Störung mit Symptomen einer Schizophrenie

Eine akute psychotische Störung mit vielgestaltigem und unbeständigem klinischem Bild, wie unter F23.0 beschrieben; trotz dieser Unbeständigkeit aber sind in der überwiegenden Zeit auch einige für die Schizophrenie typische Symptome vorhanden. Wenn die schizophrenen Symptome andauern, ist die Diagnose in Schizophrenie (F20.-) zu ändern.

Bouffée délirante mit Symptomen einer Schizophrenie
Zykloide Psychose mit Symptomen einer Schizophrenie

F23.2 **Akute schizophreniforme psychotische Störung**

Eine akute psychotische Störung, bei der die psychotischen Symptome vergleichsweise stabil sind und die Kriterien für Schizophrenie (F20.-) erfüllen, aber weniger als einen Monat bestanden haben. Die polymorphen, unbeständigen Merkmale, die unter F23.0 beschrieben wurden, fehlen. Wenn die schizophrenen Symptome andauern, ist die Diagnose in Schizophrenie (F20.-) zu ändern.

Akute (undifferenzierte) Schizophrenie
Kurze schizophreniforme:
- Psychose
- Störung

Oneirophrenie
Schizophrene Reaktion

Exkl.: Organische wahnhafte [schizophreniforme] Störung (F06.2)
Schizophreniforme Störung o.n.A. (F20.8)

F23.3 **Sonstige akute vorwiegend wahnhafte psychotische Störungen**

Es handelt sich um eine akute psychotische Störung, bei der verhältnismäßig stabile Wahnphänomene oder Halluzinationen die hauptsächlichen klinischen Merkmale darstellen, aber nicht die Kriterien für eine Schizophrenie erfüllen (F20.-). Wenn die Wahnphänomene andauern, ist die Diagnose in anhaltende wahnhafte Störung (F22.-) zu ändern.

Paranoide Reaktion
Psychogene paranoide Psychose

F23.8 **Sonstige akute vorübergehende psychotische Störungen**

Hier sollen alle anderen nicht näher bezeichneten akuten psychotischen Störungen, ohne Anhalt für eine organische Ursache, klassifiziert werden und die nicht die Kriterien für F23.0-F23.3 erfüllen.

F23.9 **Akute vorübergehende psychotische Störung, nicht näher bezeichnet**
Kurze reaktive Psychose o.n.A.
Reaktive Psychose

F24 Induzierte wahnhafte Störung

Es handelt sich um eine wahnhafte Störung, die von zwei Personen mit einer engen emotionalen Bindung geteilt wird. Nur eine von beiden leidet unter einer echten psychotischen Störung; die Wahnvorstellungen bei der anderen Person sind induziert und werden bei der Trennung des Paares meist aufgegeben.

Inkl.: Folie à deux
Induziert:
- paranoide Störung
- psychotische Störung

F25.- Schizoaffektive Störungen

Episodische Störungen, bei denen sowohl affektive als auch schizophrene Symptome auftreten, aber die weder die Kriterien für Schizophrenie noch für eine depressive oder manische Episode erfüllen. Andere Zustandsbilder, bei denen affektive Symptome eine vorher bestehende Schizophrenie überlagern, oder bei denen sie mit anderen anhaltenden Wahnkrankheiten gemeinsam auftreten oder alternieren, sind unter F20-F29 zu kodieren. Parathyme psychotische Symptome bei affektiven Störungen rechtfertigen die Diagnose einer schizoaffektiven Störung nicht.

F25.0 **Schizoaffektive Störung, gegenwärtig manisch**

Eine Störung, bei der sowohl schizophrene als auch manische Symptome vorliegen und deshalb weder die Diagnose einer Schizophrenie noch einer manischen Episode gerechtfertigt ist. Diese Kategorie ist sowohl für einzelne Episoden als auch für rezidivierende Störungen zu verwenden, bei denen die Mehrzahl der Episoden schizomanisch ist.

Schizoaffektive Psychose, manischer Typ
Schizophreniforme Psychose, manischer Typ

F25.1 **Schizoaffektive Störung, gegenwärtig depressiv**

Eine Störung, bei der sowohl schizophrene als auch depressive Symptome vorliegen und deshalb weder die Diagnose einer Schizophrenie noch einer depressiven Episode gerechtfertigt ist. Diese Kategorie ist sowohl für einzelne Episoden als auch für rezidivierende Störungen zu verwenden, bei denen die Mehrzahl der Episoden schizodepressiv ist.

Schizoaffektive Psychose, depressiver Typ
Schizophreniforme Psychose, depressiver Typ

F25.2 **Gemischte schizoaffektive Störung**
Gemischte schizophrene und affektive Psychose
Zyklische Schizophrenie

F25.8 **Sonstige schizoaffektive Störungen**

F25.9 **Schizoaffektive Störung, nicht näher bezeichnet**
Schizoaffektive Psychose o.n.A.

F28 Sonstige nichtorganische psychotische Störungen

Hier sind wahnhafte oder halluzinatorische Störungen zu kodieren, die nicht die Kriterien für Schizophrenie (F20.-), für anhaltende wahnhafte Störungen (F22.-), für akute vorübergehende psychotische Störungen (F23.-), für psychotische Formen der manischen Episode (F30.2) oder für eine schwere depressive Episode (F32.3) erfüllen.

Inkl.: Chronisch halluzinatorische Psychose

F29 Nicht näher bezeichnete nichtorganische Psychose

Inkl.: Psychose o.n.A.

Exkl.: Organische oder symptomatische Psychose o.n.A. (F09)
Psychische Störung o.n.A. (F99)

Affektive Störungen (F30-F39)

Diese Gruppe enthält Störungen deren Hauptsymptome in einer Veränderung der Stimmung oder der Affektivität entweder zur Depression - mit oder ohne begleitende(r) Angst - oder zur gehobenen Stimmung bestehen. Dieser Stimmungswechsel wird meist von einer Veränderung des allgemeinen Aktivitätsniveaus begleitet. Die meisten anderen Symptome beruhen hierauf oder sind im Zusammenhang mit dem Stimmungs- und Aktivitätswechsel leicht zu verstehen. Die meisten dieser Störungen neigen zu Rückfällen. Der Beginn der einzelnen Episoden ist oft mit belastenden Ereignissen oder Situationen in Zusammenhang zu bringen.

F30.- Manische Episode

Alle Untergruppen dieser Kategorie dürfen nur für eine einzelne Episode verwendet werden. Hypomanische oder manische Episoden bei Betroffenen, die früher eine oder mehrere affektive (depressive, hypomanische, manische oder gemischte) Episoden hatten, sind unter bipolarer affektiver Störung (F31.-) zu klassifizieren.

Inkl.: Bipolare Störung, einzelne manische Episode

F30.0 **Hypomanie**

Eine Störung, charakterisiert durch eine anhaltende, leicht gehobene Stimmung, gesteigerten Antrieb und Aktivität und in der Regel auch ein auffallendes Gefühl von Wohlbefinden und körperlicher und seelischer Leistungsfähigkeit. Gesteigerte Geselligkeit, Gesprächigkeit, übermäßige Vertraulichkeit, gesteigerte Libido und vermindertes Schlafbedürfnis sind häufig vorhanden, aber nicht in dem Ausmaß, dass sie zu einem Abbruch der Berufstätigkeit oder zu sozialer Ablehnung führen. Reizbarkeit, Selbstüberschätzung und flegelhaftes Verhalten können an die Stelle der häufigen euphorischen Geselligkeit treten. Die Störungen der Stimmung und des Verhaltens werden nicht von Halluzinationen oder Wahn begleitet.

F30.1 **Manie ohne psychotische Symptome**

Die Stimmung ist situationsinadäquat gehoben und kann zwischen sorgloser Heiterkeit und fast unkontrollierbarer Erregung schwanken. Die gehobene Stimmung ist mit vermehrtem Antrieb verbunden, dies führt zu Überaktivität, Rededrang und vermindertem Schlafbedürfnis. Die Aufmerksamkeit kann nicht mehr aufrechterhalten werden, es kommt oft zu starker Ablenkbarkeit. Die Selbsteinschätzung ist mit Größenideen oder übertriebenem Optimismus häufig weit überhöht. Der Verlust normaler sozialer Hemmungen kann zu einem leichtsinnigen, rücksichtslosen oder in Bezug auf die Umstände unpassenden und persönlichkeitsfremden Verhalten führen.

F30.2 **Manie mit psychotischen Symptomen**

Zusätzlich zu dem unter F30.1 beschriebenen klinischen Bild treten Wahn (zumeist Größenwahn) oder Halluzinationen (zumeist Stimmen, die unmittelbar zum Betroffenen sprechen) auf. Die Erregung, die ausgeprägte körperliche Aktivität und die Ideenflucht können so extrem sein, dass der Betroffene für eine normale Kommunikation unzugänglich wird.

Manie mit parathymen psychotischen Symptomen
Manie mit synthymen psychotischen Symptomen
Manischer Stupor

F30.8 **Sonstige manische Episoden**

F30.9 **Manische Episode, nicht näher bezeichnet**
Manie o.n.A.

F31.- Bipolare affektive Störung

Hierbei handelt es sich um eine Störung, die durch wenigstens zwei Episoden charakterisiert ist, in denen Stimmung und Aktivitätsniveau des Betroffenen deutlich gestört sind. Diese Störung besteht einmal in gehobener Stimmung, vermehrtem Antrieb und Aktivität (Hypomanie oder Manie), dann wieder in einer Stimmungssenkung und vermindertem Antrieb und Aktivität (Depression). Wiederholte hypomanische oder manische Episoden sind ebenfalls als bipolar zu klassifizieren.

Inkl.: Manisch-depressiv:
- Krankheit
- Psychose
- Reaktion

Exkl.: Bipolare affektive Störung, einzelne manische Episode (F30.-)
Zyklothymia (F34.0)

F31.0 Bipolare affektive Störung, gegenwärtig hypomanische Episode

Der betroffene Patient ist gegenwärtig hypomanisch (siehe F30.0) und hatte wenigstens eine weitere affektive Episode (hypomanisch, manisch, depressiv oder gemischt) in der Anamnese.

F31.1 Bipolare affektive Störung, gegenwärtig manische Episode ohne psychotische Symptome

Der betroffene Patient ist gegenwärtig manisch, ohne psychotische Symptome (siehe F30.1) und hatte wenigstens eine weitere affektive Episode (hypomanisch, manisch, depressiv oder gemischt) in der Anamnese.

F31.2 Bipolare affektive Störung, gegenwärtig manische Episode mit psychotischen Symptomen

Der betroffene Patient ist gegenwärtig manisch, mit psychotischen Symptomen (F30.2) und hatte wenigstens eine weitere affektive Episode (hypomanisch, manisch, depressiv oder gemischt) in der Anamnese.

F31.3 Bipolare affektive Störung, gegenwärtig leichte oder mittelgradige depressive Episode

Der betroffene Patient ist gegenwärtig depressiv, wie bei einer leichten oder mittelgradigen depressiven Episode (siehe F32.0 oder F32.1) und hatte wenigstens eine eindeutig diagnostizierte hypomanische, manische oder gemischte Episode in der Anamnese.

F31.4 Bipolare affektive Störung, gegenwärtig schwere depressive Episode ohne psychotische Symptome

Der betroffene Patient ist gegenwärtig depressiv, wie bei einer schweren depressiven Episode ohne psychotische Symptome (siehe F32.2) und hatte wenigstens eine eindeutig diagnostizierte hypomanische, manische oder gemischte Episode in der Anamnese.

F31.5 Bipolare affektive Störung, gegenwärtig schwere depressive Episode mit psychotischen Symptomen

Der betroffene Patient ist gegenwärtig depressiv, wie bei einer schweren depressiven Episode mit psychotischen Symptomen (siehe F32.3) und hatte wenigstens eine eindeutig diagnostizierte hypomanische, manische oder gemischte Episode in der Anamnese.

F31.6 Bipolare affektive Störung, gegenwärtig gemischte Episode

Der betroffene Patient hatte wenigstens eine eindeutig diagnostizierte hypomanische, manische, depressive oder gemischte affektive Episode in der Anamnese und zeigt gegenwärtig entweder eine Kombination oder einen raschen Wechsel von manischen und depressiven Symptomen.

Exkl.: Einzelne gemischte affektive Episode (F38.0)

F31.7 Bipolare affektive Störung, gegenwärtig remittiert

Der betroffene Patient hatte wenigstens eine eindeutig diagnostizierte hypomanische, manische oder gemischte affektive Episode und wenigstens eine weitere affektive Episode (hypomanisch, manisch, depressiv oder gemischt) in der Anamnese; in den letzten Monaten und gegenwärtig besteht keine deutliche Störung der Stimmung. Auch Remissionen während einer prophylaktischen Behandlung sollen hier kodiert werden.

F31.8 Sonstige bipolare affektive Störungen
Bipolar-II-Störung
Rezidivierende manische Episoden o.n.A.

F31.9 Bipolare affektive Störung, nicht näher bezeichnet

F32.- Depressive Episode

Bei den typischen leichten (F32.0), mittelgradigen (F32.1) oder schweren (F32.2 und F32.3) Episoden leidet der betroffene Patient unter einer gedrückten Stimmung und einer Verminderung von Antrieb und Aktivität. Die Fähigkeit zu Freude, das Interesse und die Konzentration sind vermindert. Ausgeprägte Müdigkeit kann nach jeder kleinsten Anstrengung auftreten. Der Schlaf ist meist gestört, der Appetit vermindert. Selbstwertgefühl und Selbstvertrauen sind fast immer beeinträchtigt. Sogar bei der leichten Form kommen Schuldgefühle oder Gedanken über eigene Wertlosigkeit vor. Die gedrückte Stimmung verändert sich von Tag zu Tag wenig, reagiert nicht auf Lebensumstände und kann von so genannten "somatischen" Symptomen begleitet werden, wie Interessenverlust oder Verlust der Freude, Früherwachen, Morgentief, deutliche psychomotorische Hemmung, Agitiertheit, Appetitverlust, Gewichtsverlust und Libidoverlust. Abhängig von Anzahl und Schwere der Symptome ist eine depressive Episode als leicht, mittelgradig oder schwer zu bezeichnen.

Inkl.: Einzelne Episoden von:
- depressiver Reaktion
- psychogener Depression
- reaktiver Depression (F32.0, F32.1, F32.2)

Exkl.: Anpassungsstörungen (F43.2)
depressive Episode in Verbindung mit Störungen des Sozialverhaltens (F91.-, F92.0)
rezidivierende depressive Störung (F33.-)

F32.0 **Leichte depressive Episode**

Gewöhnlich sind mindestens zwei oder drei der oben angegebenen Symptome vorhanden. Der betroffene Patient ist im Allgemeinen davon beeinträchtigt, aber oft in der Lage, die meisten Aktivitäten fortzusetzen.

F32.1 **Mittelgradige depressive Episode**

Gewöhnlich sind vier oder mehr der oben angegebenen Symptome vorhanden, und der betroffene Patient hat meist große Schwierigkeiten, alltägliche Aktivitäten fortzusetzen.

F32.2 **Schwere depressive Episode ohne psychotische Symptome**

Eine depressive Episode mit mehreren oben angegebenen, quälenden Symptomen. Typischerweise bestehen ein Verlust des Selbstwertgefühls und Gefühle von Wertlosigkeit und Schuld. Suizidgedanken und -handlungen sind häufig, und meist liegen einige somatische Symptome vor.

Einzelne Episode einer agitierten Depression
Einzelne Episode einer majoren Depression [major depression] ohne psychotische Symptome
Einzelne Episode einer vitalen Depression ohne psychotische Symptome

F32.3 **Schwere depressive Episode mit psychotischen Symptomen**

Eine schwere depressive Episode, wie unter F32.2 beschrieben, bei der aber Halluzinationen, Wahnideen, psychomotorische Hemmung oder ein Stupor so schwer ausgeprägt sind, dass alltägliche soziale Aktivitäten unmöglich sind und Lebensgefahr durch Suizid und mangelhafte Flüssigkeits- und Nahrungsaufnahme bestehen kann. Halluzinationen und Wahn können, müssen aber nicht, synthym sein.

Einzelne Episoden:
- majore Depression [major depression] mit psychotischen Symptomen
- psychogene depressive Psychose
- psychotische Depression
- reaktive depressive Psychose

F32.8 **Sonstige depressive Episoden**
Atypische Depression
Einzelne Episoden der "larvierten" Depression o.n.A.

F32.9 **Depressive Episode, nicht näher bezeichnet**
Depression o.n.A.
Depressive Störung o.n.A.

F33.- Rezidivierende depressive Störung

Hierbei handelt es sich um eine Störung, die durch wiederholte depressive Episoden (F32.-) charakterisiert ist. In der Anamnese finden sich dabei keine unabhängigen Episoden mit gehobener Stimmung und vermehrtem Antrieb (Manie). Kurze Episoden von leicht gehobener Stimmung und Überaktivität (Hypomanie) können allerdings unmittelbar nach einer depressiven Episode, manchmal durch eine antidepressive Behandlung mitbedingt, aufgetreten sein. Die schwereren Formen der rezidivierenden depressiven Störung (F33.2 und .3) haben viel mit den früheren Konzepten der manisch-depressiven Krankheit, der Melancholie, der vitalen Depression und der endogenen Depression gemeinsam. Die erste Episode kann in jedem Alter zwischen Kindheit und Senium auftreten, der Beginn kann akut oder schleichend sein, die Dauer reicht von wenigen Wochen bis zu vielen Monaten. Das Risiko, dass ein Patient mit rezidivierender depressiver Störung eine manische Episode entwickelt, wird niemals vollständig aufgehoben, gleichgültig, wie viele depressive Episoden aufgetreten sind. Bei Auftreten einer manischen Episode ist die Diagnose in bipolare affektive Störung zu ändern (F31.-).

Inkl.: Rezidivierende Episoden (F33.0 oder F33.1):
- depressive Reaktion
- psychogene Depression
- reaktive Depression

Saisonale depressive Störung

Exkl.: Rezidivierende kurze depressive Episoden (F38.1)

F33.0 Rezidivierende depressive Störung, gegenwärtig leichte Episode

Eine Störung, die durch wiederholte depressive Episoden gekennzeichnet ist, wobei die gegenwärtige Episode leicht ist (siehe F32.0), ohne Manie in der Anamnese.

F33.1 Rezidivierende depressive Störung, gegenwärtig mittelgradige Episode

Eine Störung, die durch wiederholte depressive Episoden gekennzeichnet ist, wobei die gegenwärtige Episode mittelgradig ist (siehe F32.1), ohne Manie in der Anamnese.

F33.2 Rezidivierende depressive Störung, gegenwärtig schwere Episode ohne psychotische Symptome

Eine Störung, die durch wiederholte depressive Episoden gekennzeichnet ist, wobei die gegenwärtige Episode schwer ist, ohne psychotische Symptome (siehe F32.2) und ohne Manie in der Anamnese.

Endogene Depression ohne psychotische Symptome
Manisch-depressive Psychose, depressive Form, ohne psychotische Symptome
Rezidivierende majore Depression [major depression], ohne psychotische Symptome
Rezidivierende vitale Depression, ohne psychotische Symptome

F33.3 Rezidivierende depressive Störung, gegenwärtig schwere Episode mit psychotischen Symptomen

Eine Störung, die durch wiederholte depressive Episoden gekennzeichnet ist; die gegenwärtige Episode ist schwer, mit psychotischen Symptomen (siehe F32.3), ohne vorhergehende manische Episoden.

Endogene Depression mit psychotischen Symptomen
Manisch-depressive Psychose, depressive Form, mit psychotischen Symptomen
Rezidivierende schwere Episoden:
- majore Depression [major depression] mit psychotischen Symptomen
- psychogene depressive Psychose
- psychotische Depression
- reaktive depressive Psychose

F33.4 Rezidivierende depressive Störung, gegenwärtig remittiert

Die Kriterien für eine der oben beschriebenen Störungen F33.0-F33.3 sind in der Anamnese erfüllt, aber in den letzten Monaten bestehen keine depressiven Symptome.

F33.8 Sonstige rezidivierende depressive Störungen

F33.9 Rezidivierende depressive Störung, nicht näher bezeichnet

Monopolare Depression o.n.A.

F34.- **Anhaltende affektive Störungen**

Hierbei handelt es sich um anhaltende und meist fluktuierende Stimmungsstörungen, bei denen die Mehrzahl der einzelnen Episoden nicht ausreichend schwer genug sind, um als hypomanische oder auch nur leichte depressive Episoden gelten zu können. Da sie jahrelang, manchmal den größeren Teil des Erwachsenenlebens, andauern, ziehen sie beträchtliches subjektives Leiden und Beeinträchtigungen nach sich. Gelegentlich können rezidivierende oder einzelne manische oder depressive Episoden eine anhaltende affektive Störung überlagern.

F34.0 **Zyklothymia**

Hierbei handelt es sich um eine andauernde Instabilität der Stimmung mit zahlreichen Perioden von Depression und leicht gehobener Stimmung (Hypomanie), von denen aber keine ausreichend schwer und anhaltend genug ist, um die Kriterien für eine bipolare affektive Störung (F31.-) oder rezidivierende depressive Störung (F33.-) zu erfüllen. Diese Störung kommt häufig bei Verwandten von Patienten mit bipolarer affektiver Störung vor. Einige Patienten mit Zyklothymia entwickeln schließlich selbst eine bipolare affektive Störung.

Affektive Persönlichkeit(sstörung)
Zykloide Persönlichkeit
Zyklothyme Persönlichkeit

F34.1 **Dysthymia**

Hierbei handelt es sich um eine chronische, wenigstens mehrere Jahre andauernde depressive Verstimmung, die weder schwer noch hinsichtlich einzelner Episoden anhaltend genug ist, um die Kriterien einer schweren, mittelgradigen oder leichten rezidivierenden depressiven Störung (F33.-) zu erfüllen.

Anhaltende ängstliche Depression
Depressiv:
• Neurose
• Persönlichkeit(sstörung)
Neurotische Depression

Exkl.: Ängstliche Depression (leicht, aber nicht anhaltend) (F41.2)

F34.8 **Sonstige anhaltende affektive Störungen**

F34.9 **Anhaltende affektive Störung, nicht näher bezeichnet**

F38.- **Andere affektive Störungen**

Hierbei handelt es sich um eine Restkategorie für Stimmungsstörungen, die die Kriterien der oben genannten Kategorien F30-F34 in Bezug auf Ausprägung und Dauer nicht erfüllen.

F38.0 **Andere einzelne affektive Störungen**
Gemischte affektive Episode

F38.1 **Andere rezidivierende affektive Störungen**
Rezidivierende kurze depressive Episoden

F38.8 **Sonstige näher bezeichnete affektive Störungen**

F39 **Nicht näher bezeichnete affektive Störung**
Inkl.: Affektive Psychose o.n.A.

Neurotische, Belastungs- und somatoforme Störungen (F40-F48)

Exkl.: In Verbindung mit einer Störung des Sozialverhaltens (F91.-, F92.8)

F40.- **Phobische Störungen**

Eine Gruppe von Störungen, bei der Angst ausschließlich oder überwiegend durch eindeutig definierte, eigentlich ungefährliche Situationen hervorgerufen wird. In der Folge werden diese Situationen typischerweise vermieden oder mit Furcht ertragen. Die Befürchtungen des Patienten können sich auf Einzelsymptome wie Herzklopfen oder Schwächegefühl beziehen, häufig gemeinsam mit sekundären Ängsten vor dem Sterben, Kontrollverlust oder dem Gefühl, wahnsinnig zu werden. Allein die Vorstellung, dass die phobische Situation eintreten könnte, erzeugt meist schon Erwartungsangst. Phobische Angst tritt häufig gleichzeitig mit Depression auf. Ob zwei Diagnosen, phobische Störung und depressive Episode, erforderlich sind, richtet sich nach dem zeitlichen Verlauf beider Zustandsbilder und nach therapeutischen Erwägungen zum Zeitpunkt der Konsultation.

F40.0- **Agoraphobie**

Eine relativ gut definierte Gruppe von Phobien, mit Befürchtungen, das Haus zu verlassen, Geschäfte zu betreten, in Menschenmengen und auf öffentlichen Plätzen zu sein, alleine mit Bahn, Bus oder Flugzeug zu reisen. Eine Panikstörung kommt als häufiges Merkmal bei gegenwärtigen oder zurückliegenden Episoden vor. Depressive und zwanghafte Symptome sowie soziale Phobien sind als zusätzliche Merkmale gleichfalls häufig vorhanden. Die Vermeidung der phobischen Situation steht oft im Vordergrund, und einige Agoraphobiker erleben nur wenig Angst, da sie die phobischen Situationen meiden können.

F40.00 Ohne Angabe einer Panikstörung

F40.01 Mit Panikstörung

F40.1 Soziale Phobien

Furcht vor prüfender Betrachtung durch andere Menschen, die zu Vermeidung sozialer Situationen führt. Umfassendere soziale Phobien sind in der Regel mit niedrigem Selbstwertgefühl und Furcht vor Kritik verbunden. Sie können sich in Beschwerden wie Erröten, Händezittern, Übelkeit oder Drang zum Wasserlassen äußern. Dabei meint die betreffende Person manchmal, dass eine dieser sekundären Manifestationen der Angst das primäre Problem darstellt. Die Symptome können sich bis zu Panikattacken steigern.

Anthropophobie
Soziale Neurose

F40.2 Spezifische (isolierte) Phobien

Phobien, die auf eng umschriebene Situationen wie Nähe von bestimmten Tieren, Höhen, Donner, Dunkelheit, Fliegen, geschlossene Räume, Urinieren oder Defäkieren auf öffentlichen Toiletten, Genuss bestimmter Speisen, Zahnarztbesuch oder auf den Anblick von Blut oder Verletzungen beschränkt sind. Obwohl die auslösende Situation streng begrenzt ist, kann sie Panikzustände wie bei Agoraphobie oder sozialer Phobie hervorrufen.

Akrophobie
Einfache Phobie
Klaustrophobie
Tierphobien

Exkl.: Dysmorphophobie (nicht wahnhaft) (F45.2)
Nosophobie (F45.2)

F40.8 Sonstige phobische Störungen

F40.9 Phobische Störung, nicht näher bezeichnet

Phobie o.n.A.
Phobischer Zustand o.n.A.

F41.- Andere Angststörungen

Bei diesen Störungen stellen Manifestationen der Angst die Hauptsymptome dar, ohne auf eine bestimmte Umgebungssituation bezogen zu sein. Depressive und Zwangssymptome, sogar einige Elemente phobischer Angst können vorhanden sein, vorausgesetzt, sie sind eindeutig sekundär oder weniger ausgeprägt.

F41.0 Panikstörung [episodisch paroxysmale Angst]

Das wesentliche Kennzeichen sind wiederkehrende schwere Angstattacken (Panik), die sich nicht auf eine spezifische Situation oder besondere Umstände beschränken und deshalb auch nicht vorhersehbar sind. Wie bei anderen Angsterkrankungen zählen zu den wesentlichen Symptomen plötzlich auftretendes Herzklopfen, Brustschmerz, Erstickungsgefühle, Schwindel und Entfremdungsgefühle (Depersonalisation oder Derealisation). Oft entsteht sekundär auch die Furcht zu sterben, vor Kontrollverlust oder die Angst, wahnsinnig zu werden. Die Panikstörung soll nicht als Hauptdiagnose verwendet werden, wenn der Betroffene bei Beginn der Panikattacken an einer depressiven Störung leidet. Unter diesen Umständen sind die Panikattacken wahrscheinlich sekundäre Folge der Depression.

Panikattacke
Panikzustand

Exkl.: Panikstörung mit Agoraphobie (F40.01)

F41.1 Generalisierte Angststörung

Die Angst ist generalisiert und anhaltend. Sie ist nicht auf bestimmte Umgebungsbedingungen beschränkt, oder auch nur besonders betont in solchen Situationen, sie ist vielmehr "frei flottierend". Die wesentlichen Symptome sind variabel, Beschwerden wie ständige Nervosität, Zittern, Muskelspannung, Schwitzen, Benommenheit, Herzklopfen, Schwindelgefühle oder Oberbauchbeschwerden gehören zu diesem Bild. Häufig wird die Befürchtung geäußert, der Patient selbst oder ein Angehöriger könnten demnächst erkranken oder einen Unfall haben.

Angstneurose
Angstreaktion
Angstzustand

Exkl.: Neurasthenie (F48.0)

F41.2 Angst und depressive Störung, gemischt

Diese Kategorie soll bei gleichzeitigem Bestehen von Angst und Depression Verwendung finden, jedoch nur, wenn keine der beiden Störungen eindeutig vorherrscht und keine für sich genommen eine eigenständige Diagnose rechtfertigt. Treten ängstliche und depressive Symptome in so starker Ausprägung auf, dass sie einzelne Diagnosen rechtfertigen, sollen beide Diagnosen gestellt und auf diese Kategorie verzichtet werden.

Ängstliche Depression (leicht oder nicht anhaltend)

F41.3 **Andere gemischte Angststörungen**

Angstsymptome gemischt mit Merkmalen anderer Störungen in F42-F48. Kein Symptom ist allein schwer genug um die Diagnose einer anderen Störung zu stellen.

F41.8 **Sonstige spezifische Angststörungen**

Angsthysterie

F41.9 **Angststörung, nicht näher bezeichnet**

Angst o.n.A.

F42.- Zwangsstörung

Wesentliche Kennzeichen sind wiederkehrende Zwangsgedanken und Zwangshandlungen. Zwangsgedanken sind Ideen, Vorstellungen oder Impulse, die den Patienten immer wieder stereotyp beschäftigen. Sie sind fast immer quälend, der Patient versucht häufig erfolglos, Widerstand zu leisten. Die Gedanken werden als zur eigenen Person gehörig erlebt, selbst wenn sie als unwillkürlich und häufig abstoßend empfunden werden. Zwangshandlungen oder -rituale sind Stereotypien, die ständig wiederholt werden. Sie werden weder als angenehm empfunden, noch dienen sie dazu, an sich nützliche Aufgaben zu erfüllen. Der Patient erlebt sie oft als Vorbeugung gegen ein objektiv unwahrscheinliches Ereignis, das ihm Schaden bringen oder bei dem er selbst Unheil anrichten könnte. Im Allgemeinen wird dieses Verhalten als sinnlos und ineffektiv erlebt, es wird immer wieder versucht, dagegen anzugehen. Angst ist meist ständig vorhanden. Werden Zwangshandlungen unterdrückt, verstärkt sich die Angst deutlich.

Inkl.: Anankastische Neurose
Zwangsneurose

Exkl.: Zwangspersönlichkeit(sstörung) (F60.5)

F42.0 **Vorwiegend Zwangsgedanken oder Grübelzwang**

Diese können die Form von zwanghaften Ideen, bildhaften Vorstellungen oder Zwangsimpulsen annehmen, die fast immer für die betreffende Person quälend sind. Manchmal sind diese Ideen eine endlose Überlegung unwägbarer Alternativen, häufig verbunden mit der Unfähigkeit, einfache, aber notwendige Entscheidungen des täglichen Lebens zu treffen. Die Beziehung zwischen Grübelzwängen und Depression ist besonders eng. Eine Zwangsstörung ist nur dann zu diagnostizieren, wenn der Grübelzwang nicht während einer depressiven Episode auftritt und anhält.

F42.1 **Vorwiegend Zwangshandlungen [Zwangsrituale]**

Die meisten Zwangshandlungen beziehen sich auf Reinlichkeit (besonders Händewaschen), wiederholte Kontrollen, die garantieren, dass sich eine möglicherweise gefährliche Situation nicht entwickeln kann oder übertriebene Ordnung und Sauberkeit. Diesem Verhalten liegt die Furcht vor einer Gefahr zugrunde, die den Patienten bedroht oder von ihm ausgeht; das Ritual ist ein wirkungsloser oder symbolischer Versuch, diese Gefahr abzuwenden.

F42.2 **Zwangsgedanken und -handlungen, gemischt**

F42.8 **Sonstige Zwangsstörungen**

F42.9 **Zwangsstörung, nicht näher bezeichnet**

F43.- Reaktionen auf schwere Belastungen und Anpassungsstörungen

Die Störungen dieses Abschnittes unterscheiden sich von den übrigen nicht nur aufgrund der Symptomatologie und des Verlaufs, sondern auch durch die Angabe von ein oder zwei ursächlichen Faktoren: ein außergewöhnlich belastendes Lebensereignis, das eine akute Belastungsreaktion hervorruft, oder eine besondere Veränderung im Leben, die zu einer anhaltend unangenehmen Situation geführt hat und eine Anpassungsstörung hervorruft. Obwohl weniger schwere psychosoziale Belastungen ("life events") den Beginn und das Erscheinungsbild auch zahlreicher anderer Störungen dieses Kapitels auslösen und beeinflussen können, ist ihre ätiologische Bedeutung doch nicht immer ganz klar. In jedem Fall hängt sie zusammen mit der individuellen, häufig idiosynkratischen Vulnerabilität, das heißt, die Lebensereignisse sind weder notwendig noch ausreichend, um das Auftreten und die Art der Krankheit zu erklären. Im Gegensatz dazu entstehen die hier aufgeführten Störungen immer als direkte Folge der akuten schweren Belastung oder des kontinuierlichen Traumas. Das belastende Ereignis oder die andauernden, unangenehmen Umstände sind primäre und ausschlaggebende Kausalfaktoren, und die Störung wäre ohne ihre Einwirkung nicht entstanden. Die Störungen dieses Abschnittes können insofern als Anpassungsstörungen bei schwerer oder kontinuierlicher Belastung angesehen werden, als sie erfolgreiche Bewältigungsstrategien behindern und aus diesem Grunde zu Problemen der sozialen Funktionsfähigkeit führen.

F43.0 **Akute Belastungsreaktion**

Eine vorübergehende Störung, die sich bei einem psychisch nicht manifest gestörten Menschen als Reaktion auf eine außergewöhnliche physische oder psychische Belastung entwickelt, und die im Allgemeinen innerhalb von Stunden oder Tagen abklingt. Die individuelle Vulnerabilität und die zur Verfügung stehenden Bewältigungsmechanismen (Coping-Strategien) spielen bei Auftreten und Schweregrad der akuten Belastungsreaktionen eine Rolle. Die Symptomatik zeigt typischerweise ein gemischtes und wechselndes Bild, beginnend mit einer Art von "Betäubung", mit einer gewissen Bewusstseinseinengung und eingeschränkten Aufmerksamkeit, einer Unfähigkeit, Reize zu verarbeiten und Desorientiertheit. Diesem Zustand kann ein weiteres Sichzurückziehen aus der Umweltsituation folgen (bis hin zu dissoziativem Stupor, siehe F44.2) oder aber ein Unruhezustand und Überaktivität (wie Fluchtreaktion oder Fugue). Vegetative Zeichen panischer Angst wie Tachykardie, Schwitzen und Erröten treten zumeist auf. Die Symptome erscheinen im Allgemeinen innerhalb von Minuten nach dem belastenden Ereignis und gehen innerhalb von zwei oder drei Tagen, oft innerhalb von Stunden zurück. Teilweise oder vollständige Amnesie (siehe F44.0) bezüglich dieser Episode kann vorkommen. Wenn die Symptome andauern, sollte eine Änderung der Diagnose in Erwägung gezogen werden.

Akut:
- Belastungsreaktion
- Krisenreaktion

Kriegsneurose
Krisenzustand
Psychischer Schock

F43.1 **Posttraumatische Belastungsstörung**

Diese entsteht als eine verzögerte oder protrahierte Reaktion auf ein belastendes Ereignis oder eine Situation kürzerer oder längerer Dauer, mit außergewöhnlicher Bedrohung oder katastrophenartigem Ausmaß, die bei fast jedem eine tiefe Verzweiflung hervorrufen würde. Prädisponierende Faktoren wie bestimmte, z.B. zwanghafte oder asthenische Persönlichkeitszüge oder neurotische Krankheiten in der Vorgeschichte können die Schwelle für die Entwicklung dieses Syndroms senken und seinen Verlauf erschweren, aber die letztgenannten Faktoren sind weder notwendig noch ausreichend, um das Auftreten der Störung zu erklären. Typische Merkmale sind das wiederholte Erleben des Traumas in sich aufdrängenden Erinnerungen (Nachhallerinnerungen, Flashbacks), Träumen oder Albträumen, die vor dem Hintergrund eines andauernden Gefühls von Betäubtsein und emotionaler Stumpfheit auftreten. Ferner finden sich Gleichgültigkeit gegenüber anderen Menschen, Teilnahmslosigkeit der Umgebung gegenüber, Freudlosigkeit sowie Vermeidung von Aktivitäten und Situationen, die Erinnerungen an das Trauma wachrufen könnten. Meist tritt ein Zustand von vegetativer Übererregtheit mit Vigilanzsteigerung, einer übermäßigen Schreckhaftigkeit und Schlafstörung auf. Angst und Depression sind häufig mit den genannten Symptomen und Merkmalen assoziiert und Suizidgedanken sind nicht selten. Der Beginn folgt dem Trauma mit einer Latenz, die wenige Wochen bis Monate dauern kann. Der Verlauf ist wechselhaft, in der Mehrzahl der Fälle kann jedoch eine Heilung erwartet werden. In wenigen Fällen nimmt die Störung über viele Jahre einen chronischen Verlauf und geht dann in eine andauernde Persönlichkeitsänderung (F62.0) über.

Traumatische Neurose

F43.2 **Anpassungsstörungen**

Hierbei handelt es sich um Zustände von subjektiver Bedrängnis und emotionaler Beeinträchtigung, die im Allgemeinen soziale Funktionen und Leistungen behindern und während des Anpassungsprozesses nach einer entscheidenden Lebensveränderung oder nach belastenden Lebensereignissen auftreten. Die Belastung kann das soziale Netz des Betroffenen beschädigt haben (wie bei einem Trauerfall oder Trennungserlebnissen) oder das weitere Umfeld sozialer Unterstützung oder soziale Werte (wie bei Emigration oder nach Flucht). Sie kann auch in einem größeren Entwicklungsschritt oder einer Krise bestehen (wie Schulbesuch, Elternschaft, Misserfolg, Erreichen eines ersehnten Zieles und Ruhestand). Die individuelle Prädisposition oder Vulnerabilität spielt bei dem möglichen Auftreten und bei der Form der Anpassungsstörung eine bedeutsame Rolle; es ist aber dennoch davon auszugehen, dass das Krankheitsbild ohne die Belastung nicht entstanden wäre. Die Anzeichen sind unterschiedlich und umfassen depressive Stimmung, Angst oder Sorge (oder eine Mischung von diesen). Außerdem kann ein Gefühl bestehen, mit den alltäglichen Gegebenheiten nicht zurechtzukommen, diese nicht vorausplanen oder fortsetzen zu können. Störungen des Sozialverhaltens können insbesondere bei Jugendlichen ein zusätzliches Symptom sein.

Hervorstechendes Merkmal kann eine kurze oder längere depressive Reaktion oder eine Störung anderer Gefühle und des Sozialverhaltens sein.

Hospitalismus bei Kindern
Kulturschock
Trauerreaktion

Exkl.: Trennungsangst in der Kindheit (F93.0)

F43.8 **Sonstige Reaktionen auf schwere Belastung**

F43.9 **Reaktion auf schwere Belastung, nicht näher bezeichnet**

F44.- Dissoziative Störungen [Konversionsstörungen]

Das allgemeine Kennzeichen der dissoziativen oder Konversionsstörungen besteht in teilweisem oder völligem Verlust der normalen Integration der Erinnerung an die Vergangenheit, des Identitätsbewusstseins, der Wahrnehmung unmittelbarer Empfindungen sowie der Kontrolle von Körperbewegungen. Alle dissoziativen Störungen neigen nach einigen Wochen oder Monaten zur Remission, besonders wenn der Beginn mit einem traumatisierenden Lebensereignis verbunden ist. Eher chronische Störungen, besonders Lähmungen und Gefühlsstörungen, entwickeln sich, wenn der Beginn mit unlösbaren Problemen oder interpersonalen Schwierigkeiten verbunden ist. Diese Störungen wurden früher als verschiedene Formen der "Konversionsneurose oder Hysterie" klassifiziert. Sie werden als ursächlich psychogen angesehen, in enger zeitlicher Verbindung mit traumatisierenden Ereignissen, unlösbaren oder unerträglichen Konflikten oder gestörten Beziehungen. Die Symptome verkörpern häufig das Konzept der betroffenen Person, wie sich eine körperliche Krankheit manifestieren müsste. Körperliche Untersuchung und Befragungen geben keinen Hinweis auf eine bekannte somatische oder neurologische Krankheit. Zusätzlich ist der Funktionsverlust offensichtlich Ausdruck emotionaler Konflikte oder Bedürfnisse. Die Symptome können sich in enger Beziehung zu psychischer Belastung entwickeln und erscheinen oft plötzlich. Nur Störungen der körperlichen Funktionen, die normalerweise unter willentlicher Kontrolle stehen, und Verlust der sinnlichen Wahrnehmung sind hier eingeschlossen. Störungen mit Schmerz und anderen komplexen körperlichen Empfindungen, die durch das vegetative Nervensystem vermittelt werden, sind unter Somatisierungsstörungen (F45.0) zu klassifizieren. Die Möglichkeit eines späteren Auftretens ernsthafter körperlicher oder psychiatrischer Störungen muss immer mitbedacht werden.

Inkl.: Hysterie
Hysterische Psychose
Konversionshysterie
Konversionsreaktion

Exkl.: Simulation [bewusste Simulation] (Z76.8)

F44.0 Dissoziative Amnesie

Das wichtigste Kennzeichen ist der Verlust der Erinnerung für meist wichtige aktuelle Ereignisse, die nicht durch eine organische psychische Störung bedingt ist und für den eine übliche Vergesslichkeit oder Ermüdung als Erklärung nicht ausreicht. Die Amnesie bezieht sich meist auf traumatische Ereignisse wie Unfälle oder unerwartete Trauerfälle und ist in der Regel unvollständig und selektiv. Eine vollständige und generalisierte Amnesie ist selten, dann gewöhnlich Symptom einer Fugue (F44.1) und auch als solche zu klassifizieren. Die Diagnose sollte nicht bei hirnorganischen Störungen, Intoxikationen oder extremer Erschöpfung gestellt werden.

Exkl.: Alkohol- oder sonstige substanzbedingte amnestische Störung (F10-F19, vierte Stelle .6)
Amnesie:
- anterograd (R41.1)
- retrograd (R41.2)
- o.n.A. (R41.3)

Nicht alkoholbedingtes organisches amnestisches Syndrom (F04)
Postiktale Amnesie bei Epilepsie (G40.-)

F44.1 Dissoziative Fugue

Eine dissoziative Fugue ist eine zielgerichtete Ortsveränderung, die über die gewöhnliche Alltagsmobilität hinausgeht. Darüber hinaus zeigt sie alle Kennzeichen einer dissoziativen Amnesie (F44.0). Obwohl für die Zeit der Fugue eine Amnesie besteht, kann das Verhalten des Patienten während dieser Zeit auf unabhängige Beobachter vollständig normal wirken.

Exkl.: Postiktale Fugue bei Epilepsie (G40.-)

F44.2 Dissoziativer Stupor

Dissoziativer Stupor wird aufgrund einer beträchtlichen Verringerung oder des Fehlens von willkürlichen Bewegungen und normalen Reaktionen auf äußere Reize wie Licht, Geräusche oder Berührung diagnostiziert. Dabei lassen Befragung und Untersuchung keinen Anhalt für eine körperliche Ursache erkennen. Zusätzliche Hinweise auf die psychogene Verursachung geben kurz vorhergegangene belastende Ereignisse oder Probleme.

Exkl.: Organische katatone Störung (F06.1)
Stupor:
- depressiv (F31-F33)
- kataton (F20.2)
- manisch (F30.2)
- o.n.A. (R40.1)

F44.3 **Trance- und Besessenheitszustände**

Bei diesen Störungen tritt ein zeitweiliger Verlust der persönlichen Identität und der vollständigen Wahrnehmung der Umgebung auf. Hier sind nur Trancezustände zu klassifizieren, die unfreiwillig oder ungewollt sind, und die außerhalb von religiösen oder kulturell akzeptierten Situationen auftreten.

Exkl.: Zustandsbilder bei:
- Intoxikation mit psychotropen Substanzen (F10-F19, vierte Stelle .0)
- organischem Psychosyndrom nach Schädelhirntrauma (F07.2)
- organischer Persönlichkeitsstörung (F07.0)
- Schizophrenie (F20.-)
- vorübergehenden akuten psychotischen Störungen (F23.-)

F44.4 **Dissoziative Bewegungsstörungen**

Die häufigsten Formen zeigen den vollständigen oder teilweisen Verlust der Bewegungsfähigkeit eines oder mehrerer Körperglieder. Sie haben große Ähnlichkeit mit fast jeder Form von Ataxie, Apraxie, Akinesie, Aphonie, Dysarthrie, Dyskinesie, Anfällen oder Lähmungen.

Psychogen:
- Aphonie
- Dysphonie

F44.5 **Dissoziative Krampfanfälle**

Dissoziative Krampfanfälle können epileptischen Anfällen bezüglich ihrer Bewegungen sehr stark ähneln. Zungenbiss, Verletzungen beim Sturz oder Urininkontinenz sind jedoch selten. Ein Bewusstseinsverlust fehlt oder es findet sich statt dessen ein stupor- oder tranceähnlicher Zustand.

F44.6 **Dissoziative Sensibilitäts- und Empfindungsstörungen**

Die Grenzen anästhetischer Hautareale entsprechen oft eher den Vorstellungen des Patienten über Körperfunktionen als medizinischen Tatsachen. Es kann auch unterschiedliche Ausfälle der sensorischen Modalitäten geben, die nicht Folge einer neurologischen Läsion sein können. Sensorische Ausfälle können von Klagen über Parästhesien begleitet sein. Vollständige Seh- oder Hörverluste bei dissoziativen Störungen sind selten.

Psychogene Schwerhörigkeit oder Taubheit

F44.7 **Dissoziative Störungen [Konversionsstörungen], gemischt**

Kombinationen der unter F44.0-F44.6 beschriebenen Störungen.

F44.8- **Sonstige dissoziative Störungen [Konversionsstörungen]**

F44.80 Ganser-Syndrom

F44.81 Multiple Persönlichkeit(sstörung)

F44.82 Transitorische dissoziative Störungen [Konversionsstörungen] in Kindheit und Jugend

F44.88 Sonstige dissoziative Störungen [Konversionsstörungen]
Psychogen:
- Dämmerzustand
- Verwirrtheit

F44.9 **Dissoziative Störung [Konversionsstörung], nicht näher bezeichnet**

F45.- Somatoforme Störungen

Das Charakteristikum ist die wiederholte Darbietung körperlicher Symptome in Verbindung mit hartnäckigen Forderungen nach medizinischen Untersuchungen trotz wiederholter negativer Ergebnisse und Versicherung der Ärzte, dass die Symptome nicht körperlich begründbar sind. Wenn somatische Störungen vorhanden sind, erklären sie nicht die Art und das Ausmaß der Symptome, das Leiden und die innerliche Beteiligung des Patienten.

Für die Anwendung der Schlüsselnummer F45.41 sind die vorgenannten Kriterien nicht heranzuziehen. Für die Anwendung dieser Kategorie gelten die im Hinweistext der Schlüsselnummer aufgeführten Kriterien.

Exkl.: Ausreißen der Haare (F98.4-)
Daumenlutschen (F98.88)
Dissoziative Störungen (F44.-)
Lallen (F80.0)
Lispeln (F80.8)
Nägelkauen (F98.88)
Psychologische oder Verhaltensfaktoren bei anderenorts klassifizierten Störungen und Krankheiten (F54)
Sexuelle Funktionsstörungen, nicht verursacht durch eine organische Störung oder Krankheit (F52.-)
Ticstörungen (im Kindes- und Jugendalter) (F95.-)
Tourette-Syndrom (F95.2)
Trichotillomanie (F63.3)

F45.0 Somatisierungsstörung

Charakteristisch sind multiple, wiederholt auftretende und häufig wechselnde körperliche Symptome, die wenigstens zwei Jahre bestehen. Die meisten Patienten haben eine lange und komplizierte Patienten-Karriere hinter sich, sowohl in der Primärversorgung als auch in spezialisierten medizinischen Einrichtungen, wo viele negative Untersuchungen und ergebnislose explorative Operationen durchgeführt sein können. Die Symptome können sich auf jeden Körperteil oder jedes System des Körpers beziehen. Der Verlauf der Störung ist chronisch und fluktuierend und häufig mit einer langdauernden Störung des sozialen, interpersonalen und familiären Verhaltens verbunden. Eine kurzdauernde (weniger als zwei Jahre) und weniger auffallende Symptomatik wird besser unter F45.1 klassifiziert (undifferenzierte Somatisierungsstörung).

Briquet-Syndrom
Multiple psychosomatische Störung

Exkl.: Simulation [bewusste Simulation] (Z76.8)

F45.1 Undifferenzierte Somatisierungsstörung

Wenn die körperlichen Beschwerden zahlreich, unterschiedlich und hartnäckig sind, aber das vollständige und typische klinische Bild einer Somatisierungsstörung nicht erfüllt ist, ist die Diagnose undifferenzierte Somatisierungsstörung zu erwägen.

Undifferenzierte psychosomatische Störung

F45.2 Hypochondrische Störung

Vorherrschendes Kennzeichen ist eine beharrliche Beschäftigung mit der Möglichkeit, an einer oder mehreren schweren und fortschreitenden körperlichen Krankheiten zu leiden. Die Patienten manifestieren anhaltende körperliche Beschwerden oder anhaltende Beschäftigung mit ihren körperlichen Phänomenen. Normale oder allgemeine Körperwahrnehmungen und Symptome werden von dem betreffenden Patienten oft als abnorm und belastend interpretiert und die Aufmerksamkeit meist auf nur ein oder zwei Organe oder Organsysteme des Körpers fokussiert. Depression und Angst finden sich häufig und können dann zusätzliche Diagnosen rechtfertigen.

Dysmorphophobie (nicht wahnhaft)
Hypochondrie
Hypochondrische Neurose
Körperdysmorphophobe Störung
Nosophobie

Exkl.: Auf die körperlichen Funktionen oder die Körperform fixierte Wahnphänomene (F22.-)
Wahnhafte Dysmorphophobie (F22.8)

F45.3- **Somatoforme autonome Funktionsstörung**

Die Symptome werden vom Patienten so geschildert, als beruhten sie auf der körperlichen Krankheit eines Systems oder eines Organs, das weitgehend oder vollständig vegetativ innerviert und kontrolliert wird, so etwa des kardiovaskulären, des gastrointestinalen, des respiratorischen oder des urogenitalen Systems. Es finden sich meist zwei Symptomgruppen, die beide nicht auf eine körperliche Krankheit des betreffenden Organs oder Systems hinweisen. Die erste Gruppe umfasst Beschwerden, die auf objektivierbaren Symptomen der vegetativen Stimulation beruhen wie etwa Herzklopfen, Schwitzen, Erröten, Zittern. Sie sind Ausdruck der Furcht vor und Beeinträchtigung durch eine(r) somatische(n) Störung. Die zweite Gruppe beinhaltet subjektive Beschwerden unspezifischer und wechselnder Natur, wie flüchtige Schmerzen, Brennen, Schwere, Enge und Gefühle, aufgebläht oder auseinander gezogen zu werden, die vom Patienten einem spezifischen Organ oder System zugeordnet werden.

Da-Costa-Syndrom
Herzneurose
Magenneurose
Neurozirkulatorische Asthenie
Psychogene Formen:
- Aerophagie
- Colon irritabile
- Diarrhoe
- Dyspepsie
- Dysurie
- erhöhte Miktionshäufigkeit
- Flatulenz
- Husten
- Hyperventilation
- Pylorospasmen
- Singultus

Exkl.: Psychische und Verhaltenseinflüsse bei anderenorts klassifizierten Störungen oder Krankheiten (F54)

F45.30 Herz und Kreislaufsystem

F45.31 Oberes Verdauungssystem

F45.32 Unteres Verdauungssystem

F45.33 Atmungssystem

F45.34 Urogenitalsystem

F45.37 Mehrere Organe und Systeme

F45.38 Sonstige Organe und Systeme

F45.39 Nicht näher bezeichnetes Organ oder System

F45.4- **Anhaltende Schmerzstörung**

Schmerzzustände mit vermutlich psychogenem Ursprung, die im Verlauf depressiver Störungen oder einer Schizophrenie auftreten, sollten hier nicht berücksichtigt werden.

Exkl.: Rückenschmerzen o.n.A. (M54.9-)
Schmerz:
- akut (R52.0)
- chronisch (R52.2)
- therapieresistent (R52.1)
- o.n.A. (R52.9)

F45.40 Anhaltende somatoforme Schmerzstörung

Die vorherrschende Beschwerde ist ein andauernder, schwerer und quälender Schmerz, der durch einen physiologischen Prozess oder eine körperliche Störung nicht hinreichend erklärt werden kann. Er tritt in Verbindung mit emotionalen Konflikten oder psychosozialen Belastungen auf, denen die Hauptrolle für Beginn, Schweregrad, Exazerbation oder Aufrechterhaltung der Schmerzen zukommt. Die Folge ist meist eine beträchtlich gesteigerte persönliche oder medizinische Hilfe und Unterstützung.

Psychalgie
Psychogen:
- Kopfschmerz
- Rückenschmerz

Somatoforme Schmerzstörung

Exkl.: Spannungskopfschmerz (G44.2)

F45.41 Chronische Schmerzstörung mit somatischen und psychischen Faktoren

Im Vordergrund des klinischen Bildes stehen seit mindestens 6 Monaten bestehende Schmerzen in einer oder mehreren anatomischen Regionen, die ihren Ausgangspunkt in einem physiologischen Prozess oder einer körperlichen Störung haben. Psychischen Faktoren wird eine wichtige Rolle für Schweregrad, Exazerbation oder Aufrechterhaltung der Schmerzen beigemessen, jedoch nicht die ursächliche Rolle für deren Beginn. Der Schmerz verursacht in klinisch bedeutsamer Weise Leiden und Beeinträchtigungen in sozialen, beruflichen oder anderen wichtigen Funktionsbereichen. Der Schmerz wird nicht absichtlich erzeugt oder vorgetäuscht (wie bei der vorgetäuschten Störung oder Simulation). Schmerzstörungen insbesondere im Zusammenhang mit einer affektiven, Angst-, Somatisierungs- oder psychotischen Störung sollen hier nicht berücksichtigt werden.

Exkl.: Andauernde Persönlichkeitsänderung bei chronischem Schmerzsyndrom (F62.80)
Psychologische Faktoren oder Verhaltensfaktoren bei anderenorts klassifizierten Krankheiten (F54)

F45.8 Sonstige somatoforme Störungen

Hier sollten alle anderen Störungen der Wahrnehmung, der Körperfunktion und des Krankheitsverhaltens klassifiziert werden, die nicht durch das vegetative Nervensystem vermittelt werden, die auf spezifische Teile oder Systeme des Körpers begrenzt sind und mit belastenden Ereignissen oder Problemen eng in Verbindung stehen.

Psychogen:
- Dysmenorrhoe
- Dysphagie, einschließlich "Globus hystericus"
- Pruritus
- Tortikollis
- Zähneknirschen

F45.9 Somatoforme Störung, nicht näher bezeichnet
Psychosomatische Störung o.n.A.

F48.- Andere neurotische Störungen

F48.0 Neurasthenie

Im Erscheinungsbild zeigen sich beträchtliche kulturelle Unterschiede. Zwei Hauptformen überschneiden sich beträchtlich. Bei einer Form ist das Hauptcharakteristikum die Klage über vermehrte Müdigkeit nach geistigen Anstrengungen, häufig verbunden mit abnehmender Arbeitsleistung oder Effektivität bei der Bewältigung täglicher Aufgaben. Die geistige Ermüdbarkeit wird typischerweise als unangenehmes Eindringen ablenkender Assoziationen oder Erinnerungen beschrieben, als Konzentrationsschwäche und allgemein ineffektives Denken. Bei der anderen Form liegt das Schwergewicht auf Gefühlen körperlicher Schwäche und Erschöpfung nach nur geringer Anstrengung, begleitet von muskulären und anderen Schmerzen und der Unfähigkeit, sich zu entspannen. Bei beiden Formen finden sich eine ganze Reihe von anderen unangenehmen körperlichen Empfindungen wie Schwindelgefühl, Spannungskopfschmerz und allgemeine Unsicherheit. Sorge über abnehmendes geistiges und körperliches Wohlbefinden, Reizbarkeit, Freudlosigkeit, Depression und Angst sind häufig. Der Schlaf ist oft in der ersten und mittleren Phase gestört, es kann aber auch Hypersomnie im Vordergrund stehen.

Ermüdungssyndrom

Soll eine vorausgegangene Krankheit angegeben werden, ist eine zusätzliche Schlüsselnummer zu benutzen.

Exkl.: Asthenie o.n.A. (R53)
Burn-out-Syndrom (Z73)
Chronisches Fatigue-Syndrom [Chronic fatigue syndrome] (G93.3)
Fatigue (R53)
Myalgische Enzephalomyelitis (G93.3)
Psychasthenie (F48.8)
Unwohlsein und Ermüdung (R53)

F48.1 Depersonalisations- und Derealisationssyndrom

Eine seltene Störung, bei der ein Patient spontan beklagt, dass seine geistige Aktivität, sein Körper oder die Umgebung sich in ihrer Qualität verändert haben, und unwirklich, wie in weiter Ferne oder automatisiert erlebt werden. Neben vielen anderen Phänomenen und Symptomen klagen die Patienten am häufigsten über den Verlust von Emotionen, über Entfremdung und Loslösung vom eigenen Denken, vom Körper oder von der umgebenden realen Welt. Trotz der dramatischen Form dieser Erfahrungen ist sich der betreffende Patient der Unwirklichkeit dieser Veränderung bewusst. Das Sensorium ist normal, die Möglichkeiten des emotionalen Ausdrucks intakt. Depersonalisations- und Derealisationsphänomene können im Rahmen einer schizophrenen, depressiven, phobischen oder Zwangsstörung auftreten. In solchen Fällen sollte die Diagnose der im Vordergrund stehenden Störung gestellt werden.

F48.8 **Sonstige neurotische Störungen**
Beschäftigungsneurose, einschließlich Schreibkrämpfen
Dhat-Syndrom
Psychasthenie
Psychasthenische Neurose
Psychogene Synkope

F48.9 **Neurotische Störung, nicht näher bezeichnet**
Neurose o.n.A.

Verhaltensauffälligkeiten mit körperlichen Störungen und Faktoren (F50-F59)

F50.- **Essstörungen**
Exkl.: Anorexia o.n.A. (R63.0)
Fütterschwierigkeiten und Betreuungsfehler (R63.3)
Fütterstörung im Kleinkind- und Kindesalter (F98.2)
Polyphagie (R63.2)

F50.0- **Anorexia nervosa**

Die Anorexia ist durch einen absichtlich selbst herbeigeführten oder aufrechterhaltenen Gewichtsverlust charakterisiert. Am häufigsten ist die Störung bei heranwachsenden Mädchen und jungen Frauen; heranwachsende Jungen und junge Männer, Kinder vor der Pubertät und Frauen bis zur Menopause können ebenfalls betroffen sein. Die Krankheit ist mit einer spezifischen Psychopathologie verbunden, wobei die Angst vor einem dicken Körper und einer schlaffen Körperform als eine tiefverwurzelte überwertige Idee besteht und die Betroffenen eine sehr niedrige Gewichtsschwelle für sich selbst festlegen. Es liegt meist Unterernährung unterschiedlichen Schweregrades vor, die sekundär zu endokrinen und metabolischen Veränderungen und zu körperlichen Funktionsstörungen führt. Zu den Symptomen gehören eingeschränkte Nahrungsauswahl, übertriebene körperliche Aktivitäten, selbstinduziertes Erbrechen und Abführen und der Gebrauch von Appetitzüglern und Diuretika.

Exkl.: Appetitverlust (R63.0)
Psychogener Appetitverlust (F50.8)

F50.00 Anorexia nervosa, restriktiver Typ
Anorexia nervosa, ohne Maßnahmen zur Gewichtsreduktion

F50.01 Anorexia nervosa, aktiver Typ
Anorexia nervosa, bulimischer Typ
Anorexia nervosa, mit Maßnahmen zur Gewichtsreduktion

F50.08 Sonstige und nicht näher bezeichnete Anorexia nervosa
Anorexia nervosa o.n.A.

F50.1 **Atypische Anorexia nervosa**

Es handelt sich um Störungen, die einige Kriterien der Anorexia nervosa erfüllen, das gesamte klinische Bild rechtfertigt die Diagnose jedoch nicht. Zum Beispiel können die Schlüsselsymptome wie deutliche Angst vor dem zu Dicksein oder die Amenorrhoe fehlen, trotz eines erheblichen Gewichtsverlustes und gewichtsreduzierendem Verhalten. Die Diagnose ist bei einer bekannten körperlichen Krankheit mit Gewichtsverlust nicht zu stellen.

F50.2 **Bulimia nervosa**

Ein Syndrom, das durch wiederholte Anfälle von Heißhunger und eine übertriebene Beschäftigung mit der Kontrolle des Körpergewichts charakterisiert ist. Dies führt zu einem Verhaltensmuster von Essanfällen und Erbrechen oder Gebrauch von Abführmitteln. Viele psychische Merkmale dieser Störung ähneln denen der Anorexia nervosa, so die übertriebene Sorge um Körperform und Gewicht. Wiederholtes Erbrechen kann zu Elektrolytstörungen und körperlichen Komplikationen führen. Häufig lässt sich in der Anamnese eine frühere Episode einer Anorexia nervosa mit einem Intervall von einigen Monaten bis zu mehreren Jahren nachweisen.

Bulimie o.n.A.
Hyperorexia nervosa

F50.3 **Atypische Bulimia nervosa**

Es handelt sich um Störungen, die einige Kriterien der Bulimia nervosa erfüllen, das gesamte klinische Bild rechtfertigt die Diagnose jedoch nicht. Zum Beispiel können wiederholte Essanfälle und übermäßiger Gebrauch von Abführmitteln auftreten ohne signifikante Gewichtsveränderungen, oder es fehlt die typische übertriebene Sorge um Körperform und Gewicht.

F50.4 **Essattacken bei anderen psychischen Störungen**

Übermäßiges Essen als Reaktion auf belastende Ereignisse, wie etwa Trauerfälle, Unfälle und Geburt.

Psychogene Essattacken

Exkl.: Übergewicht (E66.-)

F50.5 **Erbrechen bei anderen psychischen Störungen**

Wiederholtes Erbrechen bei dissoziativen Störungen (F44.-) und Hypochondrie (F45.2) und Erbrechen, das nicht unter anderen Zustandsbildern außerhalb des Kapitels V klassifiziert werden kann. Diese Subkategorie kann zusätzlich zu O21.- (übermäßiges Erbrechen in der Schwangerschaft) verwendet werden, wenn hauptsächlich emotionale Faktoren wiederholte Übelkeit und Erbrechen verursachen.

Psychogenes Erbrechen

Exkl.: Erbrechen o.n.A. (R11)
Übelkeit (R11)

F50.8 **Sonstige Essstörungen**

Pica bei Erwachsenen
Psychogener Appetitverlust

Exkl.: Pica im Kindesalter (F98.3)

F50.9 **Essstörung, nicht näher bezeichnet**

F51.- Nichtorganische Schlafstörungen

In vielen Fällen ist eine Schlafstörung Symptom einer anderen psychischen oder körperlichen Krankheit. Ob eine Schlafstörung bei einem bestimmten Patienten ein eigenständiges Krankheitsbild oder einfach Merkmal einer anderen Krankheit (klassifiziert anderenorts in Kapitel V oder in anderen Kapiteln) ist, sollte auf der Basis des klinischen Erscheinungsbildes, des Verlaufs sowie aufgrund therapeutischer Erwägungen und Prioritäten zum Zeitpunkt der Konsultation entschieden werden. Wenn die Schlafstörung eine der Hauptbeschwerden darstellt und als eigenständiges Zustandsbild aufgefasst wird, dann soll diese Kodierung gemeinsam mit dazugehörenden Diagnosen verwendet werden, welche die Psychopathologie und Pathophysiologie des gegebenen Falles beschreiben. Diese Kategorie umfasst nur Schlafstörungen, bei denen emotionale Ursachen als primärer Faktor aufgefasst werden, und die nicht durch anderenorts klassifizierte körperliche Störungen verursacht werden.

Exkl.: Schlafstörungen (organisch) (G47.-)

F51.0 **Nichtorganische Insomnie**

Insomnie ist ein Zustandsbild mit einer ungenügenden Dauer und Qualität des Schlafes, das über einen beträchtlichen Zeitraum besteht und Einschlafstörungen, Durchschlafstörungen und frühmorgendliches Erwachen einschließt. Insomnie ist ein häufiges Symptom vieler psychischer und somatischer Störungen und soll daher nur zusätzlich klassifiziert werden, wenn sie das klinische Bild beherrscht.

Exkl.: Insomnie (organisch) (G47.0)

F51.1 **Nichtorganische Hypersomnie**

Hypersomnie ist definiert entweder als Zustand exzessiver Schläfrigkeit während des Tages und Schlafattacken (die nicht durch eine inadäquate Schlafdauer erklärbar sind) oder durch verlängerte Übergangszeiten bis zum Wachzustand nach dem Aufwachen. Bei Fehlen einer organischen Ursache für die Hypersomnie ist dieses Zustandsbild gewöhnlich mit anderen psychischen Störungen verbunden.

Exkl.: Hypersomnie (organisch) (G47.1)
Narkolepsie (G47.4)

F51.2 **Nichtorganische Störung des Schlaf-Wach-Rhythmus**

Eine Störung des Schlaf-Wach-Rhythmus ist definiert als Mangel an Synchronizität zwischen dem individuellen Schlaf-Wach-Rhythmus und dem erwünschten Schlaf-Wach-Rhythmus der Umgebung. Dies führt zu Klagen über Schlaflosigkeit und Hypersomnie.

Psychogene Umkehr:
- Schlafrhythmus
- Tag-Nacht-Rhythmus
- 24-Stunden-Rhythmus

Exkl.: Störungen des Schlaf-Wach-Rhythmus (organisch) (G47.2)

F51.3 **Schlafwandeln [Somnambulismus]**

Schlafwandeln oder Somnambulismus ist ein Zustand veränderter Bewusstseinslage, in dem Phänomene von Schlaf und Wachsein kombiniert sind. Während einer schlafwandlerischen Episode verlässt die betreffende Person das Bett, häufig während des ersten Drittels des Nachtschlafes, geht umher, zeigt ein herabgesetztes Bewusstsein, verminderte Reaktivität und Geschicklichkeit. Nach dem Erwachen besteht meist keine Erinnerung an das Schlafwandeln mehr.

F51.4 **Pavor nocturnus**

Nächtliche Episoden äußerster Furcht und Panik mit heftigem Schreien, Bewegungen und starker autonomer Erregung. Die betroffene Person setzt sich oder steht mit einem Panikschrei auf, gewöhnlich während des ersten Drittels des Nachtschlafes. Häufig stürzt sie zur Tür wie um zu entfliehen, meist aber ohne den Raum zu verlassen. Nach dem Erwachen fehlt die Erinnerung an das Geschehen oder ist auf ein oder zwei bruchstückhafte bildhafte Vorstellungen begrenzt.

F51.5 **Albträume [Angstträume]**

Traumerleben voller Angst oder Furcht, mit sehr detaillierter Erinnerung an den Trauminhalt. Dieses Traumerleben ist sehr lebhaft, Themen sind die Bedrohung des Lebens, der Sicherheit oder der Selbstachtung. Oft besteht eine Wiederholung gleicher oder ähnlicher erschreckender Albtraumthemen. Während einer typischen Episode besteht eine autonome Stimulation, aber kein wahrnehmbares Schreien oder Körperbewegungen. Nach dem Aufwachen wird der Patient rasch lebhaft und orientiert.

Angsttraumstörung

F51.8 **Sonstige nichtorganische Schlafstörungen**

F51.9 **Nichtorganische Schlafstörung, nicht näher bezeichnet**
Emotional bedingte Schlafstörung o.n.A.

F52.- Sexuelle Funktionsstörungen, nicht verursacht durch eine organische Störung oder Krankheit

Sexuelle Funktionsstörungen verhindern die von der betroffenen Person gewünschte sexuelle Beziehung. Die sexuellen Reaktionen sind psychosomatische Prozesse, d.h. bei der Entstehung von sexuellen Funktionsstörungen sind gewöhnlich sowohl psychologische als auch somatische Prozesse beteiligt.

Exkl.: Dhat-Syndrom (F48.8)

F52.0 **Mangel oder Verlust von sexuellem Verlangen**

Der Verlust des sexuellen Verlangens ist das Grundproblem und beruht nicht auf anderen sexuellen Störungen wie Erektionsstörungen oder Dyspareunie.

Frigidität
Sexuelle Hypoaktivität

F52.1 **Sexuelle Aversion und mangelnde sexuelle Befriedigung**

Entweder ist der Bereich sexueller Partnerbeziehungen mit so großer Furcht oder Angst verbunden, dass sexuelle Aktivitäten vermieden werden (sexuelle Aversion) oder sexuelle Reaktionen verlaufen normal und ein Orgasmus wird erlebt, aber ohne die entsprechende Lust daran (Mangel an sexueller Befriedigung).

Sexuelle Anhedonie

F52.2 **Versagen genitaler Reaktionen**

Das Hauptproblem ist bei Männern die Erektionsstörung (Schwierigkeit, eine für einen befriedigenden Geschlechtsverkehr notwendige Erektion zu erlangen oder aufrecht zu erhalten). Bei Frauen ist das Hauptproblem mangelnde oder fehlende vaginale Lubrikation.

Erektionsstörung (beim Mann)
Psychogene Impotenz
Störung der sexuellen Erregung bei der Frau

Exkl.: Impotenz organischen Ursprungs (N48.4)

F52.3 **Orgasmusstörung**

Der Orgasmus tritt nicht oder nur stark verzögert ein.

Gehemmter Orgasmus (weiblich) (männlich)
Psychogene Anorgasmie

F52.4 **Ejaculatio praecox**

Unfähigkeit, die Ejakulation ausreichend zu kontrollieren, damit der Geschlechtsverkehr für beide Partner befriedigend ist.

F52.5 **Nichtorganischer Vaginismus**

Spasmus der die Vagina umgebenden Beckenbodenmuskulatur, wodurch der Introitus vaginae verschlossen wird. Die Immission des Penis ist unmöglich oder schmerzhaft.

Psychogener Vaginismus

Exkl.: Vaginismus (organisch) (N94.2)

F52.6 **Nichtorganische Dyspareunie**

Eine Dyspareunie (Schmerzen während des Sexualverkehrs) tritt sowohl bei Frauen als auch bei Männern auf. Sie kann häufig einem lokalen krankhaften Geschehen zugeordnet werden und sollte dann unter der entsprechenden Störung klassifiziert werden. Diese Kategorie sollte nur dann verwendet werden, wenn keine andere primäre nichtorganische Sexualstörung vorliegt (z.B. Vaginismus oder mangelnde/fehlende vaginale Lubrikation).

Psychogene Dyspareunie

Exkl.: Dyspareunie (organisch) (N94.1)

F52.7 **Gesteigertes sexuelles Verlangen**
Nymphomanie
Satyriasis

F52.8 **Sonstige sexuelle Funktionsstörungen, nicht verursacht durch eine organische Störung oder Krankheit**

F52.9 **Nicht näher bezeichnete sexuelle Funktionsstörung, nicht verursacht durch eine organische Störung oder Krankheit**

F53.- Psychische oder Verhaltensstörungen im Wochenbett, anderenorts nicht klassifiziert

Hier sind nur psychische Störungen im Zusammenhang mit dem Wochenbett zu klassifizieren (Beginn innerhalb von sechs Wochen nach der Geburt), die nicht die Kriterien für anderenorts im Kapitel V (F) klassifizierte Störungen erfüllen. Hier wird verschlüsselt, entweder weil nur ungenügende Informationen verfügbar sind, oder weil man annimmt, dass spezielle zusätzliche klinische Aspekte vorliegen, die ihre Klassifikation an anderer Stelle unangemessen erscheinen lassen.

F53.0 **Leichte psychische und Verhaltensstörungen im Wochenbett, anderenorts nicht klassifiziert**
Depression:
- postnatal o.n.A.
- postpartal o.n.A.

F53.1 **Schwere psychische und Verhaltensstörungen im Wochenbett, anderenorts nicht klassifiziert**
Puerperalpsychose o.n.A.

F53.8 **Sonstige psychische und Verhaltensstörungen im Wochenbett, anderenorts nicht klassifiziert**

F53.9 **Psychische Störung im Wochenbett, nicht näher bezeichnet**

F54 Psychologische Faktoren oder Verhaltensfaktoren bei anderenorts klassifizierten Krankheiten

Diese Kategorie sollte verwendet werden, um psychische Faktoren und Verhaltenseinflüsse zu erfassen, die eine wesentliche Rolle in der Ätiologie körperlicher Krankheiten spielen, die in anderen Kapiteln der ICD-10 klassifiziert werden. Die sich hierbei ergebenden psychischen Störungen sind meist leicht, oft lang anhaltend (wie Sorgen, emotionale Konflikte, ängstliche Erwartung) und rechtfertigen nicht die Zuordnung zu einer der anderen Kategorien des Kapitels V.

Inkl.: Psychische Faktoren, die körperliche Störungen bewirken
Beispiele für den Gebrauch dieser Kategorie sind:
- Asthma F54 und J45.-
- Colitis ulcerosa F54 und K51.-
- Dermatitis F54 und L23-L25
- Magenulkus F54 und K25.-
- Reizdarmsyndrom F54 und K58.-
- Urtikaria F54 und L50.-

Soll eine assoziierte körperliche Krankheit angegeben werden, ist eine zusätzliche Schlüsselnummer zu benutzen.

Exkl.: Spannungskopfschmerz (G44.2)

F55.- **Schädlicher Gebrauch von nichtabhängigkeitserzeugenden Substanzen**

Eine große Zahl von Arzneimitteln und Naturheilmitteln können missbraucht werden. Die wichtigsten Gruppen sind: 1. Psychotrope Substanzen, die keine Abhängigkeit hervorrufen, z.B. Antidepressiva, 2. Laxanzien, 3. Analgetika, die ohne ärztliche Verordnung erworben werden können, z.B. Aspirin und Paracetamol. Der anhaltende Gebrauch dieser Substanzen ist oft mit unnötigen Kontakten mit medizinischen und anderen Hilfseinrichtungen verbunden und manchmal von schädlichen körperlichen Auswirkungen der Substanzen begleitet.

Der Versuch, dem Gebrauch der Substanz entgegenzusteuern oder ihn zu verbieten, stößt oft auf Widerstand. Bei Laxanzien und Analgetika führt der Missbrauch trotz Warnungen vor (oder sogar trotz der Entwicklung derselben) zu körperlichen Schäden, wie Nierenfunktions- oder Elektrolytstörungen. Obwohl die betreffende Person ein starkes Verlangen nach der Substanz hat, entwickeln sich keine Abhängigkeit bzw. Entzugssymptome wie bei den unter F10-F19 klassifizierten psychotropen Substanzen.

Inkl.: Laxanziengewöhnung
Missbrauch von:
- Antazida
- Pflanzen oder Naturheilmitteln
- Steroiden oder Hormonen
- Vitaminen

Exkl.: Missbrauch abhängigkeitserzeugender psychotroper Substanzen (F10-F19)

F55.0 **Antidepressiva**

F55.1 **Laxanzien**

F55.2 **Analgetika**

F55.3 **Antazida**

F55.4 **Vitamine**

F55.5 **Steroide und Hormone**

F55.6 **Pflanzen oder Naturheilmittel**

F55.8 **Sonstige Substanzen**

F55.9 **Nicht näher bezeichnete Substanz**

F59 **Nicht näher bezeichnete Verhaltensauffälligkeiten bei körperlichen Störungen und Faktoren**

Inkl.: Psychogene körperliche Funktionsstörung o.n.A.

Persönlichkeits- und Verhaltensstörungen (F60-F69)

Dieser Abschnitt enthält eine Reihe von klinisch wichtigen, meist länger anhaltenden Zustandsbildern und Verhaltensmustern. Sie sind Ausdruck des charakteristischen, individuellen Lebensstils, des Verhältnisses zur eigenen Person und zu anderen Menschen. Einige dieser Zustandsbilder und Verhaltensmuster entstehen als Folge konstitutioneller Faktoren und sozialer Erfahrungen schon früh im Verlauf der individuellen Entwicklung, während andere erst später im Leben erworben werden. Die spezifischen Persönlichkeitsstörungen (F60.-), die kombinierten und anderen Persönlichkeitsstörungen (F61) und die Persönlichkeitsänderungen (F62.-) sind tief verwurzelte, anhaltende Verhaltensmuster, die sich in starren Reaktionen auf unterschiedliche persönliche und soziale Lebenslagen zeigen. Sie verkörpern gegenüber der Mehrheit der betreffenden Bevölkerung deutliche Abweichungen im Wahrnehmen, Denken, Fühlen und in den Beziehungen zu anderen. Solche Verhaltensmuster sind meistens stabil und beziehen sich auf vielfältige Bereiche des Verhaltens und der psychologischen Funktionen. Häufig gehen sie mit einem unterschiedlichen Ausmaß persönlichen Leidens und gestörter sozialer Funktionsfähigkeit einher.

F60.- **Spezifische Persönlichkeitsstörungen**

Es handelt sich um schwere Störungen der Persönlichkeit und des Verhaltens der betroffenen Person, die nicht direkt auf eine Hirnschädigung oder -krankheit oder auf eine andere psychiatrische Störung zurückzuführen sind. Sie erfassen verschiedene Persönlichkeitsbereiche und gehen beinahe immer mit persönlichen und sozialen Beeinträchtigungen einher. Persönlichkeitsstörungen treten meist in der Kindheit oder in der Adoleszenz in Erscheinung und bestehen während des Erwachsenenalters weiter.

F60.0 Paranoide Persönlichkeitsstörung

Diese Persönlichkeitsstörung ist durch übertriebene Empfindlichkeit gegenüber Zurückweisung, Nachtragen von Kränkungen, durch Misstrauen, sowie eine Neigung, Erlebtes zu verdrehen gekennzeichnet, indem neutrale oder freundliche Handlungen anderer als feindlich oder verächtlich missgedeutet werden, wiederkehrende unberechtigte Verdächtigungen hinsichtlich der sexuellen Treue des Ehegatten oder Sexualpartners, schließlich durch streitsüchtiges und beharrliches Bestehen auf eigenen Rechten. Diese Personen können zu überhöhtem Selbstwertgefühl und häufiger, übertriebener Selbstbezogenheit neigen.

Persönlichkeit(sstörung):
• expansiv-paranoid
• fanatisch
• paranoid
• querulatorisch
• sensitiv paranoid

Exkl.: Paranoia (F22.0)
Paranoia querulans (F22.8)
Paranoid:
• Psychose (F22.0)
• Schizophrenie (F20.0)
• Zustand (F22.0)

F60.1 Schizoide Persönlichkeitsstörung

Eine Persönlichkeitsstörung, die durch einen Rückzug von affektiven, sozialen und anderen Kontakten mit übermäßiger Vorliebe für Phantasie, einzelgängerisches Verhalten und in sich gekehrte Zurückhaltung gekennzeichnet ist. Es besteht nur ein begrenztes Vermögen, Gefühle auszudrücken und Freude zu erleben.

Exkl.: Asperger-Syndrom (F84.5)
Schizoide Störung des Kindesalters (F84.5)
Schizophrenie (F20.-)
Schizotype Störung (F21)
Wahnhafte Störung (F22.0)

F60.2 Dissoziale Persönlichkeitsstörung

Eine Persönlichkeitsstörung, die durch eine Missachtung sozialer Verpflichtungen und herzloses Unbeteiligtsein an Gefühlen für andere gekennzeichnet ist. Zwischen dem Verhalten und den herrschenden sozialen Normen besteht eine erhebliche Diskrepanz. Das Verhalten erscheint durch nachteilige Erlebnisse, einschließlich Bestrafung, nicht änderungsfähig. Es besteht eine geringe Frustrationstoleranz und eine niedrige Schwelle für aggressives, auch gewalttätiges Verhalten, eine Neigung, andere zu beschuldigen oder vordergründige Rationalisierungen für das Verhalten anzubieten, durch das der betreffende Patient in einen Konflikt mit der Gesellschaft geraten ist.

Persönlichkeit(sstörung):
• amoralisch
• antisozial
• asozial
• psychopathisch
• soziopathisch

Exkl.: Emotional instabile Persönlichkeit(sstörung) (F60.3-)
Störungen des Sozialverhaltens (F91.-)

F60.3- Emotional instabile Persönlichkeitsstörung

Eine Persönlichkeitsstörung mit deutlicher Tendenz, Impulse ohne Berücksichtigung von Konsequenzen auszuagieren, verbunden mit unvorhersehbarer und launenhafter Stimmung. Es besteht eine Neigung zu emotionalen Ausbrüchen und eine Unfähigkeit, impulshaftes Verhalten zu kontrollieren. Ferner besteht eine Tendenz zu streitsüchtigem Verhalten und zu Konflikten mit anderen, insbesondere wenn impulsive Handlungen durchkreuzt oder behindert werden. Zwei Erscheinungsformen können unterschieden werden: Ein impulsiver Typus, vorwiegend gekennzeichnet durch emotionale Instabilität und mangelnde Impulskontrolle; und ein Borderline- Typus, zusätzlich gekennzeichnet durch Störungen des Selbstbildes, der Ziele und der inneren Präferenzen, durch ein chronisches Gefühl von Leere, durch intensive, aber unbeständige Beziehungen und eine Neigung zu selbstdestruktivem Verhalten mit parasuizidalen Handlungen und Suizidversuchen.

Exkl.: Dissoziale Persönlichkeitsstörung (F60.2)

F60.30 Impulsiver Typ
Persönlichkeit(sstörung):
• aggressiv
• reizbar (explosiv)

F60.31 Borderline-Typ

F60.4 **Histrionische Persönlichkeitsstörung**

Eine Persönlichkeitsstörung, die durch oberflächliche und labile Affektivität, Dramatisierung, einen theatralischen, übertriebenen Ausdruck von Gefühlen, durch Suggestibilität, Egozentrik, Genusssucht, Mangel an Rücksichtnahme, erhöhte Kränkbarkeit und ein dauerndes Verlangen nach Anerkennung, äußeren Reizen und Aufmerksamkeit gekennzeichnet ist.

Persönlichkeit(sstörung):
- hysterisch
- infantil

F60.5 **Anankastische [zwanghafte] Persönlichkeitsstörung**

Eine Persönlichkeitsstörung, die durch Gefühle von Zweifel, Perfektionismus, übertriebener Gewissenhaftigkeit, ständigen Kontrollen, Halsstarrigkeit, Vorsicht und Starrheit gekennzeichnet ist. Es können beharrliche und unerwünschte Gedanken oder Impulse auftreten, die nicht die Schwere einer Zwangsstörung erreichen.

Zwanghafte Persönlichkeit(sstörung)
Zwangspersönlichkeit(sstörung)

Exkl.: Zwangsstörung (F42.-)

F60.6 **Ängstliche (vermeidende) Persönlichkeitsstörung**

Eine Persönlichkeitsstörung, die durch Gefühle von Anspannung und Besorgtheit, Unsicherheit und Minderwertigkeit gekennzeichnet ist. Es besteht eine andauernde Sehnsucht nach Zuneigung und Akzeptiertwerden, eine Überempfindlichkeit gegenüber Zurückweisung und Kritik mit eingeschränkter Beziehungsfähigkeit. Die betreffende Person neigt zur Überbetonung potentieller Gefahren oder Risiken alltäglicher Situationen bis zur Vermeidung bestimmter Aktivitäten.

F60.7 **Abhängige (asthenische) Persönlichkeitsstörung**

Personen mit dieser Persönlichkeitsstörung verlassen sich bei kleineren oder größeren Lebensentscheidungen passiv auf andere Menschen. Die Störung ist ferner durch große Trennungsangst, Gefühle von Hilflosigkeit und Inkompetenz, durch eine Neigung, sich den Wünschen älterer und anderer unterzuordnen sowie durch ein Versagen gegenüber den Anforderungen des täglichen Lebens gekennzeichnet. Die Kraftlosigkeit kann sich im intellektuellen emotionalen Bereich zeigen; bei Schwierigkeiten besteht die Tendenz, die Verantwortung anderen zuzuschieben.

Persönlichkeit(sstörung):
- asthenisch
- inadäquat
- passiv
- selbstschädigend

F60.8 **Sonstige spezifische Persönlichkeitsstörungen**

Persönlichkeit(sstörung):
- exzentrisch
- haltlos
- narzisstisch
- passiv-aggressiv
- psychoneurotisch
- unreif

F60.9 **Persönlichkeitsstörung, nicht näher bezeichnet**

Charakterneurose o.n.A.
Pathologische Persönlichkeit o.n.A.

F61 Kombinierte und andere Persönlichkeitsstörungen

Diese Kategorie ist vorgesehen für Persönlichkeitsstörungen, die häufig zu Beeinträchtigungen führen, aber nicht die spezifischen Symptombilder der in F60.- beschriebenen Störungen aufweisen. Daher sind sie häufig schwieriger als die Störungen in F60.- zu diagnostizieren.

Beispiele:

- Kombinierte Persönlichkeitsstörungen mit Merkmalen aus verschiedenen der unter F60.- aufgeführten Störungen, jedoch ohne ein vorherrschendes Symptombild, das eine genauere Diagnose ermöglichen würde.
- Störende Persönlichkeitsänderungen, die nicht in F60.- oder F62.- einzuordnen sind, und Zweitdiagnosen zu bestehenden Affekt- oder Angststörung sind.

Exkl.: Akzentuierte Persönlichkeitszüge (Z73)

F62.- Andauernde Persönlichkeitsänderungen, nicht Folge einer Schädigung oder Krankheit des Gehirns

Persönlichkeits- und Verhaltensstörungen ohne vorbestehende Persönlichkeitsstörung nach extremer oder übermäßiger, anhaltender Belastung oder schweren psychiatrischen Krankheiten. Diese Diagnosen sollten nur dann gestellt werden, wenn Hinweise auf eine eindeutige und andauernde Veränderung in der Wahrnehmung sowie im Verhalten und Denken bezüglich der Umwelt und der eigenen Person vorliegen. Die Persönlichkeitsänderung sollte deutlich ausgeprägt sein und mit einem unflexiblen und fehlangepassten Verhalten verbunden sein, das vor der pathogenen Erfahrung nicht bestanden hat. Die Änderung sollte nicht Ausdruck einer anderen psychischen Störung oder Residualsymptom einer vorangegangenen psychischen Störung sein.

Exkl.: Persönlichkeits- und Verhaltensstörung aufgrund einer Krankheit, Schädigung oder Funktionsstörung des Gehirns (F07.-)

F62.0 **Andauernde Persönlichkeitsänderung nach Extrembelastung**

Eine andauernde, wenigstens über zwei Jahre bestehende Persönlichkeitsänderung kann einer Belastung katastrophalen Ausmaßes folgen. Die Belastung muss extrem sein, dass die Vulnerabilität der betreffenden Person als Erklärung für die tief greifende Auswirkung auf die Persönlichkeit nicht in Erwägung gezogen werden muss. Die Störung ist durch eine feindliche oder misstrauische Haltung gegenüber der Welt, durch sozialen Rückzug, Gefühle der Leere oder Hoffnungslosigkeit, ein chronisches Gefühl der Anspannung wie bei ständigem Bedrohtsein und Entfremdungsgefühl, gekennzeichnet. Eine posttraumatische Belastungsstörung (F43.1) kann dieser Form der Persönlichkeitsänderung vorausgegangen sein.

Persönlichkeitsänderungen nach:
- andauerndem Ausgesetztsein lebensbedrohlicher Situationen, etwa als Opfer von Terrorismus
- andauernder Gefangenschaft mit unmittelbarer Todesgefahr
- Folter
- Katastrophen
- Konzentrationslagererfahrungen

Exkl.: Posttraumatische Belastungsstörung (F43.1)

F62.1 **Andauernde Persönlichkeitsänderung nach psychischer Krankheit**

Eine auf der traumatischen Erfahrung einer schweren psychiatrischen Krankheit beruhende, wenigstens über zwei Jahre bestehende Persönlichkeitsänderung. Die Änderung kann nicht durch eine vorbestehende Persönlichkeitsstörung erklärt werden und sollte vom Residualzustand einer Schizophrenie und anderen Zustandsbildern unvollständiger Rückbildung einer vorausgegangenen psychischen Störung unterschieden werden. Die Störung ist gekennzeichnet durch eine hochgradige Abhängigkeit sowie Anspruchs- und Erwartungshaltung gegenüber anderen, eine Überzeugung, durch die Krankheit verändert oder stigmatisiert worden zu sein. Dies führt zu einer Unfähigkeit, enge und vertrauensvolle persönliche Beziehungen aufzunehmen und beizubehalten, sowie zu sozialer Isolation. Ferner finden sich Passivität, verminderte Interessen und Vernachlässigung von Freizeitbeschäftigungen, ständige Beschwerden über das Kranksein, oft verbunden mit hypochondrischen Klagen und kränkelndem Verhalten, dysphorische oder labile Stimmung, die nicht auf dem Vorliegen einer gegenwärtigen psychischen Störung oder einer vorausgegangenen psychischen Störung mit affektiven Residualsymptomen beruht. Schließlich bestehen seit längerer Zeit Probleme in der sozialen und beruflichen Funktionsfähigkeit.

F62.8- **Sonstige andauernde Persönlichkeitsänderungen**

F62.80 Andauernde Persönlichkeitsänderung bei chronischem Schmerzsyndrom

F62.88 Sonstige andauernde Persönlichkeitsänderungen

F62.9 **Andauernde Persönlichkeitsänderung, nicht näher bezeichnet**

F63.- Abnorme Gewohnheiten und Störungen der Impulskontrolle

In dieser Kategorie sind verschiedene nicht an anderer Stelle klassifizierbare Verhaltensstörungen zusammengefasst. Sie sind durch wiederholte Handlungen ohne vernünftige Motivation gekennzeichnet, die nicht kontrolliert werden können und die meist die Interessen des betroffenen Patienten oder anderer Menschen schädigen. Der betroffene Patient berichtet von impulshaftem Verhalten. Die Ursachen dieser Störungen sind unklar, sie sind wegen deskriptiver Ähnlichkeiten hier gemeinsam aufgeführt, nicht weil sie andere wichtige Merkmale teilen.

Exkl.: Abnorme Gewohnheiten und Störungen der Impulskontrolle, die das sexuelle Verhalten betreffen (F65.-)
Gewohnheitsmäßiger exzessiver Gebrauch von Alkohol oder psychotropen Substanzen (F10-F19)

F63.0 **Pathologisches Spielen**

Die Störung besteht in häufigem und wiederholtem episodenhaften Glücksspiel, das die Lebensführung des betroffenen Patienten beherrscht und zum Verfall der sozialen, beruflichen, materiellen und familiären Werte und Verpflichtungen führt.

Zwanghaftes Spielen

Exkl.: Exzessives Spielen manischer Patienten (F30.-)
Spielen bei dissozialer Persönlichkeitsstörung (F60.2)
Spielen und Wetten o.n.A. (Z72.8)

F63.1 **Pathologische Brandstiftung [Pyromanie]**

Die Störung ist durch häufige tatsächliche oder versuchte Brandstiftung an Gebäuden oder anderem Eigentum ohne verständliches Motiv und durch eine anhaltende Beschäftigung der betroffenen Person mit Feuer und Brand charakterisiert. Das Verhalten ist häufig mit wachsender innerer Spannung vor der Handlung und starker Erregung sofort nach ihrer Ausführung verbunden.

Exkl.: Brandstiftung:
- als Grund zur Beobachtung wegen des Verdachtes einer psychischen Störung, Verdacht ausgeschlossen (Z03.2)
- bei Intoxikation mit Alkohol oder psychotropen Substanzen (F10-F19, vierte Stelle .0)
- bei organischen psychischen Störungen (F00-F09)
- bei Schizophrenie (F20.-)
- bei Störungen des Sozialverhaltens (F91.-)
- durch Erwachsene mit dissozialer Persönlichkeitsstörung (F60.2)

F63.2 **Pathologisches Stehlen [Kleptomanie]**

Die Störung charakterisiert wiederholtes Versagen Impulsen zu widerstehen, Dinge zu stehlen, die nicht dem persönlichen Gebrauch oder der Bereicherung dienen. Statt dessen werden die Gegenstände weggeworfen, weggegeben oder gehortet. Dieses Verhalten ist meist mit wachsender innerer Spannung vor der Handlung und einem Gefühl von Befriedigung während und sofort nach der Tat verbunden.

Exkl.: Ladendiebstahl als Grund zur Beobachtung wegen des Verdachtes einer psychischen Störung, Verdacht ausgeschlossen (Z03.2)
Organische psychische Störungen (F00-F09)
Stehlen bei depressiver Störung (F31-F33)

F63.3 **Trichotillomanie**

Bei dieser Störung kommt es nach immer wieder misslungenem Versuch, sich gegen Impulse zum Ausreißen der Haare zu wehren, zu einem beachtlichen Haarverlust. Das Ausreißen der Haare ist häufig mit dem Gefühl wachsender Spannung verbunden und einem anschließenden Gefühl von Erleichterung und Befriedigung. Diese Diagnose soll nicht gestellt werden, wenn zuvor eine Hautentzündung bestand oder wenn das Ausreißen der Haare eine Reaktion auf ein Wahnphänomen oder eine Halluzination ist.

Exkl.: Stereotype Bewegungsstörung mit Haarezupfen (F98.4-)

F63.8 **Sonstige abnorme Gewohnheiten und Störungen der Impulskontrolle**

In diese Kategorie fallen andere Arten sich dauernd wiederholenden unangepassten Verhaltens, die nicht Folge eines erkennbaren psychiatrischen Syndroms sind und bei denen der betroffene Patient den Impulsen, das pathologische Verhalten auszuführen, nicht widerstehen kann. Nach einer vorausgehenden Periode mit Anspannung folgt während des Handlungsablaufs ein Gefühl der Erleichterung.

Störung mit intermittierend auftretender Reizbarkeit

F63.9 **Abnorme Gewohnheit und Störung der Impulskontrolle, nicht näher bezeichnet**

F64.- Störungen der Geschlechtsidentität

F64.0 **Transsexualismus**

Der Wunsch, als Angehöriger des anderen Geschlechtes zu leben und anerkannt zu werden. Dieser geht meist mit Unbehagen oder dem Gefühl der Nichtzugehörigkeit zum eigenen anatomischen Geschlecht einher. Es besteht der Wunsch nach chirurgischer und hormoneller Behandlung, um den eigenen Körper dem bevorzugten Geschlecht soweit wie möglich anzugleichen.

F64.1 **Transvestitismus unter Beibehaltung beider Geschlechtsrollen**

Tragen gegengeschlechtlicher Kleidung, um die zeitweilige Erfahrung der Zugehörigkeit zum anderen Geschlecht zu erleben. Der Wunsch nach dauerhafter Genitalorganumwandlung oder chirurgischer Korrektur besteht nicht; der Kleiderwechsel ist nicht von sexueller Erregung begleitet.

Störung der Geschlechtsidentität in der Adoleszenz oder im Erwachsenenalter, nicht transsexueller Typus

Exkl.: Fetischistischer Transvestitismus (F65.1)

F64.2 **Störung der Geschlechtsidentität des Kindesalters**

Diese Störung zeigt sich während der frühen Kindheit, immer lange vor der Pubertät. Sie ist durch ein anhaltendes und starkes Unbehagen über das zugefallene Geschlecht gekennzeichnet, zusammen mit dem Wunsch oder der ständigen Beteuerung, zum anderen Geschlecht zu gehören. Es besteht eine andauernde Beschäftigung mit der Kleidung oder den Aktivitäten des anderen Geschlechtes und eine Ablehnung des eigenen Geschlechtes. Die Diagnose erfordert eine tief greifende Störung der normalen Geschlechtsidentität; eine bloße Knabenhaftigkeit bei Mädchen und ein mädchenhaftes Verhalten bei Jungen sind nicht ausreichend. Geschlechtsidentitätsstörungen bei Personen, welche die Pubertät erreicht haben oder gerade erreichen, sind nicht hier, sondern unter F66.- zu klassifizieren.

Exkl.: Ichdystone Sexualorientierung (F66.1)
Sexuelle Reifungskrise (F66.0)

F64.8 **Sonstige Störungen der Geschlechtsidentität**

F64.9 **Störung der Geschlechtsidentität, nicht näher bezeichnet**
Störung der Geschlechtsrolle o.n.A.

F65.- Störungen der Sexualpräferenz

Inkl.: Paraphilie

F65.0 **Fetischismus**

Gebrauch toter Objekte als Stimuli für die sexuelle Erregung und Befriedigung. Viele Fetische stellen eine Erweiterung des menschlichen Körpers dar, z.B. Kleidungsstücke oder Schuhwerk. Andere gebräuchliche Beispiele sind Gegenstände aus Gummi, Plastik oder Leder. Die Fetischobjekte haben individuell wechselnde Bedeutung. In einigen Fällen dienen sie lediglich der Verstärkung der auf üblichem Wege erreichten sexuellen Erregung (z.B. wenn der Partner ein bestimmtes Kleidungsstück tragen soll).

F65.1 **Fetischistischer Transvestitismus**

Zur Erreichung sexueller Erregung wird Kleidung des anderen Geschlechts getragen; damit wird der Anschein erweckt, dass es sich um eine Person des anderen Geschlechts handelt. Fetischistischer Transvestitismus unterscheidet sich vom transsexuellen Transvestitismus durch die deutliche Kopplung an sexuelle Erregung und das starke Verlangen, die Kleidung nach dem eingetretenen Orgasmus und dem Nachlassen der sexuellen Erregung abzulegen. Er kann als eine frühere Phase in der Entwicklung eines Transsexualismus auftreten.

Transvestitischer Fetischismus

F65.2 **Exhibitionismus**

Die wiederkehrende oder anhaltende Neigung, die eigenen Genitalien vor meist gegengeschlechtlichen Fremden in der Öffentlichkeit zu entblößen, ohne zu einem näheren Kontakt aufzufordern oder diesen zu wünschen. Meist wird das Zeigen von sexueller Erregung begleitet und im Allgemeinen kommt es zu nachfolgender Masturbation.

F65.3 **Voyeurismus**

Wiederkehrender oder anhaltender Drang, anderen Menschen bei sexuellen Aktivitäten oder intimen Tätigkeiten, z.B. Entkleiden, zuzusehen ohne Wissen der beobachteten Person. Zumeist führt dies beim Beobachtenden zu sexueller Erregung und Masturbation.

F65.4 **Pädophilie**

Sexuelle Präferenz für Kinder, Jungen oder Mädchen oder Kinder beiderlei Geschlechts, die sich meist in der Vorpubertät oder in einem frühen Stadium der Pubertät befinden.

F65.5 **Sadomasochismus**

Es werden sexuelle Aktivitäten mit Zufügung von Schmerzen, Erniedrigung oder Fesseln bevorzugt. Wenn die betroffene Person diese Art der Stimulation erleidet, handelt es sich um Masochismus; wenn sie sie jemand anderem zufügt, um Sadismus. Oft empfindet die betroffene Person sowohl bei masochistischen als auch sadistischen Aktivitäten sexuelle Erregung.

Masochismus
Sadismus

F65.6 **Multiple Störungen der Sexualpräferenz**

In manchen Fällen bestehen bei einer Person mehrere abnorme sexuelle Präferenzen, ohne dass eine im Vordergrund steht. Die häufigste Kombination ist Fetischismus, Transvestitismus und Sadomasochismus.

F65.8 **Sonstige Störungen der Sexualpräferenz**

Hier sind eine Vielzahl anderer sexueller Präferenzen und Aktivitäten zu klassifizieren wie obszöne Telefonanrufe, Pressen des eigenen Körpers an andere Menschen zur sexuellen Stimulation in Menschenansammlungen, sexuelle Handlungen an Tieren, Strangulieren und Nutzung der Anoxie zur Steigerung der sexuellen Erregung.

Frotteurismus
Nekrophilie

F65.9 **Störung der Sexualpräferenz, nicht näher bezeichnet**
Sexuelle Deviation o.n.A.

F66.- Psychische und Verhaltensstörungen in Verbindung mit der sexuellen Entwicklung und Orientierung

Hinw.: Die Richtung der sexuellen Orientierung selbst ist nicht als Störung anzusehen.

F66.0 **Sexuelle Reifungskrise**

Die betroffene Person leidet unter einer Unsicherheit hinsichtlich ihrer Geschlechtsidentität oder sexuellen Orientierung, mit Ängsten oder Depressionen. Meist kommt dies bei Heranwachsenden vor, die sich hinsichtlich ihrer homo-, hetero- oder bisexuellen Orientierung nicht sicher sind; oder bei Menschen, die nach einer Zeit scheinbar stabiler sexueller Orientierung, oftmals in einer lange dauernden Beziehung, die Erfahrung machen, dass sich ihre sexuelle Orientierung ändert.

F66.1 **Ichdystone Sexualorientierung**

Die Geschlechtsidentität oder sexuelle Ausrichtung (heterosexuell, homosexuell, bisexuell oder präpubertär) ist eindeutig, aber die betroffene Person hat den Wunsch, dass diese wegen begleitender psychischer oder Verhaltensstörungen anders wäre und unterzieht sich möglicherweise einer Behandlung, um diese zu ändern.

F66.2 **Sexuelle Beziehungsstörung**

Die Geschlechtsidentität oder sexuelle Orientierung (heterosexuell, homosexuell oder bisexuell) bereitet bei der Aufnahme oder Aufrechterhaltung einer Beziehung mit einem Sexualpartner Probleme.

F66.8 **Sonstige psychische und Verhaltensstörungen in Verbindung mit der sexuellen Entwicklung und Orientierung**

F66.9 **Psychische und Verhaltensstörung in Verbindung mit der sexuellen Entwicklung und Orientierung, nicht näher bezeichnet**

F68.- Andere Persönlichkeits- und Verhaltensstörungen

F68.0 **Entwicklung körperlicher Symptome aus psychischen Gründen**

Körperliche Symptome, vereinbar mit und ursprünglich verursacht durch eine belegbare körperliche Störung, Krankheit oder Behinderung werden wegen des psychischen Zustandes der betroffenen Person aggraviert oder halten länger an. Der betroffene Patient ist meist durch die Schmerzen oder die Behinderung beeinträchtigt; sie wird beherrscht von mitunter berechtigten Sorgen über längerdauernde oder zunehmende Behinderung oder Schmerzen.

Rentenneurose

F68.1 **Artifizielle Störung [absichtliches Erzeugen oder Vortäuschen von körperlichen oder psychischen Symptomen oder Behinderungen]**

Der betroffene Patient täuscht Symptome wiederholt ohne einleuchtenden Grund vor und kann sich sogar, um Symptome oder klinische Zeichen hervorzurufen, absichtlich selbst beschädigen. Die Motivation ist unklar, vermutlich besteht das Ziel, die Krankenrolle einzunehmen. Die Störung ist oft mit deutlichen Persönlichkeits- und Beziehungsstörungen kombiniert.

Durch Institutionen wandernder Patient [peregrinating patient]
Hospital-hopper-Syndrom
Münchhausen-Syndrom

Exkl.: Dermatitis factitia (L98.1)
Vortäuschung von Krankheit (mit offensichtlicher Motivation) (Z76.8)

F68.8 **Sonstige näher bezeichnete Persönlichkeits- und Verhaltensstörungen**
Charakterstörung o.n.A.
Störung zwischenmenschlicher Beziehung o.n.A.

F69 Nicht näher bezeichnete Persönlichkeits- und Verhaltensstörung

Intelligenzstörung
(F70-F79)

Ein Zustand von verzögerter oder unvollständiger Entwicklung der geistigen Fähigkeiten; besonders beeinträchtigt sind Fertigkeiten, die sich in der Entwicklungsperiode manifestieren und die zum Intelligenzniveau beitragen, wie Kognition, Sprache, motorische und soziale Fähigkeiten. Eine Intelligenzstörung kann allein oder zusammen mit jeder anderen psychischen oder körperlichen Störung auftreten.

Der Schweregrad einer Intelligenzstörung wird übereinstimmungsgemäß anhand standardisierter Intelligenztests festgestellt. Diese können durch Skalen zur Einschätzung der sozialen Anpassung in der jeweiligen Umgebung erweitert werden. Diese Messmethoden erlauben eine ziemlich genaue Beurteilung der Intelligenzstörung. Die Diagnose hängt aber auch von der Beurteilung der allgemeinen intellektuellen Funktionsfähigkeit durch einen erfahrenen Diagnostiker ab.

Intellektuelle Fähigkeiten und soziale Anpassung können sich verändern. Sie können sich, wenn auch nur in geringem Maße, durch Übung und Rehabilitation verbessern. Die Diagnose sollte sich immer auf das gegenwärtige Funktionsniveau beziehen.

Sollen begleitende Zustandsbilder, wie Autismus, andere Entwicklungsstörungen, Epilepsie, Störungen des Sozialverhaltens oder schwere körperliche Behinderung angegeben werden, sind zusätzliche Schlüsselnummern zu benutzen.

Die folgenden vierten Stellen sind bei den Kategorien F70-F79 zu benutzen, wenn das Ausmaß der Verhaltensstörung angegeben werden soll:

.0 Keine oder geringfügige Verhaltensstörung

.1 Deutliche Verhaltensstörung, die Beobachtung oder Behandlung erfordert

.8 Sonstige Verhaltensstörung

.9 Ohne Angabe einer Verhaltensstörung

F70.- Leichte Intelligenzminderung

[4. Stellen siehe am Anfang dieser Krankheitsgruppe]

IQ-Bereich von 50-69 (bei Erwachsenen Intelligenzalter von 9 bis unter 12 Jahren). Lernschwierigkeiten in der Schule. Viele Erwachsene können arbeiten, gute soziale Beziehungen unterhalten und ihren Beitrag zur Gesellschaft leisten.

Inkl.: Debilität
Leichte geistige Behinderung

F71.- Mittelgradige Intelligenzminderung

[4. Stellen siehe am Anfang dieser Krankheitsgruppe]

IQ-Bereich von 35-49 (bei Erwachsenen Intelligenzalter von 6 bis unter 9 Jahren). Deutliche Entwicklungsverzögerung in der Kindheit. Die meisten können aber ein gewisses Maß an Unabhängigkeit erreichen und eine ausreichende Kommunikationsfähigkeit und Ausbildung erwerben. Erwachsene brauchen in unterschiedlichem Ausmaß Unterstützung im täglichen Leben und bei der Arbeit.

Inkl.: Mittelgradige geistige Behinderung

F72.- Schwere Intelligenzminderung

[4. Stellen siehe am Anfang dieser Krankheitsgruppe]

IQ-Bereich von 20-34 (bei Erwachsenen Intelligenzalter von 3 bis unter 6 Jahren). Andauernde Unterstützung ist notwendig.

Inkl.: Schwere geistige Behinderung

F73.- Schwerste Intelligenzminderung

[4. Stellen siehe am Anfang dieser Krankheitsgruppe]

IQ unter 20 (bei Erwachsenen Intelligenzalter unter 3 Jahren). Die eigene Versorgung, Kontinenz, Kommunikation und Beweglichkeit sind hochgradig beeinträchtigt.

Inkl.: Schwerste geistige Behinderung

F74.- **Dissoziierte Intelligenz**
[4. Stellen siehe am Anfang dieser Krankheitsgruppe]
Es besteht eine deutliche Diskrepanz (mindestens 15 IQ-Punkte) z.B. zwischen Sprach-IQ und Handlungs-IQ.

F78.- **Andere Intelligenzminderung**
[4. Stellen siehe am Anfang dieser Krankheitsgruppe]
Diese Kategorie soll nur verwendet werden, wenn die Beurteilung der Intelligenzminderung mit Hilfe der üblichen Verfahren wegen begleitender sensorischer oder körperlicher Beeinträchtigungen besonders schwierig oder unmöglich ist, wie bei Blinden, Taubstummen, schwer verhaltensgestörten oder körperlich behinderten Personen.

F79.- **Nicht näher bezeichnete Intelligenzminderung**
[4. Stellen siehe am Anfang dieser Krankheitsgruppe]
Die Informationen sind nicht ausreichend, die Intelligenzminderung in eine der oben genannten Kategorien einzuordnen.

Inkl.: Geistig:
- Behinderung o.n.A.
- Defizite o.n.A.

Entwicklungsstörungen (F80-F89)

Die in diesem Abschnitt zusammengefassten Störungen haben folgende Gemeinsamkeiten:

a) Beginn ausnahmslos im Kleinkindalter oder in der Kindheit;

b) eine Entwicklungseinschränkung oder -verzögerung von Funktionen, die eng mit der biologischen Reifung des Zentralnervensystems verknüpft sind;

c) stetiger Verlauf ohne Remissionen und Rezidive.

In den meisten Fällen sind unter anderem die Sprache, die visuellräumlichen Fertigkeiten und die Bewegungskoordination betroffen. In der Regel bestand die Verzögerung oder Schwäche vom frühestmöglichen Erkennungszeitpunkt an. Mit dem Älterwerden der Kinder vermindern sich die Störungen zunehmend, wenn auch geringere Defizite oft im Erwachsenenalter zurückbleiben.

F80.- **Umschriebene Entwicklungsstörungen des Sprechens und der Sprache**
Es handelt sich um Störungen, bei denen die normalen Muster des Spracherwerbs von frühen Entwicklungsstadien an beeinträchtigt sind. Die Störungen können nicht direkt neurologischen Störungen oder Veränderungen des Sprachablaufs, sensorischen Beeinträchtigungen, Intelligenzminderung oder Umweltfaktoren zugeordnet werden. Umschriebene Entwicklungsstörungen des Sprechens und der Sprache ziehen oft sekundäre Folgen nach sich, wie Schwierigkeiten beim Lesen und Rechtschreiben, Störungen im Bereich der zwischenmenschlichen Beziehungen, im emotionalen und Verhaltensbereich.

F80.0 **Artikulationsstörung**
Eine umschriebene Entwicklungsstörung, bei der die Artikulation des Kindes unterhalb des seinem Intelligenzalter angemessenen Niveaus liegt, seine sprachlichen Fähigkeiten jedoch im Normbereich liegen.

Dyslalie
Entwicklungsbedingte Artikulationsstörung
Funktionelle Artikulationsstörung
Lallen
Phonologische Entwicklungsstörung

Exkl.: Artikulationsschwäche (bei):
- Aphasie o.n.A. (R47.0)
- Apraxie (R48.2)
- mit einer Entwicklungsstörung der Sprache:
  - expressiv (F80.1)
  - rezeptiv (F80.2-)
- Hörverlust (H90-H91)
- Intelligenzstörung (F70-F79)

F80.1 **Expressive Sprachstörung**

Eine umschriebene Entwicklungsstörung, bei der die Fähigkeit des Kindes, die expressiv gesprochene Sprache zu gebrauchen, deutlich unterhalb des seinem Intelligenzalter angemessenen Niveaus liegt, das Sprachverständnis liegt jedoch im Normbereich. Störungen der Artikulation können vorkommen.

Entwicklungsbedingte Dysphasie oder Aphasie, expressiver Typ

Exkl.: Dysphasie und Aphasie:
- entwicklungsbedingt, rezeptiver Typ (F80.2-)
- o.n.A. (R47.0)

Elektiver Mutismus (F94.0)
Erworbene Aphasie mit Epilepsie [Landau-Kleffner-Syndrom] (F80.3)
Intelligenzstörung (F70-F79)
Tiefgreifende Entwicklungsstörungen (F84.-)

F80.2- **Rezeptive Sprachstörung**

Eine umschriebene Entwicklungsstörung, bei der das Sprachverständnis des Kindes unterhalb des seinem Intelligenzalter angemessenen Niveaus liegt. In praktisch allen Fällen ist auch die expressive Sprache deutlich beeinflusst, Störungen in der Wort-Laut-Produktion sind häufig.

Angeborene fehlende akustische Wahrnehmung
Entwicklungsbedingt:
- Dysphasie oder Aphasie, rezeptiver Typ
- Wernicke-Aphasie

Worttaubheit

Exkl.: Autismus (F84.0-F84.1)
Dysphasie und Aphasie:
- entwicklungsbedingt, expressiver Typ (F80.1)
- o.n.A. (R47.0)

Elektiver Mutismus (F94.0)
Erworbene Aphasie mit Epilepsie [Landau-Kleffner-Syndrom] (F80.3)
Intelligenzstörung (F70-F79)
Sprachentwicklungsverzögerung infolge von Schwerhörigkeit oder Taubheit (H90-H91)

F80.20 Auditive Verarbeitungs- und Wahrnehmungsstörung [AVWS]

F80.28 Sonstige rezeptive Sprachstörung

F80.3 **Erworbene Aphasie mit Epilepsie [Landau-Kleffner-Syndrom]**

Eine Störung, bei der ein Kind, welches vorher normale Fortschritte in der Sprachentwicklung gemacht hatte, sowohl rezeptive als auch expressive Sprachfertigkeiten verliert, die allgemeine Intelligenz aber erhalten bleibt. Der Beginn der Störung wird von paroxysmalen Auffälligkeiten im EEG begleitet und in der Mehrzahl der Fälle auch von epileptischen Anfällen. Typischerweise liegt der Beginn im Alter von 3-7 Jahren mit einem Verlust der Sprachfertigkeiten innerhalb von Tagen oder Wochen. Der zeitliche Zusammenhang zwischen dem Beginn der Krampfanfälle und dem Verlust der Sprache ist variabel, wobei das eine oder das andere um ein paar Monate bis zu zwei Jahren vorausgehen kann. Als möglicher Grund für diese Störung ist ein entzündlicher enzephalitischer Prozess zu vermuten. Etwa zwei Drittel der Patienten behalten einen mehr oder weniger rezeptiven Sprachdefekt.

Exkl.: Aphasie bei anderen desintegrativen Störungen des Kindesalters (F84.2-F84.3)
Aphasie bei Autismus (F84.0-F84.1)
Aphasie o.n.A. (R47.0)

F80.8 **Sonstige Entwicklungsstörungen des Sprechens oder der Sprache**
Lispeln

F80.9 **Entwicklungsstörung des Sprechens oder der Sprache, nicht näher bezeichnet**
Sprachstörung o.n.A.

F81.- Umschriebene Entwicklungsstörungen schulischer Fertigkeiten

Es handelt sich um Störungen, bei denen die normalen Muster des Fertigkeitserwerbs von frühen Entwicklungsstadien an gestört sind. Dies ist nicht einfach Folge eines Mangels an Gelegenheit zu lernen; es ist auch nicht allein als Folge einer Intelligenzminderung oder irgendeiner erworbenen Hirnschädigung oder -krankheit aufzufassen.

F81.0 Lese- und Rechtschreibstörung

Das Hauptmerkmal ist eine umschriebene und bedeutsame Beeinträchtigung in der Entwicklung der Lesefertigkeiten, die nicht allein durch das Entwicklungsalter, Visusprobleme oder unangemessene Beschulung erklärbar ist. Das Leseverständnis, die Fähigkeit, gelesene Worte wieder zu erkennen, vorzulesen und Leistungen, für welche Lesefähigkeit nötig ist, können sämtlich betroffen sein. Bei umschriebenen Lesestörungen sind Rechtschreibstörungen häufig und persistieren oft bis in die Adoleszenz, auch wenn einige Fortschritte im Lesen gemacht werden. Umschriebenen Entwicklungsstörungen des Lesens gehen Entwicklungsstörungen des Sprechens oder der Sprache voraus. Während der Schulzeit sind begleitende Störungen im emotionalen und Verhaltensbereich häufig.

Entwicklungsdyslexie
Umschriebene Lesestörung
"Leserückstand"

Exkl.: Alexie o.n.A. (R48.0)
Dyslexie o.n.A. (R48.0)
Leseverzögerung infolge emotionaler Störung (F93.-)

F81.1 Isolierte Rechtschreibstörung

Es handelt sich um eine Störung, deren Hauptmerkmal in einer umschriebenen und bedeutsamen Beeinträchtigung der Entwicklung von Rechtschreibfertigkeiten besteht, ohne Vorgeschichte einer Lesestörung. Sie ist nicht allein durch ein zu niedriges Intelligenzalter, durch Visusprobleme oder unangemessene Beschulung erklärbar. Die Fähigkeiten, mündlich zu buchstabieren und Wörter korrekt zu schreiben, sind beide betroffen.

Umschriebene Verzögerung der Rechtschreibfähigkeit (ohne Lesestörung)

Exkl.: Agraphie o.n.A. (R48.8)
Rechtschreibschwierigkeiten:
- durch inadäquaten Unterricht (Z55)
- mit Lesestörung (F81.0)

F81.2 Rechenstörung

Diese Störung besteht in einer umschriebenen Beeinträchtigung von Rechenfertigkeiten, die nicht allein durch eine allgemeine Intelligenzminderung oder eine unangemessene Beschulung erklärbar ist. Das Defizit betrifft vor allem die Beherrschung grundlegender Rechenfertigkeiten, wie Addition, Subtraktion, Multiplikation und Division, weniger die höheren mathematischen Fertigkeiten, die für Algebra, Trigonometrie, Geometrie oder Differential- und Integralrechnung benötigt werden.

Entwicklungsbedingtes Gerstmann-Syndrom
Entwicklungsstörung des Rechnens
Entwicklungs-Akalkulie

Exkl.: Akalkulie o.n.A. (R48.8)
Kombinierte Störung schulischer Fertigkeiten (F81.3)
Rechenschwierigkeiten, hauptsächlich durch inadäquaten Unterricht (Z55)

F81.3 Kombinierte Störungen schulischer Fertigkeiten

Dies ist eine schlecht definierte Restkategorie für Störungen mit deutlicher Beeinträchtigung der Rechen-, der Lese- und der Rechtschreibfähigkeiten. Die Störung ist jedoch nicht allein durch eine allgemeine Intelligenzminderung oder eine unangemessene Beschulung erklärbar. Sie soll für Störungen verwendet werden, die die Kriterien für F81.2 und F81.0 oder F81.1 erfüllen.

Exkl.: Isolierte Rechtschreibstörung (F81.1)
Lese- und Rechtschreibstörung (F81.0)
Rechenstörung (F81.2)

F81.8 Sonstige Entwicklungsstörungen schulischer Fertigkeiten
Entwicklungsbedingte expressive Schreibstörung

F81.9 Entwicklungsstörung schulischer Fertigkeiten, nicht näher bezeichnet
Lernbehinderung o.n.A.
Lernstörung o.n.A.
Störung des Wissenserwerbs o.n.A.

F82.- Umschriebene Entwicklungsstörung der motorischen Funktionen

Hauptmerkmal ist eine schwerwiegende Entwicklungsbeeinträchtigung der motorischen Koordination, die nicht allein durch eine Intelligenzminderung oder eine spezifische angeborene oder erworbene neurologische Störung erklärbar ist. In den meisten Fällen zeigt eine sorgfältige klinische Untersuchung dennoch deutliche entwicklungsneurologische Unreifezeichen wie choreoforme Bewegungen freigehaltener Glieder oder Spiegelbewegungen und andere begleitende motorische Merkmale, ebenso wie Zeichen einer mangelhaften fein- oder grobmotorischen Koordination.

Inkl.: Entwicklungsbedingte Koordinationsstörung
Entwicklungsdyspraxie
Syndrom des ungeschickten Kindes

Exkl.: Koordinationsstörungen infolge einer Intelligenzstörung (F70-F79)
Koordinationsverlust (R27.-)
Störungen des Ganges und der Mobilität (R26.-)

F82.0 Umschriebene Entwicklungsstörung der Grobmotorik

F82.1 Umschriebene Entwicklungsstörung der Fein- und Graphomotorik

F82.2 Umschriebene Entwicklungsstörung der Mundmotorik

F82.9 Umschriebene Entwicklungsstörung der motorischen Funktionen, nicht näher bezeichnet

F83 Kombinierte umschriebene Entwicklungsstörungen

Dies ist eine Restkategorie für Störungen, bei denen eine gewisse Mischung von umschriebenen Entwicklungsstörungen des Sprechens und der Sprache, schulischer Fertigkeiten und motorischer Funktionen vorliegt, von denen jedoch keine so dominiert, dass sie eine Hauptdiagnose rechtfertigt. Diese Mischkategorie soll nur dann verwendet werden, wenn weitgehende Überschneidungen mit allen diesen umschriebenen Entwicklungsstörungen vorliegen. Meist sind die Störungen mit einem gewissen Grad an allgemeiner Beeinträchtigung kognitiver Funktionen verbunden. Sie ist also dann zu verwenden, wenn Funktionsstörungen vorliegen, welche die Kriterien von zwei oder mehr Kategorien von F80.-, F81.- und F82 erfüllen.

F84.- Tief greifende Entwicklungsstörungen

Diese Gruppe von Störungen ist gekennzeichnet durch qualitative Abweichungen in den wechselseitigen sozialen Interaktionen und Kommunikationsmustern und durch ein eingeschränktes, stereotypes, sich wiederholendes Repertoire von Interessen und Aktivitäten. Diese qualitativen Auffälligkeiten sind in allen Situationen ein grundlegendes Funktionsmerkmal des betroffenen Kindes.

Sollen alle begleitenden somatischen Zustandsbilder und eine Intelligenzminderung angegeben werden, sind zusätzliche Schlüsselnummern zu benutzen.

F84.0 Frühkindlicher Autismus

Diese Form der tief greifenden Entwicklungsstörung ist durch eine abnorme oder beeinträchtigte Entwicklung definiert, die sich vor dem dritten Lebensjahr manifestiert. Sie ist außerdem gekennzeichnet durch ein charakteristisches Muster abnormer Funktionen in den folgenden psychopathologischen Bereichen: in der sozialen Interaktion, der Kommunikation und im eingeschränkten stereotyp repetitiven Verhalten. Neben diesen spezifischen diagnostischen Merkmalen zeigt sich häufig eine Vielzahl unspezifischer Probleme, wie Phobien, Schlaf- und Essstörungen, Wutausbrüche und (autodestruktive) Aggression.

Autistische Störung
Frühkindliche Psychose
Infantiler Autismus
Kanner-Syndrom

Exkl.: Autistische Psychopathie (F84.5)

F84.1 Atypischer Autismus

Diese Form der tief greifenden Entwicklungsstörung unterscheidet sich vom frühkindlichen Autismus entweder durch das Alter bei Krankheitsbeginn oder dadurch, dass die diagnostischen Kriterien nicht in allen genannten Bereichen erfüllt werden. Diese Subkategorie sollte immer dann verwendet werden, wenn die abnorme oder beeinträchtigte Entwicklung erst nach dem dritten Lebensjahr manifest wird und wenn nicht in allen für die Diagnose Autismus geforderten psychopathologischen Bereichen (nämlich wechselseitige soziale Interaktionen, Kommunikation und eingeschränktes, stereotyp repetitives Verhalten) Auffälligkeiten nachweisbar sind, auch wenn charakteristische Abweichungen auf anderen Gebieten vorliegen. Atypischer Autismus tritt sehr häufig bei schwer retardierten bzw. unter einer schweren rezeptiven Störung der Sprachentwicklung leidenden Patienten auf.

Atypische kindliche Psychose
Intelligenzminderung mit autistischen Zügen

Soll eine Intelligenzstörung angegeben werden, ist eine zusätzliche Schlüsselnummer (F70-F79) zu benutzen.

F84.2 **Rett-Syndrom**

Dieses Zustandsbild wurde bisher nur bei Mädchen beschrieben; nach einer scheinbar normalen frühen Entwicklung erfolgt ein teilweiser oder vollständiger Verlust der Sprache, der lokomotorischen Fähigkeiten und der Gebrauchsfähigkeiten der Hände gemeinsam mit einer Verlangsamung des Kopfwachstums. Der Beginn dieser Störung liegt zwischen dem 7. und 24. Lebensmonat. Der Verlust zielgerichteter Handbewegungen, Stereotypien in Form von Drehbewegungen der Hände und Hyperventilation sind charakteristisch. Sozial- und Spielentwicklung sind gehemmt, das soziale Interesse bleibt jedoch erhalten. Im 4. Lebensjahr beginnt sich eine Rumpfataxie und Apraxie zu entwickeln, choreo-athetoide Bewegungen folgen häufig. Es resultiert fast immer eine schwere Intelligenzminderung.

F84.3 **Andere desintegrative Störung des Kindesalters**

Diese Form einer tief greifenden Entwicklungsstörung ist - anders als das Rett-Syndrom - durch eine Periode einer zweifellos normalen Entwicklung vor dem Beginn der Krankheit definiert. Es folgt ein Verlust vorher erworbener Fertigkeiten verschiedener Entwicklungsbereiche innerhalb weniger Monate. Typischerweise wird die Störung von einem allgemeinen Interessenverlust an der Umwelt, von stereotypen, sich wiederholenden motorischen Manierismen und einer autismusähnlichen Störung sozialer Interaktionen und der Kommunikation begleitet. In einigen Fällen kann die Störung einer begleitenden Enzephalopathie zugeschrieben werden, die Diagnose ist jedoch anhand der Verhaltensmerkmale zu stellen.

Dementia infantilis
Desintegrative Psychose
Heller-Syndrom
Symbiotische Psychose

Soll eine begleitende neurologische Krankheit angegeben werden, ist eine zusätzliche Schlüsselnummer zu benutzen.

Exkl.: Rett-Syndrom (F84.2)

F84.4 **Überaktive Störung mit Intelligenzminderung und Bewegungsstereotypien**

Dies ist eine schlecht definierte Störung von unsicherer nosologischer Validität. Diese Kategorie wurde für eine Gruppe von Kindern mit schwerer Intelligenzminderung (IQ unter 35) eingeführt, mit erheblicher Hyperaktivität, Aufmerksamkeitsstörungen und stereotypen Verhaltensweisen. Sie haben meist keinen Nutzen von Stimulanzien (anders als Kinder mit einem IQ im Normbereich) und können auf eine Verabreichung von Stimulanzien eine schwere dysphorische Reaktion - manchmal mit psychomotorischer Entwicklungsverzögerung - zeigen. In der Adoleszenz kann sich die Hyperaktivität in eine verminderte Aktivität wandeln, ein Muster, das bei hyperkinetischen Kindern mit normaler Intelligenz nicht üblich ist. Das Syndrom wird häufig von einer Vielzahl von umschriebenen oder globalen Entwicklungsverzögerungen begleitet. Es ist nicht bekannt, in welchem Umfang das Verhaltensmuster dem niedrigen IQ oder einer organischen Hirnschädigung zuzuschreiben ist.

F84.5 **Asperger-Syndrom**

Diese Störung von unsicherer nosologischer Validität ist durch dieselbe Form qualitativer Abweichungen der wechselseitigen sozialen Interaktionen, wie für den Autismus typisch, charakterisiert, zusammen mit einem eingeschränkten, stereotypen, sich wiederholenden Repertoire von Interessen und Aktivitäten. Die Störung unterscheidet sich vom Autismus in erster Linie durch fehlende allgemeine Entwicklungsverzögerung bzw. den fehlenden Entwicklungsrückstand der Sprache und der kognitiven Entwicklung. Die Störung geht häufig mit einer auffallenden Ungeschicklichkeit einher. Die Abweichungen tendieren stark dazu, bis in die Adoleszenz und das Erwachsenenalter zu persistieren. Gelegentlich treten psychotische Episoden im frühen Erwachsenenleben auf.

Autistische Psychopathie
Schizoide Störung des Kindesalters

F84.8 **Sonstige tief greifende Entwicklungsstörungen**

F84.9 **Tief greifende Entwicklungsstörung, nicht näher bezeichnet**

F88 Andere Entwicklungsstörungen

Inkl.: Entwicklungsbedingte Agnosie

F89 Nicht näher bezeichnete Entwicklungsstörung

Inkl.: Entwicklungsstörung o.n.A.

Verhaltens- und emotionale Störungen mit Beginn in der Kindheit und Jugend (F90-F98)

F90.- Hyperkinetische Störungen

Diese Gruppe von Störungen ist charakterisiert durch einen frühen Beginn, meist in den ersten fünf Lebensjahren, einen Mangel an Ausdauer bei Beschäftigungen, die kognitiven Einsatz verlangen, und eine Tendenz, von einer Tätigkeit zu einer anderen zu wechseln, ohne etwas zu Ende zu bringen; hinzu kommt eine desorganisierte, mangelhaft regulierte und überschießende Aktivität. Verschiedene andere Auffälligkeiten können zusätzlich vorliegen. Hyperkinetische Kinder sind oft achtlos und impulsiv, neigen zu Unfällen und werden oft bestraft, weil sie eher aus Unachtsamkeit als vorsätzlich Regeln verletzen. Ihre Beziehung zu Erwachsenen ist oft von einer Distanzstörung und einem Mangel an normaler Vorsicht und Zurückhaltung geprägt. Bei anderen Kindern sind sie unbeliebt und können isoliert sein. Beeinträchtigung kognitiver Funktionen ist häufig, spezifische Verzögerungen der motorischen und sprachlichen Entwicklung kommen überproportional oft vor. Sekundäre Komplikationen sind dissoziales Verhalten und niedriges Selbstwertgefühl.

Exkl.: Affektive Störungen (F30-F39)
Angststörungen (F41.-, F93.0)
Schizophrenie (F20.-)
Tief greifende Entwicklungsstörungen (F84.-)

F90.0 **Einfache Aktivitäts- und Aufmerksamkeitsstörung**
Aufmerksamkeitsdefizit bei:
- hyperaktivem Syndrom
- Hyperaktivitätsstörung
- Störung mit Hyperaktivität

Exkl.: Aufmerksamkeitsstörung ohne Hyperaktivität (F98.80)
Hyperkinetische Störung des Sozialverhaltens (F90.1)

F90.1 **Hyperkinetische Störung des Sozialverhaltens**
Hyperkinetische Störung verbunden mit Störung des Sozialverhaltens

F90.8 **Sonstige hyperkinetische Störungen**

F90.9 **Hyperkinetische Störung, nicht näher bezeichnet**
Hyperkinetische Reaktion der Kindheit oder des Jugendalters o.n.A.
Hyperkinetisches Syndrom o.n.A.

F91.- Störungen des Sozialverhaltens

Störungen des Sozialverhaltens sind durch ein sich wiederholendes und anhaltendes Muster dissozialen, aggressiven und aufsässigen Verhaltens charakterisiert. Dieses Verhalten übersteigt mit seinen gröberen Verletzungen die altersentsprechenden sozialen Erwartungen. Es ist also schwerwiegender als gewöhnlicher kindischer Unfug oder jugendliche Aufmüpfigkeit. Das anhaltende Verhaltensmuster muss mindestens sechs Monate oder länger bestanden haben. Störungen des Sozialverhaltens können auch bei anderen psychiatrischen Krankheiten auftreten, in diesen Fällen ist die zugrunde liegende Diagnose zu verwenden.

Beispiele für Verhaltensweisen, welche diese Diagnose begründen, umfassen ein extremes Maß an Streiten oder Tyrannisieren, Grausamkeit gegenüber anderen Personen oder Tieren, erhebliche Destruktivität gegenüber Eigentum, Feuerlegen, Stehlen, häufiges Lügen, Schulschwänzen oder Weglaufen von zu Hause, ungewöhnlich häufige und schwere Wutausbrüche und Ungehorsam. Jedes dieser Beispiele ist bei erheblicher Ausprägung ausreichend für die Diagnose, nicht aber nur isolierte dissoziale Handlungen.

Exkl.: Affektive Störungen (F30-F39)
Kombination mit emotionalen Störungen (F92.-)
Kombination mit hyperkinetischen Störungen (F90.1)
Schizophrenie (F20.-)
Tiefgreifende Entwicklungsstörungen (F84.-)

F91.0 **Auf den familiären Rahmen beschränkte Störung des Sozialverhaltens**

Diese Verhaltensstörung umfasst dissoziales oder aggressives Verhalten (und nicht nur oppositionelles, aufsässiges oder trotziges Verhalten), das vollständig oder fast völlig auf den häuslichen Rahmen oder auf Interaktionen mit Mitgliedern der Kernfamilie oder der unmittelbaren Lebensgemeinschaft beschränkt ist. Für die Störung müssen die allgemeinen Kriterien für F91.- erfüllt sein. Schwer gestörte Eltern-Kind-Beziehungen sind für die Diagnose allein nicht ausreichend.

F91.1 **Störung des Sozialverhaltens bei fehlenden sozialen Bindungen**

Diese Störung ist charakterisiert durch die Kombination von andauerndem dissozialen oder aggressiven Verhalten, das die allgemeinen Kriterien für F91.- erfüllt und nicht nur oppositionelles, aufsässiges und trotziges Verhalten umfasst, mit deutlichen und tief greifenden Abweichungen der Beziehungen des Betroffenen zu anderen Kindern.

Nichtsozialisierte aggressive Störung
Störung des Sozialverhaltens, nur aggressiver Typ

F91.2 **Störung des Sozialverhaltens bei vorhandenen sozialen Bindungen**

Dieses Störung beinhaltet andauerndes dissoziales oder aggressives Verhalten, das die allgemeinen Kriterien für F91.- erfüllt und nicht nur oppositionelles, aufsässiges und trotziges Verhalten umfasst, und bei Kindern auftritt, die allgemein gut in ihrer Altersgruppe eingebunden sind.

Gemeinsames Stehlen
Gruppendelinquenz
Schulschwänzen
Störung des Sozialverhaltens in der Gruppe
Vergehen im Rahmen einer Bandenmitgliedschaft

F91.3 **Störung des Sozialverhaltens mit oppositionellem, aufsässigem Verhalten**

Diese Verhaltensstörung tritt gewöhnlich bei jüngeren Kindern auf und ist in erster Linie durch deutlich aufsässiges, ungehorsames Verhalten charakterisiert, ohne delinquente Handlungen oder schwere Formen aggressiven oder dissozialen Verhaltens. Für diese Störung müssen die allgemeinen Kriterien für F91.- erfüllt sein: deutlich übermütiges oder ungezogenes Verhalten allein reicht für die Diagnosenstellung nicht aus. Vorsicht beim Stellen dieser Diagnose ist vor allem bei älteren Kindern geboten, bei denen klinisch bedeutsame Störungen des Sozialverhaltens meist mit dissozialem oder aggressivem Verhalten einhergehen, das über Aufsässigkeit, Ungehorsam oder Trotz hinausgeht.

F91.8 **Sonstige Störungen des Sozialverhaltens**

F91.9 **Störung des Sozialverhaltens, nicht näher bezeichnet**

Kindheit:
- Störung des Sozialverhaltens o.n.A.
- Verhaltensstörung o.n.A.

F92.- Kombinierte Störung des Sozialverhaltens und der Emotionen

Diese Gruppe von Störungen ist durch die Kombination von anhaltendem aggressiven, dissozialen oder aufsässigen Verhalten charakterisiert mit offensichtlichen und eindeutigen Symptomen von Depression, Angst oder anderen emotionalen Störungen. Sowohl die Kriterien für Störungen des Sozialverhaltens im Kindesalter (F91.-) als auch für emotionale Störungen des Kindesalters (F93.-) bzw. für eine erwachsenentypische neurotische Störung (F40-F49) oder eine affektive Störung (F30-F39) müssen erfüllt sein.

F92.0 **Störung des Sozialverhaltens mit depressiver Störung**

Diese Kategorie verlangt die Kombination einer Störung des Sozialverhaltens (F91.-) mit andauernder und deutlich depressiver Verstimmung (F32.-), die sich in auffälligem Leiden, Interessenverlust, mangelndem Vergnügen an alltäglichen Aktivitäten, Schulderleben und Hoffnungslosigkeit zeigt. Schlafstörungen und Appetitlosigkeit können gleichfalls vorhanden sein.

Störung des Sozialverhaltens (F91.-) mit depressiver Störung (F32.-)

F92.8 **Sonstige kombinierte Störung des Sozialverhaltens und der Emotionen**

Diese Kategorie verlangt die Kombination einer Störung des Sozialverhaltens (F91.-) mit andauernden und deutlichen emotionalen Symptomen wie Angst, Zwangsgedanken oder Zwangshandlungen, Depersonalisation oder Derealisation, Phobien oder Hypochondrie.

Störungen des Sozialverhaltens (F91.-) mit:
- emotionaler Störung (F93.-)
- neurotischer Störung (F40-F49)

F92.9 **Kombinierte Störung des Sozialverhaltens und der Emotionen, nicht näher bezeichnet**

F93.- Emotionale Störungen des Kindesalters

Diese stellen in erster Linie Verstärkungen normaler Entwicklungstrends dar und weniger eigenständige, qualitativ abnorme Phänomene. Die Entwicklungsbezogenheit ist das diagnostische Schlüsselmerkmal für die Unterscheidung der emotionalen Störungen mit Beginn in der Kindheit (F93.-) von den neurotischen Störungen (F40-F48).

Exkl.: Wenn mit einer Störung des Sozialverhaltens verbunden (F92.-)

F93.0 **Emotionale Störung mit Trennungsangst des Kindesalters**

Eine Störung mit Trennungsangst soll nur dann diagnostiziert werden, wenn die Furcht vor Trennung den Kern der Angst darstellt und wenn eine solche Angst erstmals während der frühen Kindheit auftrat. Sie unterscheidet sich von normaler Trennungsangst durch eine unübliche Ausprägung, eine abnorme Dauer über die typische Altersstufe hinaus und durch deutliche Probleme in sozialen Funktionen.

Exkl.: Affektive Störungen (F30-F39)
Neurotische Störungen (F40-F48)
Phobische Störung des Kindesalters (F93.1)
Störung mit sozialer Überempfindlichkeit des Kindesalters (F93.2)

F93.1 **Phobische Störung des Kindesalters**

Es handelt sich um Befürchtungen in der Kindheit, die eine deutliche Spezifität für die entsprechenden Entwicklungsphasen aufweisen und in einem gewissen Ausmaß bei der Mehrzahl der Kinder auftreten, hier aber in einer besonderen Ausprägung. Andere in der Kindheit auftretende Befürchtungen, die nicht normaler Bestandteil der psychosozialen Entwicklung sind, wie z.B. die Agoraphobie sind unter der entsprechenden Kategorie in Abschnitt F40-F48 zu klassifizieren.

Exkl.: Generalisierte Angststörung (F41.1)

F93.2 **Störung mit sozialer Ängstlichkeit des Kindesalters**

Bei dieser Störung besteht ein Misstrauen gegenüber Fremden und soziale Besorgnis oder Angst, in neuen, fremden oder sozial bedrohlichen Situationen. Diese Kategorie sollte nur verwendet werden, wenn solche Ängste in der frühen Kindheit auftreten und sie ungewöhnlich stark ausgeprägt sind und zu deutlichen Problemen in der sozialen Funktionsfähigkeit führen.

Vermeidende Störung in der Kindheit und Jugend

F93.3 **Emotionale Störung mit Geschwisterrivalität**

Die Mehrzahl junger Kinder zeigt gewöhnlich ein gewisses Ausmaß emotionaler Störungen nach der Geburt eines unmittelbar nachfolgenden jüngeren Geschwisters. Eine emotionale Störung mit Geschwisterrivalität soll nur dann diagnostiziert werden, wenn sowohl das Ausmaß als auch die Dauer der Störung übermäßig ausgeprägt sind und mit Störungen der sozialen Interaktionen einhergehen.

Geschwistereifersucht

F93.8 **Sonstige emotionale Störungen des Kindesalters**
Identitätsstörung
Störung mit Überängstlichkeit

Exkl.: Störung der Geschlechtsidentität des Kindesalters (F64.2)

F93.9 **Emotionale Störung des Kindesalters, nicht näher bezeichnet**

F94.- Störungen sozialer Funktionen mit Beginn in der Kindheit und Jugend

Es handelt sich um eine etwas heterogene Gruppe von Störungen, mit Abweichungen in der sozialen Funktionsfähigkeit und Beginn in der Entwicklungszeit. Anders als die tief greifenden Entwicklungsstörungen sind sie jedoch nicht primär durch eine offensichtliche konstitutionelle soziale Beeinträchtigung oder Defizite in allen Bereichen sozialer Funktionen charakterisiert. In vielen Fällen spielen schwerwiegende Milieuschäden oder Deprivationen eine vermutlich entscheidende Rolle in der Ätiologie.

F94.0 **Elektiver Mutismus**

Dieser ist durch eine deutliche, emotional bedingte Selektivität des Sprechens charakterisiert, so dass das Kind in einigen Situationen spricht, in anderen definierbaren Situationen jedoch nicht. Diese Störung ist üblicherweise mit besonderen Persönlichkeitsmerkmalen wie Sozialangst, Rückzug, Empfindsamkeit oder Widerstand verbunden.

Selektiver Mutismus

Exkl.: Passagerer Mutismus als Teil einer Störung mit Trennungsangst bei jungen Kindern (F93.0)
Schizophrenie (F20.-)
Tiefgreifende Entwicklungsstörungen (F84.-)
Umschriebene Entwicklungsstörungen des Sprechens und der Sprache (F80.-)

F94.1 Reaktive Bindungsstörung des Kindesalters

Diese tritt in den ersten fünf Lebensjahren auf und ist durch anhaltende Auffälligkeiten im sozialen Beziehungsmuster des Kindes charakterisiert. Diese sind von einer emotionalen Störung begleitet und reagieren auf Wechsel in den Milieuverhältnissen. Die Symptome bestehen aus Furchtsamkeit und Übervorsichtigkeit, eingeschränkten sozialen Interaktionen mit Gleichaltrigen, gegen sich selbst oder andere gerichteten Aggressionen, Unglücklichsein und in einigen Fällen Wachstumsverzögerung. Das Syndrom tritt wahrscheinlich als direkte Folge schwerer elterlicher Vernachlässigung, Missbrauch oder schwerer Misshandlung auf.

Soll eine begleitende Gedeih- oder Wachstumsstörung angegeben werden, ist eine zusätzliche Schlüsselnummer zu benutzen.

Exkl.: Asperger-Syndrom (F84.5)
Bindungsstörung des Kindesalters mit Enthemmung (F94.2)
Missbrauch von Personen (T74.-)
Normvariation im Muster der selektiven Bindung
Psychosoziale Probleme infolge von sexueller oder körperlicher Misshandlung im Kindesalter (Z61)

F94.2 Bindungsstörung des Kindesalters mit Enthemmung

Ein spezifisches abnormes soziales Funktionsmuster, das während der ersten fünf Lebensjahre auftritt mit einer Tendenz, trotz deutlicher Änderungen in den Milieubedingungen zu persistieren. Dieses kann z.B. in diffusem, nichtselektivem Bindungsverhalten bestehen, in aufmerksamkeitssuchendem und wahllos freundlichem Verhalten und kaum modulierten Interaktionen mit Gleichaltrigen; je nach Umständen kommen auch emotionale und Verhaltensstörungen vor.

Gefühlsarme Psychopathie
Hospitalismus

Exkl.: Asperger-Syndrom (F84.5)
Hyperkinetische Störungen (F90.-)
Hospitalismus bei Kindern (F43.2)
Reaktive Bindungsstörung des Kindesalters (F94.1)

F94.8 Sonstige Störungen sozialer Funktionen mit Beginn in der Kindheit

F94.9 Störung sozialer Funktionen mit Beginn in der Kindheit, nicht näher bezeichnet

F95.- Ticstörungen

Syndrome, bei denen das vorwiegende Symptom ein Tic ist. Ein Tic ist eine unwillkürliche, rasche, wiederholte, nichtrhythmische Bewegung meist umschriebener Muskelgruppen oder eine Lautproduktion, die plötzlich einsetzt und keinem erkennbaren Zweck dient. Normalerweise werden Tics als nicht willkürlich beeinflussbar erlebt, sie können jedoch meist für unterschiedlich lange Zeiträume unterdrückt werden. Belastungen können sie verstärken, während des Schlafens verschwinden sie. Häufige einfache motorische Tics sind Blinzeln, Kopfwerfen, Schulterzucken und Grimassieren. Häufige einfache vokale Tics sind z.B. Räuspern, Bellen, Schnüffeln und Zischen. Komplexe Tics sind Sich-selbst-Schlagen sowie Springen und Hüpfen. Komplexe vokale Tics sind die Wiederholung bestimmter Wörter und manchmal der Gebrauch sozial unangebrachter, oft obszöner Wörter (Koprolalie) und die Wiederholung eigener Laute oder Wörter (Palilalie).

F95.0 Vorübergehende Ticstörung

Sie erfüllt die allgemeinen Kriterien für eine Ticstörung, jedoch halten die Tics nicht länger als 12 Monate an. Die Tics sind häufig Blinzeln, Grimassieren oder Kopfschütteln.

F95.1 Chronische motorische oder vokale Ticstörung

Sie erfüllt die allgemeinen Kriterien für eine Ticstörung, wobei motorische oder vokale Tics, jedoch nicht beide zugleich, einzeln, meist jedoch multipel, auftreten und länger als ein Jahr andauern.

F95.2 Kombinierte vokale und multiple motorische Tics [Tourette-Syndrom]

Eine Form der Ticstörung, bei der gegenwärtig oder in der Vergangenheit multiple motorische Tics und ein oder mehrere vokale Tics vorgekommen sind, die aber nicht notwendigerweise gleichzeitig auftreten müssen. Die Störung verschlechtert sich meist während der Adoleszenz und neigt dazu, bis in das Erwachsenenalter anzuhalten. Die vokalen Tics sind häufig multipel mit explosiven repetitiven Vokalisationen, Räuspern und Grunzen und Gebrauch von obszönen Wörtern oder Phrasen. Manchmal besteht eine begleitende gestische Echopraxie, die ebenfalls obszöner Natur sein kann (Kopropraxie).

F95.8 Sonstige Ticstörungen

F95.9 Ticstörung, nicht näher bezeichnet

Tic o.n.A.

F98.- Andere Verhaltens- und emotionale Störungen mit Beginn in der Kindheit und Jugend

Dieser heterogenen Gruppe von Störungen ist der Beginn in der Kindheit gemeinsam, sonst unterscheiden sie sich jedoch in vieler Hinsicht. Einige der Störungen repräsentieren gut definierte Syndrome, andere sind jedoch nicht mehr als Symptomkomplexe, die hier aber wegen ihrer Häufigkeit und ihrer sozialen Folgen und weil sie anderen Syndromen nicht zugeordnet werden können, aufgeführt werden.

Exkl.: Emotional bedingte Schlafstörungen (F51.-)
Geschlechtsidentitätsstörung des Kindesalters (F64.2)
Kleine-Levin-Syndrom (G47.8)
Perioden von Atemanhalten (R06.88)
Zwangsstörung (F42.-)

F98.0- Nichtorganische Enuresis

Diese Störung ist charakterisiert durch unwillkürlichen Harnabgang am Tag und in der Nacht, untypisch für das Entwicklungsalter. Sie ist nicht Folge einer mangelnden Blasenkontrolle aufgrund einer neurologischen Krankheit, epileptischer Anfälle oder einer strukturellen Anomalie der ableitenden Harnwege. Die Enuresis kann von Geburt an bestehen oder nach einer Periode bereits erworbener Blasenkontrolle aufgetreten sein. Die Enuresis kann von einer schweren emotionalen oder Verhaltensstörung begleitet werden.

Funktionelle Enuresis
Nichtorganische primäre oder sekundäre Enuresis
Nichtorganische Harninkontinenz
Psychogene Enuresis

Exkl.: Enuresis o.n.A. (R32)

F98.00 Enuresis nocturna

F98.01 Enuresis diurna

F98.02 Enuresis nocturna et diurna

F98.08 Sonstige und nicht näher bezeichnete nichtorganische Enuresis

F98.1 Nichtorganische Enkopresis

Wiederholtes willkürliches oder unwillkürliches Absetzen von Faeces normaler oder fast normaler Konsistenz an Stellen, die im soziokulturellen Umfeld des Betroffenen nicht dafür vorgesehen sind. Die Störung kann eine abnorme Verlängerung der normalen infantilen Inkontinenz darstellen oder einen Kontinenzverlust nach bereits vorhandener Darmkontrolle, oder es kann sich um ein absichtliches Absetzen von Stuhl an dafür nicht vorgesehenen Stellen trotz normaler physiologischer Darmkontrolle handeln. Das Zustandsbild kann als monosymptomatische Störung auftreten oder als Teil einer umfassenderen Störung, besonders einer emotionalen Störung (F93.-) oder einer Störung des Sozialverhaltens (F91.-).

Funktionelle Enkopresis
Nichtorganische Stuhlinkontinenz
Psychogene Enkopresis

Soll die Ursache einer eventuell gleichzeitig bestehenden Obstipation angegeben werden, ist eine zusätzliche Schlüsselnummer zu benutzen.

Exkl.: Enkopresis o.n.A. (R15)

F98.2 Fütterstörung im frühen Kindesalter

Eine Fütterstörung mit unterschiedlicher Symptomatik, die gewöhnlich für das Kleinkindalter und frühe Kindesalter spezifisch ist. Im Allgemeinen umfasst die Nahrungsverweigerung extrem wählerisches Essverhalten bei angemessenem Nahrungsangebot und einer einigermaßen kompetenten Betreuungsperson in Abwesenheit einer organischen Krankheit. Begleitend kann Rumination - d.h. wiederholtes Heraufwürgen von Nahrung ohne Übelkeit oder eine gastrointestinale Krankheit - vorhanden sein.

Rumination im Kleinkindalter

Exkl.: Anorexia nervosa und andere Essstörungen (F50.-)
Fütterprobleme bei Neugeborenen (P92.-)
Fütterschwierigkeiten und Betreuungsfehler (R63.3)
Pica im Kleinkind- oder Kindesalter (F98.3)

F98.3 Pica im Kindesalter

Anhaltender Verzehr nicht essbarer Substanzen wie Erde, Farbschnipsel usw.. Sie kann als eines von vielen Symptomen einer umfassenderen psychischen Störung wie Autismus auftreten oder sie kann als relativ isolierte psychopathologische Auffälligkeit vorkommen; nur das letztere wird hier kodiert. Das Phänomen ist bei intelligenzgeminderten Kindern am häufigsten. Wenn eine solche Intelligenzminderung vorliegt, ist als Hauptdiagnose eine Kodierung unter F70-F79 zu verwenden.

F98.4- **Stereotype Bewegungsstörungen**

Willkürliche, wiederholte, stereotype, nicht funktionale und oft rhythmische Bewegungen, die nicht Teil einer anderen psychischen oder neurologischen Krankheit sind. Wenn solche Bewegungen als Symptome einer anderen Störung vorkommen, soll nur die übergreifende Störung kodiert werden. Nichtselbstbeschädigende Bewegungen sind z.B.: Körperschaukeln, Kopfschaukeln, Haarezupfen, Haaredrehen, Fingerschnipsgewohnheiten und Händeschütteln. Stereotype Selbstbeschädigungen sind z.B.: Wiederholtes Kopfanschlagen, Ins-Gesicht-Schlagen, In-die-Augen-Bohren und Beißen in Hände, Lippen oder andere Körperpartien. Alle stereotypen Bewegungsstörungen treten am häufigsten in Verbindung mit Intelligenzminderung auf; wenn dies der Fall ist, sind beide Störungen zu kodieren.

Wenn das Bohren in den Augen bei einem Kind mit visueller Behinderung auftritt, soll beides kodiert werden: das Bohren in den Augen mit F98.4- und die Sehstörung mit der Kodierung der entsprechenden somatischen Störung.

Stereotypie/abnorme Gewohnheit

Exkl.: Abnorme unwillkürliche Bewegungen (R25.-)
Bewegungsstörungen organischer Ursache (G20-G25)
Daumenlutschen (F98.88)
Nägelbeißen (F98.88)
Nasebohren (F98.88)
Stereotypien als Teil einer umfassenderen psychischen Störung (F00-F95)
Ticstörungen (F95.-)
Trichotillomanie (F63.3)

F98.40 Ohne Selbstverletzung

F98.41 Mit Selbstverletzung

F98.49 Ohne Angabe einer Selbstverletzung

F98.5 **Stottern [Stammeln]**

Hierbei ist das Sprechen durch häufige Wiederholung oder Dehnung von Lauten, Silben oder Wörtern, oder durch häufiges Zögern und Innehalten, das den rhythmischen Sprechfluss unterbricht, gekennzeichnet. Es soll als Störung nur klassifiziert werden, wenn die Sprechflüssigkeit deutlich beeinträchtigt ist.

Exkl.: Poltern (F98.6)
Ticstörungen (F95.-)

F98.6 **Poltern**

Eine hohe Sprechgeschwindigkeit mit Störung der Sprechflüssigkeit, jedoch ohne Wiederholungen oder Zögern, von einem Schweregrad, der zu einer beeinträchtigten Sprechverständlichkeit führt. Das Sprechen ist unregelmäßig und unrhythmisch, mit schnellen, ruckartigen Anläufen, die gewöhnlich zu einem fehlerhaften Satzmuster führen.

Exkl.: Stottern (F98.5)
Ticstörungen (F95.-)

F98.8- **Sonstige näher bezeichnete Verhaltens- und emotionale Störungen mit Beginn in der Kindheit und Jugend**

F98.80 Aufmerksamkeitsstörung ohne Hyperaktivität mit Beginn in der Kindheit und Jugend

F98.88 Sonstige näher bezeichnete Verhaltens- und emotionale Störungen mit Beginn in der Kindheit und Jugend
Daumenlutschen
Exzessive Masturbation
Nägelkauen
Nasebohren

F98.9 **Nicht näher bezeichnete Verhaltens- oder emotionale Störungen mit Beginn in der Kindheit und Jugend**

Nicht näher bezeichnete psychische Störungen (F99-F99)

F99 **Psychische Störung ohne nähere Angabe**
Inkl.: Psychische Krankheit o.n.A.
Exkl.: Organische psychische Störung o.n.A. (F06.9)

Kapitel VI:

Krankheiten des Nervensystems (G00 - G99)

Exkl.: Angeborene Fehlbildungen, Deformitäten und Chromosomenanomalien (Q00-Q99)
Bestimmte infektiöse und parasitäre Krankheiten (A00-B99)
Bestimmte Zustände, die ihren Ursprung in der Perinatalperiode haben (P00-P96)
Endokrine, Ernährungs- und Stoffwechselkrankheiten (E00-E90)
Komplikationen der Schwangerschaft, der Geburt und des Wochenbettes (O00-O99)
Neubildungen (C00-D48)
Symptome und abnorme klinische und Laborbefunde, die anderenorts nicht klassifiziert sind (R00-R99)
Verletzungen, Vergiftungen und bestimmte andere Folgen äußerer Ursachen (S00-T98)

Dieses Kapitel gliedert sich in folgende Gruppen:

G00-G09	Entzündliche Krankheiten des Zentralnervensystems
G10-G14	Systematrophien, die vorwiegend das Zentralnervensystem betreffen
G20-G26	Extrapyramidale Krankheiten und Bewegungsstörungen
G30-G32	Sonstige degenerative Krankheiten des Nervensystems
G35-G37	Demyelinisierende Krankheiten des Zentralnervensystems
G40-G47	Episodische und paroxysmale Krankheiten des Nervensystems
G50-G59	Krankheiten von Nerven, Nervenwurzeln und Nervenplexus
G60-G64	Polyneuropathien und sonstige Krankheiten des peripheren Nervensystems
G70-G73	Krankheiten im Bereich der neuromuskulären Synapse und des Muskels
G80-G83	Zerebrale Lähmung und sonstige Lähmungssyndrome
G90-G99	Sonstige Krankheiten des Nervensystems

Dieses Kapitel enthält die folgenden Sternschlüsselnummern:

G01*	Meningitis bei anderenorts klassifizierten bakteriellen Krankheiten
G02.-*	Meningitis bei sonstigen anderenorts klassifizierten infektiösen und parasitären Krankheiten
G05.-*	Enzephalitis, Myelitis und Enzephalomyelitis bei anderenorts klassifizierten Krankheiten
G07*	Intrakranielle und intraspinale Abszesse und Granulome bei anderenorts klassifizierten Krankheiten
G13.-*	Systematrophien, vorwiegend das Zentralnervensystem betreffend, bei anderenorts klassifizierten Krankheiten
G22*	Parkinson-Syndrom bei anderenorts klassifizierten Krankheiten
G26*	Extrapyramidale Krankheiten und Bewegungsstörungen bei anderenorts klassifizierten Krankheiten
G32.-*	Sonstige degenerative Krankheiten des Nervensystems bei anderenorts klassifizierten Krankheiten
G46.-*	Zerebrale Gefäßsyndrome bei zerebrovaskulären Krankheiten
G53.-*	Krankheiten der Hirnnerven bei anderenorts klassifizierten Krankheiten
G55.-*	Kompression von Nervenwurzeln und Nervenplexus bei anderenorts klassifizierten Krankheiten
G59.-*	Mononeuropathie bei anderenorts klassifizierten Krankheiten
G63.-*	Polyneuropathie bei anderenorts klassifizierten Krankheiten
G73.-*	Krankheiten im Bereich der neuromuskulären Synapse und des Muskels bei anderenorts klassifizierten Krankheiten
G94.-*	Sonstige Krankheiten des Gehirns bei anderenorts klassifizierten Krankheiten
G99.-*	Sonstige Krankheiten des Nervensystems bei anderenorts klassifizierten Krankheiten

Dieses Kapitel enthält die folgenden Ausrufezeichenschlüsselnummern:

G82.6-!	Funktionale Höhe der Schädigung des Rückenmarkes

Entzündliche Krankheiten des Zentralnervensystems (G00-G09)

G00.- **Bakterielle Meningitis, anderenorts nicht klassifiziert**

Inkl.: Arachnoiditis, Leptomeningitis, Meningitis, Pachymeningitis | bakteriell

Exkl.: Bakterielle:
- Meningoenzephalitis (G04.2)
- Meningomyelitis (G04.2)

G00.0 **Meningitis durch Haemophilus influenzae**

G00.1 **Pneumokokkenmeningitis**

G00.2 **Streptokokkenmeningitis**

G00.3 **Staphylokokkenmeningitis**

G00.8 **Sonstige bakterielle Meningitis**

Meningitis durch:
- Escherichia coli
- Klebsiella
- Klebsiella pneumoniae [Friedländer]

G00.9 **Bakterielle Meningitis, nicht näher bezeichnet**

Meningitis:
- eitrig o.n.A.
- purulent o.n.A.
- pyogen o.n.A.

G01* **Meningitis bei anderenorts klassifizierten bakteriellen Krankheiten**

Inkl.: Meningitis (bei) (durch):
- Anthrax [Milzbrand] (A22.8†)
- Gonokokken (A54.8†)
- Leptospirose (A27.-†)
- Listerien (A32.1†)
- Lyme-Krankheit (A69.2†)
- Meningokokken (A39.0†)
- Neurosyphilis (A52.1†)
- Salmonelleninfektion (A02.2†)
- Syphilis:
  - konnatal (A50.4†)
  - sekundär (A51.4†)
- tuberkulös (A17.0†)
- Typhus abdominalis (A01.0†)

Exkl.: Meningoenzephalitis und Meningomyelitis bei anderenorts klassifizierten bakteriellen Krankheiten (G05.0*)

G02.-* **Meningitis bei sonstigen anderenorts klassifizierten infektiösen und parasitären Krankheiten**

Exkl.: Meningoenzephalitis und Meningomyelitis bei sonstigen anderenorts klassifizierten infektiösen und parasitären Krankheiten (G05.1*-G05.2*)

G02.0* **Meningitis bei anderenorts klassifizierten Viruskrankheiten**

Meningitis (bei) (durch):
- Adenoviren (A87.1†)
- Enteroviren (A87.0†)
- Herpesviren [Herpes simplex] (B00.3†)
- infektiöser Mononukleose (B27.-†)
- Masern (B05.1†)
- Mumps (B26.1†)
- Röteln (B06.0†)
- Varizellen [Windpocken] (B01.0†)
- Zoster (B02.1†)

G02.1* **Meningitis bei anderenorts klassifizierten Mykosen**
Meningitis bei:
- Kandidose (B37.5†)
- Kokzidioidomykose (B38.4†)
- Kryptokokkose (B45.1†)

G02.8* **Meningitis bei sonstigen näher bezeichneten anderenorts klassifizierten infektiösen und parasitären Krankheiten**
Meningitis durch:
- afrikanische Trypanosomiasis (B56.-†)
- Chagas-Krankheit (chronisch) (B57.4†)

G03.- Meningitis durch sonstige und nicht näher bezeichnete Ursachen

Inkl.: Arachnoiditis, Leptomeningitis, Meningitis, Pachymeningitis | durch sonstige und nicht näher bezeichnete Ursachen

Exkl.: Meningoenzephalitis (G04.-)
Meningomyelitis (G04.-)

G03.0 **Nichteitrige Meningitis**
Abakterielle Meningitis

G03.1 **Chronische Meningitis**

G03.2 **Benigne rezidivierende Meningitis [Mollaret-Meningitis]**

G03.8 **Meningitis durch sonstige näher bezeichnete Ursachen**

G03.9 **Meningitis, nicht näher bezeichnet**
Arachnoiditis (spinal) o.n.A.

G04.- Enzephalitis, Myelitis und Enzephalomyelitis

Inkl.: Akute aszendierende Myelitis
Meningoenzephalitis
Meningomyelitis

Exkl.: Enzephalopathie:
- alkoholisch (G31.2)
- toxisch (G92.-)
- o.n.A. (G93.4)

Multiple Sklerose [Encephalomyelitis disseminata] (G35.-)
Myalgische Enzephalomyelitis (G93.3)
Myelitis transversa acuta (G37.3)
Subakute nekrotisierende Myelitis [Foix-Alajouanine-Syndrom] (G37.4)

G04.0 **Akute disseminierte Enzephalitis**
Enzephalitis, Enzephalomyelitis | nach Impfung

Soll der Impfstoff angegeben werden, ist eine zusätzliche Schlüsselnummer (Kapitel XX) zu benutzen.

G04.1 **Humane T-Zell-lymphotrope Virus-assoziierte Myelopathie**
Tropische spastische Paraplegie

G04.2 **Bakterielle Meningoenzephalitis und Meningomyelitis, anderenorts nicht klassifiziert**

G04.8 **Sonstige Enzephalitis, Myelitis und Enzephalomyelitis**
Anti-NMDA-[N-Methyl-D-Aspartat]-Rezeptor-Enzephalitis
Postinfektiöse Enzephalitis und Enzephalomyelitis o.n.A.

G04.9 **Enzephalitis, Myelitis und Enzephalomyelitis, nicht näher bezeichnet**
Ventrikulitis (zerebral) o.n.A.

G05.-* **Enzephalitis, Myelitis und Enzephalomyelitis bei anderenorts klassifizierten Krankheiten**
Inkl.: Meningoenzephalitis und Meningomyelitis bei anderenorts klassifizierten Krankheiten

G05.0* **Enzephalitis, Myelitis und Enzephalomyelitis bei anderenorts klassifizierten bakteriellen Krankheiten**
Enzephalitis, Myelitis oder Enzephalomyelitis (bei) (durch):
- Listerien (A32.1†)
- Meningokokken (A39.8†)
- Syphilis:
  - konnatal (A50.4†)
  - Spät- (A52.1†)
- tuberkulös (A17.8†)

G05.1* **Enzephalitis, Myelitis und Enzephalomyelitis bei anderenorts klassifizierten Viruskrankheiten**
Enzephalitis, Myelitis oder Enzephalomyelitis (bei) (durch):
- Adenoviren (A85.1†)
- Enteroviren (A85.0†)
- Grippe:
  - saisonal, Virus nachgewiesen (J10.8†)
  - Virus nicht nachgewiesen (J11.8†)
  - zoonotisch oder pandemisch, Virus nachgewiesen (J09†)
- Herpesviren [Herpes simplex] (B00.4†)
- Masern (B05.0†)
- Mumps (B26.2†)
- Röteln (B06.0†)
- Varizellen (B01.1†)
- Zoster (B02.0†)
- Zytomegalieviren (B25.88†)

G05.2* **Enzephalitis, Myelitis und Enzephalomyelitis bei sonstigen anderenorts klassifizierten infektiösen und parasitären Krankheiten**
Enzephalitis, Myelitis oder Enzephalomyelitis bei:
- afrikanischer Trypanosomiasis (B56.-†)
- Chagas-Krankheit (chronisch) (B57.4†)
- Naegleriainfektion (B60.2†)
- Toxoplasmose (B58.2†)

Eosinophile Meningoenzephalitis (B83.2†)

G05.8* **Enzephalitis, Myelitis und Enzephalomyelitis bei sonstigen anderenorts klassifizierten Krankheiten**
Enzephalopathie bei systemischem Lupus erythematodes (M32.1†)

G06.- **Intrakranielle und intraspinale Abszesse und Granulome**
Soll der Infektionserreger angegeben werden, ist eine zusätzliche Schlüsselnummer (B95-B98) zu benutzen.

G06.0 **Intrakranieller Abszess und intrakranielles Granulom**
Abszess (embolisch):
- Gehirn [jeder Teil]
- otogen
- zerebellar
- zerebral

Intrakranieller Abszess oder intrakranielles Granulom:
- epidural
- extradural
- subdural

G06.1 **Intraspinaler Abszess und intraspinales Granulom**
Abszess (embolisch) des Rückenmarkes [jeder Teil]
Intraspinaler Abszess oder intraspinales Granulom:
- epidural
- extradural
- subdural

G06.2 **Extraduraler und subduraler Abszess, nicht näher bezeichnet**

G07* **Intrakranielle und intraspinale Abszesse und Granulome bei anderenorts klassifizierten Krankheiten**

Inkl.: Hirnabszess (durch):
- Amöben (A06.6†)
- Gonokokken (A54.8†)
- tuberkulös (A17.8†)

Hirngranulom bei Schistosomiasis (B65.-†)
Tuberkulom:
- Gehirn (A17.8†)
- Meningen (A17.1†)

G08 **Intrakranielle und intraspinale Phlebitis und Thrombophlebitis**

Inkl.: Septische:
- Embolie
- Endophlebitis
- Phlebitis
- Thrombophlebitis
- Thrombose

| intrakranielle oder intraspinale venöse Sinus und Venen

Exkl.: Intrakranielle Phlebitis und Thrombophlebitis:
- als Komplikation von:
  - Abort, Extrauteringravidität oder Molenschwangerschaft (O00-O07, O08.7)
  - Schwangerschaft, Geburt oder Wochenbett (O22.5, O87.3)
- nichtpyogen (I67.6)

Nichteitrige intraspinale Phlebitis und Thrombophlebitis (G95.18)

G09 **Folgen entzündlicher Krankheiten des Zentralnervensystems**

Hinw.: Soll bei einer anderenorts klassifizierten Störung angegeben werden, dass sie Folge eines primär unter G00-G08 (mit Ausnahme der Stern-Kategorien) klassifizierbaren Zustandes ist, so ist (statt einer Schlüsselnummer aus G00-G08) die vorliegende Kategorie zu verwenden. Zu den "Folgen" zählen Krankheitszustände, die als Folgen oder Spätfolgen bezeichnet sind oder die ein Jahr oder länger seit Beginn des verursachenden Leidens bestehen. Für den Gebrauch dieser Kategorie sollten die betreffenden Regeln und Richtlinien zur Verschlüsselung der Morbidität und Mortalität in Band 2 (Regelwerk) herangezogen werden.

Systematrophien, die vorwiegend das Zentralnervensystem betreffen (G10-G14)

G10 **Chorea Huntington**

Inkl.: Chorea chronica progressiva hereditaria
Huntington-Krankheit

G11.- **Hereditäre Ataxie**

Exkl.: Hereditäre und idiopathische Neuropathie (G60.-)
Infantile Zerebralparese (G80.-)
Stoffwechselstörungen (E70-E90)

G11.0 **Angeborene nichtprogressive Ataxie**

G11.1 **Früh beginnende zerebellare Ataxie**

Hinw.: Beginn gewöhnlich vor dem 20. Lebensjahr

Friedreich-Ataxie (autosomal-rezessiv)
Früh beginnende zerebellare Ataxie [EOCA] mit:
- erhaltenen Sehnenreflexen [retained tendon reflexes]
- essentiellem Tremor
- Myoklonie [Dyssynergia cerebellaris myoclonica (Hunt)]

X-chromosomal-rezessive spinozerebellare Ataxie

G11.2 **Spät beginnende zerebellare Ataxie**

Hinw.: Beginn gewöhnlich nach dem 20. Lebensjahr

G11.3 **Zerebellare Ataxie mit defektem DNA-Reparatursystem**
Ataxia teleangiectatica [Louis-Bar-Syndrom]

Exkl.: Cockayne-Syndrom (Q87.1)
Xeroderma pigmentosum (Q82.1)

G11.4 **Hereditäre spastische Paraplegie**

G11.8 **Sonstige hereditäre Ataxien**

G11.9 **Hereditäre Ataxie, nicht näher bezeichnet**
Hereditäre(s) zerebellare(s):
• Ataxie o.n.A.
• Degeneration
• Krankheit
• Syndrom

G12.- Spinale Muskelatrophie und verwandte Syndrome

G12.0 **Infantile spinale Muskelatrophie, Typ I [Typ Werdnig-Hoffmann]**

G12.1 **Sonstige vererbte spinale Muskelatrophie**
Progressive Bulbärparalyse im Kindesalter [Fazio-Londe-Syndrom]
Spinale Muskelatrophie:
• distale Form
• Erwachsenenform
• juvenile Form, Typ III [Typ Kugelberg-Welander]
• Kindheitsform, Typ II
• skapuloperonäale Form

G12.2 **Motoneuron-Krankheit**
Familiäre Motoneuron-Krankheit
Lateralsklerose:
• myatrophisch [amyotrophisch]
• primär
Progressive:
• Bulbärparalyse
• spinale Muskelatrophie
Spinobulbäre Muskelatrophie Typ Kennedy [Kennedy-Krankheit]

G12.8 **Sonstige spinale Muskelatrophien und verwandte Syndrome**

G12.9 **Spinale Muskelatrophie, nicht näher bezeichnet**

G13.-* Systematrophien, vorwiegend das Zentralnervensystem betreffend, bei anderenorts klassifizierten Krankheiten

G13.0* **Paraneoplastische Neuromyopathie und Neuropathie**
Karzinomatöse Neuromyopathie (C00-C96†)
Sensorische paraneoplastische Neuropathie, Typ Denny-Brown (C00-D48†)

G13.1* **Sonstige Systematrophien, vorwiegend das Zentralnervensystem betreffend, bei Neubildungen**
Paraneoplastische limbische Enzephalopathie (C00-D48†)

G13.2* **Systematrophie, vorwiegend das Zentralnervensystem betreffend, bei Myxödem (E00.1†, E03.-†)**

G13.8* **Systematrophien, vorwiegend das Zentralnervensystem betreffend, bei sonstigen anderenorts klassifizierten Krankheiten**

G14 Postpolio-Syndrom

Inkl.: Postpoliomyelitis-Syndrom

Exkl.: Folgezustände der Poliomyelitis (B91)

Extrapyramidale Krankheiten und Bewegungsstörungen (G20-G26)

G20.- Primäres Parkinson-Syndrom

Inkl.: Hemiparkinson
Paralysis agitans
Parkinsonismus oder Parkinson-Krankheit:
- idiopathisch
- primär
- o.n.A.

Die Zuordnung des Schweregrades der Parkinson-Krankheit zu den Subkategorien G20.0-G20.2 ist nach der modifizierten Stadieneinteilung der Parkinson-Krankheit nach Hoehn und Yahr vorzunehmen.

Die folgenden fünften Stellen sind bei der Kategorie G20 zu benutzen:

0 Ohne Wirkungsfluktuation
Ohne Angabe einer Wirkungsfluktuation

1 Mit Wirkungsfluktuation

G20.0- Primäres Parkinson-Syndrom mit fehlender oder geringer Beeinträchtigung
Stadien 0 bis unter 3 nach Hoehn und Yahr

G20.1- Primäres Parkinson-Syndrom mit mäßiger bis schwerer Beeinträchtigung
Stadien 3 oder 4 nach Hoehn und Yahr

G20.2- Primäres Parkinson-Syndrom mit schwerster Beeinträchtigung
Stadium 5 nach Hoehn und Yahr

G20.9- Primäres Parkinson-Syndrom, nicht näher bezeichnet

G21.- Sekundäres Parkinson-Syndrom

Inkl.: Sekundärer Parkinsonismus

G21.0 Malignes Neuroleptika-Syndrom
Soll die Substanz angegeben werden, ist eine zusätzliche Schlüsselnummer (Kapitel XX) zu benutzen.

G21.1 Sonstiges arzneimittelinduziertes Parkinson-Syndrom
Soll die Substanz angegeben werden, ist eine zusätzliche Schlüsselnummer (Kapitel XX) zu benutzen.

G21.2 Parkinson-Syndrom durch sonstige exogene Agenzien
Soll das exogene Agens angegeben werden, ist eine zusätzliche Schlüsselnummer (Kapitel XX) zu benutzen.

G21.3 Postenzephalitisches Parkinson-Syndrom

G21.4 Vaskuläres Parkinson-Syndrom

G21.8 Sonstiges sekundäres Parkinson-Syndrom

G21.9 Sekundäres Parkinson-Syndrom, nicht näher bezeichnet

G22* Parkinson-Syndrom bei anderenorts klassifizierten Krankheiten

Inkl.: Parkinson-Syndrom bei Syphilis (A52.1†)

G23.- Sonstige degenerative Krankheiten der Basalganglien

G23.0 Hallervorden-Spatz-Syndrom
Pigmentdegeneration des Pallidums

G23.1 Progressive supranukleäre Ophthalmoplegie [Steele-Richardson-Olszewski-Syndrom]
Progressive supranukleäre Parese

G23.2 Multiple Systematrophie vom Parkinson-Typ [MSA-P]

G23.3 Multiple Systematrophie vom zerebellären Typ [MSA-C]

G23.8 **Sonstige näher bezeichnete degenerative Krankheiten der Basalganglien**
Kalzifikation der Basalganglien
Neurogene orthostatische Hypotonie [Shy-Drager-Syndrom]

Exkl.: Orthostatische Hypotonie o.n.A. (I95.1)

G23.9 **Degenerative Krankheit der Basalganglien, nicht näher bezeichnet**

G24.- Dystonie

Inkl.: Dyskinesie

Exkl.: Athetotische Zerebralparese (G80.3)

G24.0 **Arzneimittelinduzierte Dystonie**
Dyskinesia tarda

Soll die Substanz angegeben werden, ist eine zusätzliche Schlüsselnummer (Kapitel XX) zu benutzen.

G24.1 **Idiopathische familiäre Dystonie**
Idiopathische Dystonie o.n.A.

G24.2 **Idiopathische nichtfamiliäre Dystonie**

G24.3 **Torticollis spasticus**
Exkl.: Tortikollis o.n.A. (M43.6)

G24.4 **Idiopathische orofaziale Dystonie**
Orofaziale Dyskinesie

G24.5 **Blepharospasmus**

G24.8 **Sonstige Dystonie**

G24.9 **Dystonie, nicht näher bezeichnet**
Dyskinesie o.n.A.

G25.- Sonstige extrapyramidale Krankheiten und Bewegungsstörungen

G25.0 **Essentieller Tremor**
Familiärer Tremor

Exkl.: Tremor o.n.A. (R25.1)

G25.1 **Arzneimittelinduzierter Tremor**
Soll die Substanz angegeben werden, ist eine zusätzliche Schlüsselnummer (Kapitel XX) zu benutzen.

G25.2 **Sonstige näher bezeichnete Tremorformen**
Intentionstremor

G25.3 **Myoklonus**
Arzneimittelinduzierter Myoklonus

Soll die Substanz angegeben werden, ist eine zusätzliche Schlüsselnummer (Kapitel XX) zu benutzen.

Exkl.: Faziale Myokymie (G51.4)
Myoklonusepilepsie (G40.-)

G25.4 **Arzneimittelinduzierte Chorea**
Soll die Substanz angegeben werden, ist eine zusätzliche Schlüsselnummer (Kapitel XX) zu benutzen.

G25.5 **Sonstige Chorea**
Chorea o.n.A.

Exkl.: Chorea Huntington (G10)
Chorea minor [Chorea Sydenham] (I02.-)
Chorea o.n.A. mit Herzbeteiligung (I02.0)
Rheumatische Chorea (I02.-)

G25.6 **Arzneimittelinduzierte Tics und sonstige Tics organischen Ursprungs**
Soll die Substanz angegeben werden, ist eine zusätzliche Schlüsselnummer (Kapitel XX) zu benutzen.

Exkl.: Gilles-de-la-Tourette-Syndrom (F95.2)
Tic o.n.A. (F95.9)

G25.8- **Sonstige näher bezeichnete extrapyramidale Krankheiten und Bewegungsstörungen**

G25.80 Periodische Beinbewegungen im Schlaf
Periodic Limb Movements in Sleep [PLMS]

G25.81 Syndrom der unruhigen Beine [Restless-Legs-Syndrom]

G25.88 Sonstige näher bezeichnete extrapyramidale Krankheiten und Bewegungsstörungen
Akathisie (behandlungsinduziert) (medikamenteninduziert)
Stiff-Person-Syndrom [Muskelstarre-Syndrom]

Soll die Substanz angegeben werden, ist eine zusätzliche Schlüsselnummer (Kapitel XX) zu benutzen.

G25.9 **Extrapyramidale Krankheit oder Bewegungsstörung, nicht näher bezeichnet**

G26* **Extrapyramidale Krankheiten und Bewegungsstörungen bei anderenorts klassifizierten Krankheiten**

Sonstige degenerative Krankheiten des Nervensystems (G30-G32)

G30.-† **Alzheimer-Krankheit (F00.-*)**

Inkl.: Senile und präsenile Formen

Exkl.: Senile:
- Degeneration des Gehirns, anderenorts nicht klassifiziert (G31.1)
- Demenz o.n.A. (F03)

Senilität o.n.A. (R54)

G30.0† **Alzheimer-Krankheit mit frühem Beginn (F00.0*)**
Hinw.: Beginn gewöhnlich vor dem 65. Lebensjahr

G30.1† **Alzheimer-Krankheit mit spätem Beginn (F00.1*)**
Hinw.: Beginn gewöhnlich ab dem 65. Lebensjahr

G30.8† **Sonstige Alzheimer-Krankheit (F00.2*)**

G30.9† **Alzheimer-Krankheit, nicht näher bezeichnet (F00.9*)**

G31.- **Sonstige degenerative Krankheiten des Nervensystems, anderenorts nicht klassifiziert**
Exkl.: Reye-Syndrom (G93.7)

G31.0 **Umschriebene Hirnatrophie**
Frontotemporale Demenz [FTD]
Pick-Krankheit
Progressive isolierte Aphasie

G31.1 **Senile Degeneration des Gehirns, anderenorts nicht klassifiziert**
Exkl.: Alzheimer-Krankheit (G30.-)
Senilität o.n.A. (R54)

G31.2 **Degeneration des Nervensystems durch Alkohol**
Alkoholbedingte:
- Enzephalopathie
- zerebellare Ataxie
- zerebellare Degeneration
- zerebrale Degeneration

Dysfunktion des autonomen Nervensystems durch Alkohol

G31.8- **Sonstige näher bezeichnete degenerative Krankheiten des Nervensystems**

G31.81 Mitochondriale Zytopathie
MELAS-Syndrom [Myopathy, Encephalopathy, Lactic Acidosis, Stroke-like episodes] [Myopathie, Enzephalopathie, Laktatazidose, iktus-ähnliche zerebrale Anfälle]
MERRF-Syndrom [Myoclonus Epilepsy with Ragged-Red Fibres]
Mitochondriale Myoenzephalopathie

Benutze zusätzliche Schlüsselnummern für die Manifestation:
- Generalisierte nicht-konvulsive Epilepsie (G40.3)
- Sonstige Myopathien (G72.8)
- Ophthalmoplegia progressiva externa (H49.4)
- Schlaganfall (I60-I64)

G31.82 Lewy-Körper-Krankheit
Lewy-Körper-Demenz (F02.8*)

G31.88 Sonstige näher bezeichnete degenerative Krankheiten des Nervensystems
Infantile neuroaxonale Dystrophie [Seitelberger-Krankheit]
Poliodystrophia cerebri progressiva [Alpers-Krankheit]
Subakute nekrotisierende Enzephalomyelopathie [Leigh-Syndrom]

G31.9 **Degenerative Krankheit des Nervensystems, nicht näher bezeichnet**

G32.-* Sonstige degenerative Krankheiten des Nervensystems bei anderenorts klassifizierten Krankheiten

G32.0* **Subakute kombinierte Degeneration des Rückenmarks bei anderenorts klassifizierten Krankheiten**
Subakute kombinierte Degeneration des Rückenmarks bei Vitamin-B_{12}-Mangel (E53.8†)

G32.8* **Sonstige näher bezeichnete degenerative Krankheiten des Nervensystems bei anderenorts klassifizierten Krankheiten**

Demyelinisierende Krankheiten des Zentralnervensystems (G35-G37)

G35.- Multiple Sklerose [Encephalomyelitis disseminata]

Inkl.: Multiple Sklerose:
- disseminiert
- generalisiert
- Hirnstamm
- Rückenmark
- o.n.A.

Die folgenden fünften Stellen sind bei den Subkategorien G35.1-G35.3 zu benutzen:

0 Ohne Angabe einer akuten Exazerbation oder Progression

1 Mit Angabe einer akuten Exazerbation oder Progression

G35.0 **Erstmanifestation einer multiplen Sklerose**

G35.1- **Multiple Sklerose mit vorherrschend schubförmigem Verlauf**

G35.2- **Multiple Sklerose mit primär-chronischem Verlauf**

G35.3- **Multiple Sklerose mit sekundär-chronischem Verlauf**

G35.9 **Multiple Sklerose, nicht näher bezeichnet**

G36.- Sonstige akute disseminierte Demyelinisation

Exkl.: Anti-NMDA-[N-Methyl-D-Aspartat]-Rezeptor-Enzephalitis (G04.8)
Postinfektiöse Enzephalitis und Enzephalomyelitis o.n.A. (G04.8)

G36.0 **Neuromyelitis optica [Devic-Krankheit]**
Demyelinisation bei Neuritis nervi optici

Exkl.: Neuritis nervi optici o.n.A. (H46)

G36.1 **Akute und subakute hämorrhagische Leukoenzephalitis [Hurst]**

G36.8 **Sonstige näher bezeichnete akute disseminierte Demyelinisation**

G36.9 **Akute disseminierte Demyelinisation, nicht näher bezeichnet**

G37.- **Sonstige demyelinisierende Krankheiten des Zentralnervensystems**

G37.0 **Diffuse Hirnsklerose**
Encephalitis periaxialis
Schilder-Krankheit

Exkl.: Adrenoleukodystrophie [Addison-Schilder-Syndrom] (E71.3)

G37.1 **Zentrale Demyelinisation des Corpus callosum**

G37.2 **Zentrale pontine Myelinolyse**

G37.3 **Myelitis transversa acuta bei demyelinisierender Krankheit des Zentralnervensystems**
Myelitis transversa acuta o.n.A.

Exkl.: Multiple Sklerose [Encephalomyelitis disseminata] (G35.-)
Neuromyelitis optica [Devic-Krankheit] (G36.0)

G37.4 **Subakute nekrotisierende Myelitis [Foix-Alajouanine-Syndrom]**

G37.5 **Konzentrische Sklerose [Baló-Krankheit]**

G37.8 **Sonstige näher bezeichnete demyelinisierende Krankheiten des Zentralnervensystems**
Akute demyelinisierende Enzephalomyelitis [ADEM]

G37.9 **Demyelinisierende Krankheit des Zentralnervensystems, nicht näher bezeichnet**

Episodische und paroxysmale Krankheiten des Nervensystems (G40-G47)

G40.- **Epilepsie**
Exkl.: Anfall o.n.A. (R56.8)
Krampfanfall o.n.A. (R56.8)
Landau-Kleffner-Syndrom (F80.3)
Status epilepticus (G41.-)
Todd-Paralyse (G83.8)

G40.0- **Lokalisationsbezogene (fokale) (partielle) idiopathische Epilepsie und epileptische Syndrome mit fokal beginnenden Anfällen**

G40.00 Pseudo-Lennox-Syndrom
Gutartige atypische Epilepsie

G40.01 CSWS [Continuous spikes and waves during slow-wave sleep]
Bioelektrischer Status epilepticus im Schlaf
ESES [Electrical status epilepticus during slow-wave sleep]

G40.02 Benigne psychomotorische Epilepsie [terror fits]
Benigne Partialepilepsie mit affektiver Symptomatik

G40.08 Sonstige lokalisationsbezogene (fokale) (partielle) idiopathische Epilepsie und epileptische Syndrome mit fokal beginnenden Anfällen
Benigne Epilepsie im Säuglingsalter [Watanabe]
Benigne Epilepsie mit okzipitalen Paroxysmen
Benigne Epilepsie mit zentrotemporalen Spikes [Rolando]
Benigne Säuglingsepilepsie mit komplex-fokalen Anfällen

G40.09 Lokalisationsbezogene (fokale) (partielle) idiopathische Epilepsie und epileptische Syndrome mit fokal beginnenden Anfällen, nicht näher bezeichnet

G40.1 **Lokalisationsbezogene (fokale) (partielle) symptomatische Epilepsie und epileptische Syndrome mit einfachen fokalen Anfällen**
Anfälle ohne Störung des Bewusstseins
Einfache fokale Anfälle mit Entwicklung zu sekundär generalisierten Anfällen

G40.2 **Lokalisationsbezogene (fokale) (partielle) symptomatische Epilepsie und epileptische Syndrome mit komplexen fokalen Anfällen**
Anfälle mit Störungen des Bewusstseins, meist mit Automatismen
Komplexe fokale Anfälle mit Entwicklung zu sekundär generalisierten Anfällen

G40.3 **Generalisierte idiopathische Epilepsie und epileptische Syndrome**
Absencen-Epilepsie des Kindesalters [Pyknolepsie]
Grand-Mal-Aufwachepilepsie
Gutartige:
- myoklonische Epilepsie des Kleinkindalters
- Neugeborenenkrämpfe (familiär)

Juvenile:
- Absencen-Epilepsie
- myoklonische Epilepsie [Impulsiv-Petit-Mal]

Unspezifische epileptische Anfälle:
- atonisch
- klonisch
- myoklonisch
- tonisch
- tonisch-klonisch

G40.4 **Sonstige generalisierte Epilepsie und epileptische Syndrome**
Blitz-Nick-Salaam-Krämpfe
Epilepsie mit:
- myoklonisch-astatischen Anfällen
- myoklonischen Absencen

Frühe myoklonische Enzephalopathie (symptomatisch)
Lennox-Syndrom
West-Syndrom

G40.5 **Spezielle epileptische Syndrome**
Epilepsia partialis continua [Kojewnikow-Syndrom]
Epileptische Anfälle im Zusammenhang mit:
- Alkohol
- Arzneimittel oder Drogen
- hormonellen Veränderungen
- Schlafentzug
- Stress

Soll bei Arzneimittelinduktion die Substanz angegeben werden, ist eine zusätzliche Schlüsselnummer (Kapitel XX) zu benutzen.

G40.6 **Grand-Mal-Anfälle, nicht näher bezeichnet (mit oder ohne Petit-Mal)**

G40.7 **Petit-Mal-Anfälle, nicht näher bezeichnet, ohne Grand-Mal-Anfälle**

G40.8 **Sonstige Epilepsien**
Epilepsien und epileptische Syndrome, unbestimmt, ob fokal oder generalisiert

G40.9 **Epilepsie, nicht näher bezeichnet**
Epileptische:
- Anfälle o.n.A.
- Konvulsionen o.n.A.

G41.- Status epilepticus

G41.0 **Grand-Mal-Status**
Status mit tonisch-klonischen Anfällen

Exkl.: Epilepsia partialis continua [Kojewnikow-Syndrom] (G40.5)

G41.1 **Petit-Mal-Status**
Absencenstatus

G41.2 **Status epilepticus mit komplexfokalen Anfällen**

G41.8 **Sonstiger Status epilepticus**

G41.9 **Status epilepticus, nicht näher bezeichnet**

G43.- Migräne

Soll bei Arzneimittelinduktion die Substanz angegeben werden, ist eine zusätzliche Schlüsselnummer (Kapitel XX) zu benutzen.

Exkl.: Kopfschmerz o.n.A. (R51)

G43.0 **Migräne ohne Aura [Gewöhnliche Migräne]**

G43.1 **Migräne mit Aura [Klassische Migräne]**
Migräne:
• Äquivalente
• Aura ohne Kopfschmerz
• basilär
• familiär-hemiplegisch
• mit:
  • akut einsetzender Aura
  • prolongierter Aura
  • typischer Aura

G43.2 **Status migraenosus**

G43.3 **Komplizierte Migräne**

G43.8 **Sonstige Migräne**
Ophthalmoplegische Migräne
Retinale Migräne

G43.9 **Migräne, nicht näher bezeichnet**

G44.- Sonstige Kopfschmerzsyndrome

Exkl.: Atypischer Gesichtsschmerz (G50.1)
Kopfschmerz o.n.A. (R51)
Trigeminusneuralgie (G50.0)

G44.0 **Cluster-Kopfschmerz**
Chronische paroxysmale Hemikranie
Cluster-Kopfschmerz:
• Bing-Horton-Syndrom
• chronisch
• episodisch

G44.1 **Vasomotorischer Kopfschmerz, anderenorts nicht klassifiziert**
Vasomotorischer Kopfschmerz o.n.A.

G44.2 **Spannungskopfschmerz**
Chronischer Spannungskopfschmerz
Episodischer Spannungskopfschmerz
Spannungskopfschmerz o.n.A.

G44.3 **Chronischer posttraumatischer Kopfschmerz**

G44.4 **Arzneimittelinduzierter Kopfschmerz, anderenorts nicht klassifiziert**
Soll die Substanz angegeben werden, ist eine zusätzliche Schlüsselnummer (Kapitel XX) zu benutzen.

G44.8 **Sonstige näher bezeichnete Kopfschmerzsyndrome**

G45.- Zerebrale transitorische Ischämie und verwandte Syndrome

Inkl.: Zerebrale transitorische ischämische Attacke [TIA]

Exkl.: In der Bildgebung nachgewiesener korrelierender Infarkt (I63.-)
Zerebrale Ischämie beim Neugeborenen (P91.0)

Die folgenden fünften Stellen sind bei der Kategorie G45 zu benutzen:

2 Komplette Rückbildung innerhalb von 1 bis 24 Stunden

3 Komplette Rückbildung innerhalb von weniger als 1 Stunde

9 Verlauf der Rückbildung nicht näher bezeichnet

G45.0- **Arteria-vertebralis-Syndrom mit Basilaris-Symptomatik**

G45.1- **Arteria-carotis-interna-Syndrom (halbseitig)**

G45.2- **Multiple und bilaterale Syndrome der extrazerebralen hirnversorgenden Arterien**

G45.3- **Amaurosis fugax**

G45.4- **Transiente globale Amnesie [amnestische Episode]**
Exkl.: Amnesie o.n.A. (R41.3)

G45.8- **Sonstige zerebrale transitorische Ischämie und verwandte Syndrome**

G45.9- **Zerebrale transitorische Ischämie, nicht näher bezeichnet**
Drohender zerebrovaskulärer Insult
Spasmus der Hirnarterien
Zerebrale transitorische Ischämie o.n.A.

G46.-* Zerebrale Gefäßsyndrome bei zerebrovaskulären Krankheiten (I60-I67†)

G46.0* **Arteria-cerebri-media-Syndrom (I66.0†)**

G46.1* **Arteria-cerebri-anterior-Syndrom (I66.1†)**

G46.2* **Arteria-cerebri-posterior-Syndrom (I66.2†)**

G46.3* **Hirnstammsyndrom (I60-I67†)**
Benedikt-Syndrom
Claude-Syndrom
Foville-Syndrom
Millard-Gubler-Syndrom
Wallenberg-Syndrom
Weber-Syndrom

G46.4* **Kleinhirnsyndrom (I60-I67†)**

G46.5* **Rein motorisches lakunäres Syndrom (I60-I67†)**

G46.6* **Rein sensorisches lakunäres Syndrom (I60-I67†)**

G46.7* **Sonstige lakunäre Syndrome (I60-I67†)**

G46.8* **Sonstige Syndrome der Hirngefäße bei zerebrovaskulären Krankheiten (I60-I67†)**

G47.- Schlafstörungen

Exkl.: Albträume (F51.5)
Nichtorganische Schlafstörungen (F51.-)
Pavor nocturnus (F51.4)
Schlafwandeln (F51.3)

G47.0 **Ein- und Durchschlafstörungen**
Hyposomnie
Insomnie

G47.1 **Krankhaft gesteigertes Schlafbedürfnis**
Hypersomnie (idiopathisch)

G47.2 **Störungen des Schlaf-Wach-Rhythmus**
Syndrom der verzögerten Schlafphasen
Unregelmäßiger Schlaf-Wach-Rhythmus

G47.3- **Schlafapnoe**
Exkl.: Pickwick-Syndrom (E66.29)
Schlafapnoe beim Neugeborenen (P28.3)

G47.30 Zentrales Schlafapnoe-Syndrom

G47.31 Obstruktives Schlafapnoe-Syndrom

G47.32 Schlafbezogenes Hypoventilations-Syndrom
Kongenitales zentral-alveoläres Hypoventilations-Syndrom
Schlafbezogene idiopathische nichtobstruktive alveoläre Hypoventilation

G47.38 Sonstige Schlafapnoe

G47.39 Schlafapnoe, nicht näher bezeichnet

G47.4 **Narkolepsie und Kataplexie**

G47.8 **Sonstige Schlafstörungen**
Kleine-Levin-Syndrom

G47.9 **Schlafstörung, nicht näher bezeichnet**

Krankheiten von Nerven, Nervenwurzeln und Nervenplexus (G50-G59)

Exkl.: Akute Verletzung von Nerven, Nervenwurzeln und Nervenplexus - siehe Nervenverletzung nach Lokalisation
Neuralgie | o.n.A. (M79.2-)
Neuritis |
Periphere Neuritis während der Schwangerschaft (O26.83)
Radikulitis o.n.A. (M54.1-)

G50.- **Krankheiten des N. trigeminus [V. Hirnnerv]**

G50.0 **Trigeminusneuralgie**
Syndrom des paroxysmalen Gesichtsschmerzes
Tic douloureux

G50.1 **Atypischer Gesichtsschmerz**

G50.8 **Sonstige Krankheiten des N. trigeminus**

G50.9 **Krankheit des N. trigeminus, nicht näher bezeichnet**

G51.- **Krankheiten des N. facialis [VII. Hirnnerv]**

G51.0 **Fazialisparese**
Bell-Lähmung o.n.A.
Fazialisparese (Fazialislähmung) (Fazialisschwäche) durch Läsion des unteren Motoneurons

Exkl.: Faziale Parese durch Läsion des oberen Motoneurons (G83.6)

G51.1 **Entzündung des Ganglion geniculi**
Exkl.: Entzündung des Ganglion geniculi nach Zoster (B02.2)

G51.2 **Melkersson-Rosenthal-Syndrom**

G51.3 **Spasmus (hemi)facialis**

G51.4 **Faziale Myokymie**

G51.8 **Sonstige Krankheiten des N. facialis**

G51.9 **Krankheit des N. facialis, nicht näher bezeichnet**

G52.- **Krankheiten sonstiger Hirnnerven**
Exkl.: Krankheit:
- N. opticus [II. Hirnnerv] (H46, H47.0)
- N. vestibulocochlearis [VIII. Hirnnerv] (H93.3)
- Strabismus paralyticus durch Nervenlähmung (H49.0-H49.2)

G52.0 **Krankheiten der Nn. olfactorii [I. Hirnnerv]**

G52.1 **Krankheiten des N. glossopharyngeus [IX. Hirnnerv]**
Neuralgie des N. glossopharyngeus

G52.2 **Krankheiten des N. vagus [X. Hirnnerv]**

G52.3 **Krankheiten des N. hypoglossus [XII. Hirnnerv]**

G52.7 **Krankheiten mehrerer Hirnnerven**
Polyneuritis cranialis

G52.8 **Krankheiten sonstiger näher bezeichneter Hirnnerven**

G52.9 **Krankheit eines Hirnnerven, nicht näher bezeichnet**

G53.-* **Krankheiten der Hirnnerven bei anderenorts klassifizierten Krankheiten**

G53.0* **Neuralgie nach Zoster (B02.2†)**
Entzündung des Ganglion geniculi nach Zoster
Trigeminusneuralgie nach Zoster

G53.1* **Multiple Hirnnervenlähmungen bei anderenorts klassifizierten infektiösen und parasitären Krankheiten (A00-B99†)**

G53.2* **Multiple Hirnnervenlähmungen bei Sarkoidose (D86.8†)**

G53.3* **Multiple Hirnnervenlähmungen bei Neubildungen (C00-D48†)**

G53.8* **Sonstige Krankheiten der Hirnnerven bei sonstigen anderenorts klassifizierten Krankheiten**

G54.- Krankheiten von Nervenwurzeln und Nervenplexus

Exkl.: Akute Verletzung von Nervenwurzeln und Nervenplexus - siehe Nervenverletzung nach Lokalisation
Bandscheibenschäden (M50-M51)
Neuralgie oder Neuritis o.n.A. (M79.2-)
Neuritis oder Radikulitis:
- brachial o.n.A. (M54.1-)
- lumbal o.n.A. (M54.1-)
- lumbosakral o.n.A. (M54.1-)
- thorakal o.n.A. (M54.1-)

Radikulitis o.n.A. (M54.1-)
Radikulopathie o.n.A. (M54.1-)
Spondylose (M47.-)

G54.0 **Läsionen des Plexus brachialis**
Thoracic-outlet-Syndrom [Schultergürtel-Kompressionssyndrom]

G54.1 **Läsionen des Plexus lumbosacralis**

G54.2 **Läsionen der Zervikalwurzeln, anderenorts nicht klassifiziert**

G54.3 **Läsionen der Thorakalwurzeln, anderenorts nicht klassifiziert**

G54.4 **Läsionen der Lumbosakralwurzeln, anderenorts nicht klassifiziert**

G54.5 **Neuralgische Amyotrophie**
Parsonage-Turner-Syndrom
Schultergürtel-Syndrom

G54.6 **Phantomschmerz**

G54.7 **Phantomglied ohne Schmerzen**
Phantomglied o.n.A.

G54.8 **Sonstige Krankheiten von Nervenwurzeln und Nervenplexus**

G54.9 **Krankheit von Nervenwurzeln und Nervenplexus, nicht näher bezeichnet**

G55.-* Kompression von Nervenwurzeln und Nervenplexus bei anderenorts klassifizierten Krankheiten

G55.0* **Kompression von Nervenwurzeln und Nervenplexus bei Neubildungen (C00-D48†)**

G55.1* **Kompression von Nervenwurzeln und Nervenplexus bei Bandscheibenschäden (M50-M51†)**

G55.2* **Kompression von Nervenwurzeln und Nervenplexus bei Spondylose (M47.-†)**

G55.3* **Kompression von Nervenwurzeln und Nervenplexus bei sonstigen Krankheiten der Wirbelsäule und des Rückens (M45-M46†, M48.-†, M53-M54†)**

G55.8* **Kompression von Nervenwurzeln und Nervenplexus bei sonstigen anderenorts klassifizierten Krankheiten**

G56.- Mononeuropathien der oberen Extremität

Exkl.: Akute Verletzung von Nerven - siehe Nervenverletzung nach Lokalisation

G56.0 **Karpaltunnel-Syndrom**

G56.1 **Sonstige Läsionen des N. medianus**

G56.2 **Läsion des N. ulnaris**
Spätlähmung des N. ulnaris

G56.3 **Läsion des N. radialis**

G56.8 **Sonstige Mononeuropathien der oberen Extremität**
Interdigitales (Pseudo-) Neurom der Hände

Exkl.: Komplexes regionales Schmerzsyndrom der oberen Extremität, Typ II (G90.60)

G56.9 **Mononeuropathie der oberen Extremität, nicht näher bezeichnet**

G57.- **Mononeuropathien der unteren Extremität**
Exkl.: Akute Verletzung von Nerven - siehe Nervenverletzung nach Lokalisation

G57.0 **Läsion des N. ischiadicus**
Exkl.: Ischialgie:
- durch Bandscheibenschaden (M51.1)
- o.n.A. (M54.3)

G57.1 **Meralgia paraesthetica**
Inguinaltunnel-Syndrom

G57.2 **Läsion des N. femoralis**

G57.3 **Läsion des N. fibularis (peronaeus) communis**
Lähmung des N. peronaeus

G57.4 **Läsion des N. tibialis**

G57.5 **Tarsaltunnel-Syndrom**

G57.6 **Läsion des N. plantaris**
Morton-Neuralgie [Metatarsalgie]

G57.8 **Sonstige Mononeuropathien der unteren Extremität**
Interdigitales (Pseudo-) Neurom der Füße

Exkl.: Komplexes regionales Schmerzsyndrom der unteren Extremität, Typ II (G90.61)

G57.9 **Mononeuropathie der unteren Extremität, nicht näher bezeichnet**

G58.- **Sonstige Mononeuropathien**

G58.0 **Interkostalneuropathie**

G58.7 **Mononeuritis multiplex**
Mononeuropathia multiplex

G58.8 **Sonstige näher bezeichnete Mononeuropathien**

G58.9 **Mononeuropathie, nicht näher bezeichnet**

G59.-* **Mononeuropathie bei anderenorts klassifizierten Krankheiten**

G59.0* **Diabetische Mononeuropathie (E10-E14, vierte Stelle .4†)**

G59.8* **Sonstige Mononeuropathien bei anderenorts klassifizierten Krankheiten**

Polyneuropathien und sonstige Krankheiten des peripheren Nervensystems (G60-G64)

Exkl.: Neuralgie o.n.A. (M79.2-)
Neuritis o.n.A. (M79.2-)
Periphere Neuritis während der Schwangerschaft (O26.83)
Radikulitis o.n.A. (M54.1-)

G60.- **Hereditäre und idiopathische Neuropathie**

G60.0 **Hereditäre sensomotorische Neuropathie**
Charcot-Marie-Tooth-Hoffmann-Syndrom
Déjerine-Sottas-Krankheit
Hereditäre sensomotorische Neuropathie, Typ I-IV
Hypertrophische Neuropathie des Kleinkindalters
Peronäale Muskelatrophie (axonaler Typ) (hypertrophische Form)
Roussy-Lévy-Syndrom

G60.1 **Refsum-Krankheit**

G60.2 **Neuropathie in Verbindung mit hereditärer Ataxie**

G60.3 **Idiopathische progressive Neuropathie**

G60.8 **Sonstige hereditäre und idiopathische Neuropathien**
Morvan-Krankheit
Nélaton-Syndrom
Sensible Neuropathie:
- dominant vererbt
- rezessiv vererbt

G60.9 **Hereditäre und idiopathische Neuropathie, nicht näher bezeichnet**

G61.- Polyneuritis

G61.0 **Guillain-Barré-Syndrom**
Akute (post-) infektiöse Polyneuritis
Miller-Fisher-Syndrom

G61.1 **Serumpolyneuropathie**
Soll die äußere Ursache angegeben werden, ist eine zusätzliche Schlüsselnummer (Kapitel XX) zu benutzen.

G61.8 **Sonstige Polyneuritiden**

G61.9 **Polyneuritis, nicht näher bezeichnet**

G62.- Sonstige Polyneuropathien

G62.0 **Arzneimittelinduzierte Polyneuropathie**
Soll die Substanz angegeben werden, ist eine zusätzliche Schlüsselnummer (Kapitel XX) zu benutzen.

G62.1 **Alkohol-Polyneuropathie**

G62.2 **Polyneuropathie durch sonstige toxische Agenzien**
Soll das toxische Agens angegeben werden, ist eine zusätzliche Schlüsselnummer (Kapitel XX) zu benutzen.

G62.8- **Sonstige näher bezeichnete Polyneuropathien**
Strahleninduzierte Polyneuropathie

Soll die äußere Ursache angegeben werden, ist eine zusätzliche Schlüsselnummer (Kapitel XX) zu benutzen.

G62.80 Critical-illness-Polyneuropathie

G62.88 Sonstige näher bezeichnete Polyneuropathien

G62.9 **Polyneuropathie, nicht näher bezeichnet**
Neuropathie o.n.A.

G63.-* Polyneuropathie bei anderenorts klassifizierten Krankheiten

G63.0* **Polyneuropathie bei anderenorts klassifizierten infektiösen und parasitären Krankheiten**
Polyneuropathie (bei):
- Diphtherie (A36.8†)
- infektiöser Mononukleose (B27.-†)
- Lepra (A30.-†)
- Lyme-Krankheit (A69.2†)
- Mumps (B26.8†)
- nach Zoster (B02.2†)
- Spätsyphilis (A52.1†)
- Spätsyphilis, konnatal (A50.4†)
- tuberkulös (A17.8†)

G63.1* **Polyneuropathie bei Neubildungen (C00-D48†)**

G63.2* **Diabetische Polyneuropathie (E10-E14, vierte Stelle .4†)**

G63.3* **Polyneuropathie bei sonstigen endokrinen und Stoffwechselkrankheiten (E00-E07†, E15-E16†, E20-E34†, E70-E89†)**

G63.4* **Polyneuropathie bei alimentären Mangelzuständen (E40-E64†)**

G63.5* **Polyneuropathie bei Systemkrankheiten des Bindegewebes (M30-M35†)**

G63.6* **Polyneuropathie bei sonstigen Krankheiten des Muskel-Skelett-Systems (M00-M25†, M40-M96†)**

G63.8* **Polyneuropathie bei sonstigen anderenorts klassifizierten Krankheiten**
Urämische Neuropathie (N18.-†)

G64 **Sonstige Krankheiten des peripheren Nervensystems**
Inkl.: Krankheit des peripheren Nervensystems o.n.A.

Krankheiten im Bereich der neuromuskulären Synapse und des Muskels (G70-G73)

G70.- **Myasthenia gravis und sonstige neuromuskuläre Krankheiten**
Exkl.: Botulismus (A05.1)
Transitorische Myasthenia gravis beim Neugeborenen (P94.0)

G70.0 **Myasthenia gravis**
Soll bei Arzneimittelinduktion die Substanz angegeben werden, ist eine zusätzliche Schlüsselnummer (Kapitel XX) zu benutzen.

G70.1 **Toxische neuromuskuläre Krankheiten**
Soll das toxische Agens angegeben werden, ist eine zusätzliche Schlüsselnummer (Kapitel XX) zu benutzen.

G70.2 **Angeborene oder entwicklungsbedingte Myasthenie**

G70.8 **Sonstige näher bezeichnete neuromuskuläre Krankheiten**

G70.9 **Neuromuskuläre Krankheit, nicht näher bezeichnet**

G71.- **Primäre Myopathien**
Exkl.: Arthrogryposis multiplex congenita (Q74.3)
Myositis (M60.-)
Stoffwechselstörungen (E70-E90)

G71.0- **Muskeldystrophie**
Exkl.: Angeborene Muskeldystrophie:
- mit spezifischen morphologischen Anomalien der Muskelfasern (G71.2)
- o.n.A. (G71.2)

G71.00 Muskeldystrophie, maligne [Typ Duchenne]

G71.08 Sonstige Muskeldystrophien
Muskeldystrophie:
- autosomal-rezessiv, Beginn in der frühen Kindheit, Duchenne- oder Becker-ähnlich
- Becken- oder Schultergürtelform
- benigne [Typ Becker]
- benigne skapuloperonäal, mit Frühkontrakturen [Typ Emery-Dreifuss]
- distal
- fazio-skapulo-humerale Form
- okulär
- okulopharyngeal
- skapuloperonäal

G71.1 **Myotone Syndrome**
Dystrophia myotonica [Curschmann-Batten-Steinert-Syndrom]
Myotonia congenita:
- dominant [Thomsen-Syndrom]
- rezessive Form [Becker]
- o.n.A.

Myotonie:
- arzneimittelinduziert
- chondrodystrophisch
- symptomatisch

Neuromyotonie [Isaacs-Mertens-Syndrom]
Paramyotonia congenita [Eulenberg-Krankheit]
Pseudomyotonie

Soll bei Arzneimittelinduktion die Substanz angegeben werden, ist eine zusätzliche Schlüsselnummer (Kapitel XX) zu benutzen.

G71.2 **Angeborene Myopathien**
Angeborene Muskeldystrophie:
• mit spezifischen morphologischen Anomalien der Muskelfasern [Strukturmyopathien]
• o.n.A.
Fasertypendisproportion
Minicore-Krankheit
Multicore-Krankheit
Myopathie:
• myotubulär (zentronukleär)
• Nemalin(e)-
Zentralfibrillenmyopathie [Central-Core-Krankheit]

G71.3 **Mitochondriale Myopathie, anderenorts nicht klassifiziert**
Benutze zusätzliche Schlüsselnummern, um die Manifestationen anzugeben.

G71.8 **Sonstige primäre Myopathien**

G71.9 **Primäre Myopathie, nicht näher bezeichnet**
Hereditäre Myopathie o.n.A.

G72.- Sonstige Myopathien

Exkl.: Arthrogryposis multiplex congenita (Q74.3)
Dermatomyositis-Polymyositis (M33.-)
Ischämischer Muskelinfarkt (M62.2-)
Myositis (M60.-)
Polymyositis (M33.2)

G72.0 **Arzneimittelinduzierte Myopathie**
Soll die Substanz angegeben werden, ist eine zusätzliche Schlüsselnummer (Kapitel XX) zu benutzen.

G72.1 **Alkoholmyopathie**

G72.2 **Myopathie durch sonstige toxische Agenzien**
Soll das toxische Agens angegeben werden, ist eine zusätzliche Schlüsselnummer (Kapitel XX) zu benutzen.

G72.3 **Periodische Lähmung**
Periodische Lähmung (familiär):
• hyperkaliämisch
• hypokaliämisch
• myotonisch
• normokaliämisch

G72.4 **Entzündliche Myopathie, anderenorts nicht klassifiziert**

G72.8- **Sonstige näher bezeichnete Myopathien**

G72.80 Critical-illness-Myopathie

G72.88 Sonstige näher bezeichnete Myopathien

G72.9 **Myopathie, nicht näher bezeichnet**

G73.-* Krankheiten im Bereich der neuromuskulären Synapse und des Muskels bei anderenorts klassifizierten Krankheiten

G73.0* **Myastheniesyndrome bei endokrinen Krankheiten**
Myastheniesyndrome bei:
• diabetischer Amyotrophie (E10-E14, vierte Stelle .4†)
• Hyperthyreose [Thyreotoxikose] (E05.-†)

G73.1* **Lambert-Eaton-Syndrom (C00-D48†)**

G73.2* **Sonstige Myastheniesyndrome bei Neubildungen (C00-D48†)**

G73.3* **Myastheniesyndrome bei sonstigen anderenorts klassifizierten Krankheiten**

G73.4* **Myopathie bei anderenorts klassifizierten infektiösen und parasitären Krankheiten**

G73.5* **Myopathie bei endokrinen Krankheiten**
Myopathie bei:
- Hyperparathyreoidismus (E21.0-E21.3†)
- Hypoparathyreoidismus (E20.-†)

Thyreotoxische Myopathie (E05.-†)

G73.6* **Myopathie bei Stoffwechselkrankheiten**
Myopathie bei:
- Glykogenspeicherkrankheit (E74.0†)
- Lipidspeicherkrankheiten (E75.-†)

G73.7* **Myopathie bei sonstigen anderenorts klassifizierten Krankheiten**
Myopathie bei:
- chronischer Polyarthritis (M05-M06†)
- Sicca-Syndrom [Sjögren-Syndrom] (M35.0†)
- Sklerodermie (M34.8†)
- systemischem Lupus erythematodes (M32.1†)

Zerebrale Lähmung und sonstige Lähmungssyndrome (G80-G83)

G80.- **Infantile Zerebralparese**
Exkl.: Hereditäre spastische Paraplegie (G11.4)

G80.0 **Spastische tetraplegische Zerebralparese**
Spastische quadriplegische Zerebralparese

G80.1 **Spastische diplegische Zerebralparese**
Angeborene spastische Lähmung (zerebral)
Spastische Zerebralparese o.n.A.

G80.2 **Infantile hemiplegische Zerebralparese**

G80.3 **Dyskinetische Zerebralparese**
Athetotische Zerebralparese
Dystone zerebrale Lähmung

G80.4 **Ataktische Zerebralparese**

G80.8 **Sonstige infantile Zerebralparese**
Mischsyndrome der Zerebralparese

G80.9 **Infantile Zerebralparese, nicht näher bezeichnet**
Zerebralparese o.n.A.

G81.- **Hemiparese und Hemiplegie**
Hinw.: Diese Kategorie ist nur dann zur primären Verschlüsselung zu benutzen,
- wenn eine Hemiparese oder Hemiplegie nicht näher bezeichnet ist oder
- wenn sie alt ist oder länger besteht und die Ursache nicht näher bezeichnet ist.

Diese Kategorie dient auch zur multiplen Verschlüsselung, um diese durch eine beliebige Ursache hervorgerufenen Arten der Hemiparese oder Hemiplegie zu kennzeichnen.

Exkl.: Angeborene und infantile Zerebralparese (G80.-)

G81.0 **Schlaffe Hemiparese und Hemiplegie**

G81.1 **Spastische Hemiparese und Hemiplegie**

G81.9 **Hemiparese und Hemiplegie, nicht näher bezeichnet**

G82.- Paraparese und Paraplegie, Tetraparese und Tetraplegie

Hinw.: Diese Kategorie dient zur Verschlüsselung von Paresen und Plegien bei Querschnittlähmungen oder Hirnerkrankungen, wenn andere Schlüsselnummern nicht zur Verfügung stehen.

Diese Kategorie dient auch zur multiplen Verschlüsselung, um diese durch eine beliebige Ursache hervorgerufenen Krankheitszustände zu kennzeichnen.

Für den Gebrauch dieser Kategorie in der stationären Versorgung sind die Deutschen Kodierrichtlinien heranzuziehen.

Soll die funktionale Höhe einer Schädigung des Rückenmarkes angegeben werden, ist eine zusätzliche Schlüsselnummer aus G82.6-! zu verwenden.

Besteht eine (langzeitige) Beatmungspflicht, so ist Z99.1 als zusätzliche Schlüsselnummer zu benutzen.

Inkl.: Paraplegie | Quadriplegie | Tetraplegie — chronisch

Exkl.: Akute traumatische Querschnittlähmung (S14.-, S24.-, S34.-)
Angeborene und infantile Zerebralparese (G80.-)

Die folgenden fünften Stellen sind bei den Subkategorien G82.0-G82.5 zu verwenden:

0 Akute komplette Querschnittlähmung nichttraumatischer Genese

1 Akute inkomplette Querschnittlähmung nichttraumatischer Genese

2 Chronische komplette Querschnittlähmung
Komplette Querschnittlähmung o.n.A.

3 Chronische inkomplette Querschnittlähmung
Inkomplette Querschnittlähmung o.n.A.

9 Nicht näher bezeichnet
Zerebrale Ursache

G82.0- Schlaffe Paraparese und Paraplegie

G82.1- Spastische Paraparese und Paraplegie

G82.2- Paraparese und Paraplegie, nicht näher bezeichnet
Lähmung beider unterer Extremitäten o.n.A.
Paraplegie (untere) o.n.A.

G82.3- Schlaffe Tetraparese und Tetraplegie

G82.4- Spastische Tetraparese und Tetraplegie

G82.5- Tetraparese und Tetraplegie, nicht näher bezeichnet
Quadriplegie o.n.A.

G82.6-! Funktionale Höhe der Schädigung des Rückenmarkes

Hinw.: Diese Subkategorie dient zur Verschlüsselung der funktionalen Höhe einer Rückenmarksschädigung. Unter der funktionalen Höhe einer Rückenmarksschädigung wird das unterste motorisch intakte Rückenmarkssegment verstanden. So bedeutet z.B. "komplette C4-Läsion des Rückenmarkes", dass die motorischen Funktionen des 4. und der höheren Zervikalnerven erhalten sind und dass unterhalb C4 keine oder funktionell unbedeutende motorische Funktionen vorhanden sind.

G82.60! C1-C3

G82.61! C4-C5

G82.62! C6-C8

G82.63! T1-T6

G82.64! T7-T10

G82.65! T11-L1

G82.66! L2-S1

G82.67! S2-S5

G82.69! Nicht näher bezeichnet

G83.- **Sonstige Lähmungssyndrome**
Hinw.: Diese Kategorie ist nur dann zur primären Verschlüsselung zu benutzen,
- wenn die aufgeführten Krankheitszustände nicht näher bezeichnet sind oder
- wenn sie alt sind oder länger bestehen und die Ursache nicht näher bezeichnet ist.

Diese Kategorie dient auch zur multiplen Verschlüsselung, um diese durch eine beliebige Ursache hervorgerufenen Krankheitszustände zu kennzeichnen.

Inkl.: Lähmung (komplett) (inkomplett), ausgenommen wie unter G80-G82 aufgeführt

G83.0 **Diparese und Diplegie der oberen Extremitäten**
Diplegie (obere)
Lähmung beider oberen Extremitäten

G83.1 **Monoparese und Monoplegie einer unteren Extremität**
Lähmung eines Beines

G83.2 **Monoparese und Monoplegie einer oberen Extremität**
Lähmung eines Armes

G83.3 **Monoparese und Monoplegie, nicht näher bezeichnet**

G83.4- **Cauda- (equina-) Syndrom**
Soll das Vorliegen einer neurogenen Blasenfunktionsstörung angegeben werden, ist eine zusätzliche Schlüsselnummer aus G95.8- zu verwenden.

G83.40 Komplettes Cauda- (equina-) Syndrom

G83.41 Inkomplettes Cauda- (equina-) Syndrom

G83.49 Cauda- (equina-) Syndrom, nicht näher bezeichnet

G83.5 **Locked-in-Syndrom**

G83.6 **Zentrale faziale Parese**
Faziale Parese (Lähmung) (Schwäche) durch Läsion des oberen Motoneurons

Exkl.: Fazialisparese (durch Läsion des unteren Motoneurons) (G51.0)

G83.8 **Sonstige näher bezeichnete Lähmungssyndrome**
Todd-Paralyse (postiktal)

G83.9 **Lähmungssyndrom, nicht näher bezeichnet**

Sonstige Krankheiten des Nervensystems (G90-G99)

G90.- **Krankheiten des autonomen Nervensystems**
Exkl.: Dysfunktion des autonomen Nervensystems durch Alkohol (G31.2)

G90.0- **Idiopathische periphere autonome Neuropathie**

G90.00 Karotissinus-Syndrom (Synkope)

G90.08 Sonstige idiopathische periphere autonome Neuropathie

G90.09 Idiopathische periphere autonome Neuropathie, nicht näher bezeichnet

G90.1 **Familiäre Dysautonomie [Riley-Day-Syndrom]**

G90.2 **Horner-Syndrom**
Horner-Bernard-Syndrom
Horner-Trias

G90.4- **Autonome Dysreflexie**

G90.40 Autonome Dysreflexie als hypertone Krisen

G90.41 Autonome Dysreflexie als Schwitzattacken

G90.48 Sonstige autonome Dysreflexie

G90.49 Autonome Dysreflexie, nicht näher bezeichnet
Autonome Dysreflexie o.n.A.

G90.5- **Komplexes regionales Schmerzsyndrom, Typ I**
Sudeck-Knochenatrophie
Sympathische Reflexdystrophie

G90.50 Komplexes regionales Schmerzsyndrom der oberen Extremität, Typ I

G90.51 Komplexes regionales Schmerzsyndrom der unteren Extremität, Typ I

G90.59 Komplexes regionales Schmerzsyndrom, Typ I, Lokalisation nicht näher bezeichnet

G90.6- **Komplexes regionales Schmerzsyndrom, Typ II**
Kausalgie

G90.60 Komplexes regionales Schmerzsyndrom der oberen Extremität, Typ II

G90.61 Komplexes regionales Schmerzsyndrom der unteren Extremität, Typ II

G90.69 Komplexes regionales Schmerzsyndrom, Typ II, Lokalisation nicht näher bezeichnet

G90.7- **Komplexes regionales Schmerzsyndrom, sonstiger und nicht näher bezeichneter Typ**

G90.70 Komplexes regionales Schmerzsyndrom der oberen Extremität, sonstiger und nicht näher bezeichneter Typ

G90.71 Komplexes regionales Schmerzsyndrom der unteren Extremität, sonstiger und nicht näher bezeichneter Typ

G90.79 Komplexes regionales Schmerzsyndrom, sonstiger und nicht näher bezeichneter Typ, Lokalisation nicht näher bezeichnet

G90.8- **Sonstige Krankheiten des autonomen Nervensystems**

G90.80 Posturales Tachykardiesyndrom [PoTS]

G90.88 Sonstige Krankheiten des autonomen Nervensystems

G90.9 **Krankheit des autonomen Nervensystems, nicht näher bezeichnet**

G91.- Hydrozephalus

Inkl.: Erworbener Hydrozephalus

Exkl.: Angeborener Hydrozephalus (Q03.-)
Erworbener Hydrozephalus beim Neugeborenen (P91.7)
Hydrozephalus durch angeborene Toxoplasmose (P37.1)

G91.0 **Hydrocephalus communicans**

G91.1 **Hydrocephalus occlusus**

G91.2- **Normaldruckhydrozephalus**

G91.20 Idiopathischer Normaldruckhydrozephalus

G91.21 Sekundärer Normaldruckhydrozephalus

G91.29 Normaldruckhydrozephalus, nicht näher bezeichnet

G91.3 **Posttraumatischer Hydrozephalus, nicht näher bezeichnet**

G91.8 **Sonstiger Hydrozephalus**

G91.9 **Hydrozephalus, nicht näher bezeichnet**

G92.- Toxische Enzephalopathie

Soll das toxische Agens angegeben werden, ist eine zusätzliche Schlüsselnummer (Kapitel XX) zu benutzen.

G92.0 **Toxische Enzephalopathie unter Immuntherapie**
Immuneffektorzell-assoziiertes Neurotoxizitätssyndrom

G92.9 **Sonstige und nicht näher bezeichnete toxische Enzephalopathie**

G93.- Sonstige Krankheiten des Gehirns

G93.0 Hirnzysten
Porenzephalische Zyste
Arachnoidalzyste

Exkl.: Angeborene Gehirnzysten (Q04.6)
Erworbene periventrikuläre Zysten beim Neugeborenen (P91.1)

G93.1 Anoxische Hirnschädigung, anderenorts nicht klassifiziert
Exkl.: Als Komplikation von:
- Abort, Extrauteringravidität oder Molenschwangerschaft (O00-O07, O08.8)
- chirurgischen Eingriffen und medizinischer Behandlung (T80-T88)
- Schwangerschaft, Wehentätigkeit oder Wochenbett (O29.2, O74.3, O89.2)

Asphyxie beim Neugeborenen (P21.9)

G93.2 Benigne intrakranielle Hypertension [Pseudotumor cerebri]
Exkl.: Hypertensive Enzephalopathie (I67.4)

G93.3 Chronisches Fatigue-Syndrom [Chronic fatigue syndrome]
Chronisches Fatigue-Syndrom bei Immundysfunktion
Myalgische Enzephalomyelitis
Postvirales (chronisches) Müdigkeitssyndrom

Exkl.: Fatigue (R53)

G93.4 Enzephalopathie, nicht näher bezeichnet
Exkl.: Enzephalopathie:
- alkoholbedingt (G31.2)
- toxisch (G92.-)

G93.5 Compressio cerebri
Herniation | Hirn (-stamm)
Kompression | Hirn (-stamm)

Exkl.: Compressio cerebri, traumatisch (diffus) (S06.28)
Compressio cerebri, traumatisch, umschrieben (S06.38)

G93.6 Hirnödem
Exkl.: Hirnödem:
- durch Geburtsverletzung (P11.0)
- traumatisch (S06.1)

G93.7 Reye-Syndrom
Soll die äußere Ursache angegeben werden, ist eine zusätzliche Schlüsselnummer (Kapitel XX) zu benutzen.

G93.8- Sonstige näher bezeichnete Krankheiten des Gehirns
Soll die äußere Ursache angegeben werden, ist eine zusätzliche Schlüsselnummer (Kapitel XX) zu benutzen.

G93.80 Apallisches Syndrom

G93.88 Sonstige näher bezeichnete Krankheiten des Gehirns
Enzephalopathie nach Strahlenexposition

G93.9 Krankheit des Gehirns, nicht näher bezeichnet

G94.-* Sonstige Krankheiten des Gehirns bei anderenorts klassifizierten Krankheiten

G94.0* Hydrozephalus bei anderenorts klassifizierten infektiösen und parasitären Krankheiten (A00-B99†)

G94.1* Hydrozephalus bei Neubildungen (C00-D48†)

G94.2* Hydrozephalus bei sonstigen anderenorts klassifizierten Krankheiten

G94.3-* Enzephalopathie bei sonstigen anderenorts klassifizierten Krankheiten
Exkl.: Hepatische Enzephalopathie (K72.7-!)

G94.30* Enzephalopathie bei anderenorts klassifizierten endokrinen und Stoffwechselkrankheiten

G94.31* Enzephalopathie bei anderenorts klassifizierten infektiösen und parasitären Krankheiten
Exkl.: Septische Enzephalopathie (G94.32*)

G94.32* Septische Enzephalopathie
Enzephalopathie bei Sepsis durch Bakterien o.n.A. (A41.9†)
Enzephalopathie bei Sepsis durch Pilze o.n.A. (B48.80†)
Enzephalopathie bei Sepsis durch Protozoen o.n.A. (B60.80†)
Enzephalopathie bei Sepsis durch Viren o.n.A. (B34.80†)

Exkl.: Enzephalopathie bei anderenorts klassifizierten infektiösen und parasitären Krankheiten ohne Vorliegen einer Sepsis (G94.31*)

G94.39* Nicht näher bezeichnete Enzephalopathie bei sonstigen anderenorts klassifizierten Krankheiten

G94.8* Sonstige näher bezeichnete Krankheiten des Gehirns bei anderenorts klassifizierten Krankheiten

G95.- Sonstige Krankheiten des Rückenmarkes

Exkl.: Myelitis (G04.-)

G95.0 Syringomyelie und Syringobulbie

G95.1- Vaskuläre Myelopathien

G95.10 Nichttraumatische spinale Blutung
Hämatomyelie

G95.18 Sonstige vaskuläre Myelopathien
Akuter Rückenmarkinfarkt (embolisch) (nichtembolisch)
Arterielle Thrombose des Rückenmarkes
Nichteitrige intraspinale Phlebitis und Thrombophlebitis
Rückenmarködem
Subakute nekrotisierende Myelopathie

Exkl.: Intraspinale Phlebitis und Thrombophlebitis, ausgenommen nichteitrig (G08)

G95.2 Rückenmarkkompression, nicht näher bezeichnet

G95.8- Sonstige näher bezeichnete Krankheiten des Rückenmarkes

Myelopathie durch:
• Arzneimittel
• Strahlenwirkung
Rückenmarkblase o.n.A.

Benutze zusätzlich G83.4-, um das Vorliegen einer neurogenen Blasenfunktionsstörung durch ein Cauda- (equina-) Syndrom anzugeben.

Soll das exogene Agens angegeben werden, ist eine zusätzliche Schlüsselnummer (Kapitel XX) zu benutzen.

Exkl.: Neuromuskuläre Dysfunktion der Harnblase ohne Angabe einer Rückenmarkläsion (N31.-)

G95.80 Harnblasenlähmung bei Schädigung des oberen motorischen Neurons [UMNL]
Spinal bedingte Reflexblase
Spastische Blase

G95.81 Harnblasenlähmung bei Schädigung des unteren motorischen Neurons [LMNL]
Areflexie der Harnblase
Schlaffe Blase

G95.82 Harnblasenfunktionsstörung durch spinalen Schock

G95.83 Spinale Spastik der quergestreiften Muskulatur

G95.84 Detrusor-Sphinkter-Dyssynergie bei Schädigungen des Rückenmarkes

G95.85 Deafferentierungsschmerz bei Schädigungen des Rückenmarkes

G95.88 Sonstige näher bezeichnete Krankheiten des Rückenmarkes

G95.9 Krankheit des Rückenmarkes, nicht näher bezeichnet

Myelopathie o.n.A.

G96.- **Sonstige Krankheiten des Zentralnervensystems**

G96.0 **Austritt von Liquor cerebrospinalis**
Liquorrhoe

Exkl.: Nach Lumbalpunktion (G97.0)

G96.1 **Krankheiten der Meningen, anderenorts nicht klassifiziert**
Meningeale Adhäsionen (zerebral) (spinal)

G96.8 **Sonstige näher bezeichnete Krankheiten des Zentralnervensystems**

G96.9 **Krankheit des Zentralnervensystems, nicht näher bezeichnet**

G97.- **Krankheiten des Nervensystems nach medizinischen Maßnahmen, anderenorts nicht klassifiziert**

G97.0 **Austritt von Liquor cerebrospinalis nach Lumbalpunktion**

G97.1 **Sonstige Reaktion auf Spinal- und Lumbalpunktion**

G97.2 **Intrakranielle Druckminderung nach ventrikulärem Shunt**

G97.8- **Sonstige Krankheiten des Nervensystems nach medizinischen Maßnahmen**

G97.80 Postoperative Liquorfistel

G97.81 Postoperativer (zerebellärer) Mutismus
Posterior-Fossa-Syndrom

G97.82 Postoperative epidurale spinale Blutung

G97.83 Postoperative subdurale spinale Blutung

G97.84 Postoperative subarachnoidale spinale Blutung

G97.88 Sonstige Krankheiten des Nervensystems nach medizinischen Maßnahmen

G97.9 **Krankheit des Nervensystems nach medizinischer Maßnahme, nicht näher bezeichnet**

G98 **Sonstige Krankheiten des Nervensystems, anderenorts nicht klassifiziert**
Inkl.: Charcot-Arthropathie† (M14.6-*)
Krankheit des Nervensystems o.n.A.

G99.-* **Sonstige Krankheiten des Nervensystems bei anderenorts klassifizierten Krankheiten**

G99.0-* **Autonome Neuropathie bei endokrinen und Stoffwechselkrankheiten**
Amyloide autonome Neuropathie (E85.-†)
Diabetische autonome Neuropathie (E10-E14, vierte Stelle .4†)

G99.00* Gastroparese bei autonomer Neuropathie bei endokrinen und Stoffwechselkrankheiten

G99.08* Sonstige autonome Neuropathie bei endokrinen und Stoffwechselkrankheiten

G99.1* **Sonstige Krankheiten des autonomen Nervensystems bei sonstigen anderenorts klassifizierten Krankheiten**

G99.2* **Myelopathie bei anderenorts klassifizierten Krankheiten**
Arteria-spinalis-anterior- und Arteria-vertebralis-Kompressionssyndrom (M47.0-†)
Myelopathie bei:
- Bandscheibenschäden (M50.0†, M51.0†)
- Neubildungen (C00-D48†)
- Spondylose (M47.-†)

G99.8* **Sonstige näher bezeichnete Krankheiten des Nervensystems bei anderenorts klassifizierten Krankheiten**
Urämische Paralyse (N18.-†)

Kapitel XXII:

Schlüsselnummern für besondere Zwecke (U00 - U99)

Dieses Kapitel gliedert sich in folgende Gruppen:

U00-U49	Vorläufige Zuordnungen für Krankheiten mit unklarer Ätiologie, belegte und nicht belegte Schlüsselnummern
U50-U52	Funktionseinschränkung
U55-U55	Erfolgte Registrierung zur Organtransplantation
U60-U61	Stadieneinteilung der HIV-Infektion
U62-U62	Sekundäre Schlüsselnummern zur Spezifizierung von zytogenetischen und molekulargenetischen Differenzierungen bei Neubildungen
U63-U63	Sekundäre Schlüsselnummern zur Spezifizierung von psychischen und Verhaltensstörungen
U69-U69	Sonstige sekundäre Schlüsselnummern für besondere Zwecke
U80-U85	Infektionserreger mit Resistenzen gegen bestimmte Antibiotika oder Chemotherapeutika
U98-U99	Belegte und nicht belegte Schlüsselnummern

Dieses Kapitel enthält die folgenden Ausrufezeichenschlüsselnummern:

U07.0!	Gesundheitsstörung im Zusammenhang mit dem Gebrauch von E-Zigaretten [Vaporizer]
U07.1!	COVID-19, Virus nachgewiesen
U07.2!	COVID-19, Virus nicht nachgewiesen
U09.-!	Post-COVID-19-Zustand
U12.-!	Unerwünschte Nebenwirkungen bei der Anwendung von COVID-19-Impfstoffen
U60.-!	Klinische Kategorien der HIV-Krankheit
U61.-!	Anzahl der T-Helferzellen bei HIV-Krankheit
U62.-!	Zytogenetische und molekulargenetische Differenzierungen bei Neubildungen
U63.-!	Psychische und Verhaltensstörungen bei Demenz
U69.-!	Sonstige sekundäre Schlüsselnummern für besondere Zwecke
U80.-!	Grampositive Erreger mit bestimmten Antibiotikaresistenzen, die besondere therapeutische oder hygienische Maßnahmen erfordern
U81.-!	Gramnegative Erreger mit bestimmten Antibiotikaresistenzen, die besondere therapeutische oder hygienische Maßnahmen erfordern
U82.-!	Mykobakterien mit Resistenz gegen Antituberkulotika (Erstrangmedikamente)
U83.-!	Humanpathogene Pilze mit Resistenz gegen Antimykotika
U84!	Herpesviren mit Resistenz gegen Virustatika
U85!	Humanes Immundefizienz-Virus mit Resistenz gegen Virustatika oder Proteinaseinhibitoren
U98.-!	Nicht belegte Schlüsselnummern U98.-!
U99.-!	Belegte und nicht belegte Schlüsselnummern U99.-!

Sekundäre Schlüsselnummern zur Spezifizierung von psychischen und Verhaltensstörungen (U63-U63)

U63.-! **Psychische und Verhaltensstörungen bei Demenz**
Hinw.: Die Schlüsselnummern dieser Kategorie sind zu verwenden, um bei einer Demenz (F00-F03) das Vorliegen von psychischen oder Verhaltensstörungen spezifisch anzugeben.

U63.0! **Psychotische Symptome bei Demenz**

U63.1! **Affektive Symptome bei Demenz**

U63.2! **Angstsymptome bei Demenz**

U63.3! **Apathie bei Demenz**

U63.4! **Agitation oder Aggression bei Demenz**

U63.5! **Enthemmung bei Demenz**

U63.6! **Wanderverhalten bei Demenz**

- Auszug aus -

OPS Version 2025

Systematisches Verzeichnis

Markierung von Neuerungen und wesentlichen Änderungen zur bisherigen OPS-Version 2024

Im Vergleich zur Version 2024 eingeführte Neuerungen sind ebenso unterstrichen kenntlich gemacht wie wesentliche textliche und inhaltliche Änderungen. Entfallende Kodes sind nicht gesondert kenntlich gemacht.

Hinweis:

In dieser Praxisausgabe sind jene Leistungen grau hinterlegt, die nur in Einrichtungen im Geltungsbereich des § 17b KHG (Somatik) erbracht wurden dürfen.

Hinweise für die Benutzung

Anwendungsbereich

Zur Erfüllung der Vorgaben des § 301 und des § 295 Absatz 2 SGB V sind allein die Kodes des hier vorliegenden Operationen- und Prozedurenschlüssels (OPS) zugrunde zu legen. Diese Kodes bilden auch die Grundlage für die Zuordnung der Fallgruppen im G-DRG-System (German Diagnosis Related Groups) und im PEPP-Entgeltsystem (Pauschalierendes Entgeltsystem für Psychiatrie und Psychosomatik).

Bei Kodierung der stationären Krankenhausbehandlung sind die Deutschen Kodierrichtlinien (DKR) und in psychiatrischen und psychosomatischen Einrichtungen die Deutschen Kodierrichtlinien für die Psychiatrie/Psychosomatik (DKR-Psych) in der jeweils gültigen Fassung zu berücksichtigen. Ebenso zu beachten sind die als Kodierregeln geltenden Entscheidungen des Schlichtungsausschusses nach § 19 KHG zur Klärung strittiger Kodier- und Abrechnungsfragen.

Die nachfolgenden Hinweise für die Benutzung des OPS wurden so weit als möglich mit den Allgemeinen und den Speziellen Kodierrichtlinien abgestimmt. Sofern zwischen diesen Benutzungs-hinweisen zum OPS einerseits und den DKR und den DKR-Psych andererseits in einzelnen Fällen Abweichungen bestehen, sind im Anwendungsbereich der DKR bzw. der DKR-Psych die DKR bzw. DKR-Psych maßgeblich.

Über die Operationen- und Prozedurenkodierung nach § 301 SGB V hinaus können Krankenhäuser andere (z.B. umfangreichere) Operationenschlüssel in eigener Verantwortung einsetzen

Zusatzkennzeichen für die Seitenangabe

Seit dem OPS Version 2005 sind für die Seitenangabe die gleichen Zusatzkennzeichen wie in der ICD-10-GM anzuwenden:

- R für rechts
- L für links
- B für beidseitig

Diese Zusatzkennzeichen sind für Prozeduren an paarigen Organen oder Körperteilen (Augen, Ohren, Nieren, Extremitäten etc.) verpflichtend. Schlüsselnummern, die mit einem Zusatzkennzeichen versehen werden müssen, sind in den vom BfArM herausgegebenen Formaten PDF, ODT und HTML mit einem Doppelpfeil gekennzeichnet

Berechnung von Aufwandspunkten und Therapieeinheiten

Im Anhang finden Sie Tabellen und Hinweise zur Berechnung von Aufwandspunkten und Therapieeinheiten für folgende Bereiche:

- Aufwandspunkte für die intensivmedizinische Komplexbehandlung (Basisprozedur) bei Erwachsenen (SAPS, TISS) (Kode 8-980, 8-98f) und im Kindesalter (Kode 8-98d)
- Therapieeinheiten für die Behandlung bei psychischen und psychosomatischen Störungen pro Patient für Erwachsene sowie für Kinder und Jugendliche (Therapieeinheiten Psych) (Kodes 9-649 ff. für die Behandlungsbereiche 9-60 bis 9-63 sowie 9-696 ff. für die Bereiche 9-65 bis 9-68)

Aufbau und Kodestruktur

Der Operationen- und Prozedurenschlüssel ist ein überwiegend numerischer, hierarchisch strukturierter Schlüssel. Er weist überwiegend einen 5-stelligen Differenzierungsgrad auf, bezogen auf die International Classification of Procedures in Medicine (ICPM) der WHO. Einige Kodes sind jedoch nur 4-stellig differenziert.

Es gibt folgende Hierarchieebenen:

- Kapitel
- Bereich
- 3-Steller
- 4-Steller
- 5-Steller
- 6-Steller

3-Steller-Klassen werden auch als Kategorien, 4- bis 6-Steller als (Sub)kategorien bezeichnet. (siehe dazu auch die Abschnitte „Klassenattribute: Ein- und Ausschlussbemerkungen und Hinweise" sowie „Verwendete Begriffe und Symbole")

In einigen Kodebereichen wird eine alphanumerische Gliederungsstruktur verwendet, da die zur Verfügung stehenden 10 numerischen Untergliederungen für die erforderlichen Inhalte nicht ausreichend waren. Die alphanumerischen Notationen finden sich in der 4., 5. und 6. Stelle der Systematik.

Eine alphanumerische Angabe wurde ebenfalls für die Bezeichnung der Resteklassen „Sonstige Operationen" und „Nicht näher bezeichnete Operationen" gewählt. Dadurch war es möglich, zwei weitere numerische Positionen für fachspezifische Inhalte zu gewinnen. Die Position „x" beinhaltet dabei sonstige Operationen, die Position „y" nicht näher bezeichnete Operationen. Der 4-stellige Kode "Andere Operationen ..." ist als Platzhalter für spätere Erweiterungen durch Neuentwicklungen und bisher nicht berücksichtigte Operationen gedacht.

Die Textbeschreibung auf der 5. und 6. Gliederungsstelle wurde aus Gründen der Übersichtlichkeit verkürzt angegeben und enthält nur die wesentlichen Unterscheidungsmerkmale gegenüber der zugehörigen Textbeschreibung der jeweils übergeordneten Gliederungsstelle.

Endständige Kodierung

Es ist so spezifisch wie möglich zu verschlüsseln. Das bedeutet:

1. Zunächst wird für die dokumentierte Prozedur die passende Kategorie im OPS aufgesucht.
2. Zum Kodieren dürfen nur die endständigen (terminalen) Schlüsselnummern/Kodes einer Kategorie verwendet werden. Endständige Kodes sind solche, die keine Subkodes enthalten.
3. Von den endständigen Kodes ist derjenige zu wählen, der für die dokumentierte Prozedur als der spezifischste Kode angesehen wird.
4. Die Resteklasse „Sonstige" soll nur dann verwendet werden, wenn eine spezifische Prozedur dokumentiert ist, aber keiner der spezifischen Kodes der übergeordneten Kategorie passt.
5. Die Resteklasse „N.n.bez.“ (Nicht näher bezeichnet) soll nur dann verwendet werden, wenn die dokumentierte Prozedur keine hinreichende Information für eine Zuordnung zu einer der spezifischeren Schlüsselnummern der übergeordneten Kategorie aufweist.

Reihenfolge und Besetzung der Kodes

Im vorliegenden Schlüssel sind nicht alle 4-stelligen Kodepositionen besetzt. Auf ein „Aufrücken" der nachfolgenden Kodes wurde aus Gründen der Vergleichbarkeit mit der ICPM der WHO verzichtet. Die freien Kodes stehen für ggf. später erforderliche Erweiterungen zur Verfügung.

Topographische Gliederung

Der Operationen- und Prozedurenschlüssel weist in Kapitel 5 Operationen eine topographisch-anatomische Gliederung auf. Auf eine fachgebietsbezogene Gliederung wurde verzichtet. Dies bedeutet, dass Eingriffe, die von mehreren Fachgebieten durchgeführt werden, unter dem jeweiligen Organkapitel zu finden sind. So wurden z.B. die kinderchirurgischen Prozeduren in die jeweiligen organbezogenen Kapitel integriert.

Abweichend von Kapitel 5 Operationen sind die Kapitel 1, 3, 6, 8 und 9 des Operationen- und Prozedurenschlüssels nach dem Verfahren strukturiert.

Mehrfachkodierung

In einigen Bereichen ist eine Kodierung von Operationen mit mehreren Kodes vorgesehen. Dies ist insbesondere für die Abbildung komplexer Eingriffe erforderlich. In diesen Fällen gibt es oft, aber nicht in jedem Fall, einen Hinweis beim Kode des leitenden Eingriffs, der auf die gesonderte Kodierung von durchgeführten Teilmaßnahmen eines komplexen Eingriffs verweist.

Sofern mehrere Kodes zur vollständigen Dokumentation eines komplexen Eingriffs erforderlich sind, ist der inhaltlich leitende Eingriff an erster Stelle zu dokumentieren.

Eingeschränkte Gültigkeit von Kodes

Bestimmte Kodes in den Kapiteln 1 und 8 des Operationen- und Prozedurenschlüssels bilden für ein spezifisches Patientenklientel bzw. für eine spezifische Altersgruppe ein Unterscheidungskriterium für die Zuordnung zu unterschiedlichen Fallgruppen in Entgeltsystemen. Diese Kodes sind deshalb mit einem Hinweis auf ihre eingeschränkte Anwendung versehen. Eine breite Anwendung dieser Kodes für den gesamten Krankenhausbereich hätte eine Überdokumentation zur Folge, die nicht sinnvoll ist.

Zusatzkodes

Der Operationen- und Prozedurenschlüssel sieht vor, weitere ergänzende Angaben zu einer Operation oder Maßnahme zusätzlich zu kodieren.

Diese Zusatzkodes sind ergänzend zu verwenden, sofern die Information nicht schon im Kode selbst enthalten ist.

Zusatzkodes sind sekundäre Kodes und dürfen nicht selbständig, sondern nur zusätzlich zu einem primären Kode benutzt werden. Sie sind also nur in Kombination mit dem durchgeführten, inhaltlich leitenden Eingriff zulässig. Dabei kann der Primärkode auch durch zwei oder mehr Zusatzkodes ergänzt werden.

Zusatzkodes sind durch die Verwendung von Begriffen wie „Zusatzkode“, „Zusatzkodierung“, „Zusatzinformation“ o.Ä. im Klassentitel oder im Hinweis zu erkennen.

Zusatzinformationen

Zusatzkodes können außer als Einzelkodes in speziellen Bereichen (z.B. am Ende des Kapitels 5: Zusatzinformationen zu Operationen (5-93 bis 5-99)) vorhanden sein.

Einmalkodes

Einmalkodes sind Kodes, die gemäß Hinweis zum jeweiligen Kode nur einmal pro stationären Aufenthalt anzugeben sind.

Klassenattribute: Ein- und Ausschlussbemerkungen und Hinweise

Zur korrekten Anwendung des Schlüssels wurden Hinweise, Einschluss- und Ausschlussbemerkungen formuliert. Diese Klassenattribute kann es auf jeder Hierarchieebene geben: nach Kapitelüberschriften, nach Bereichsüberschriften und nach Klassentiteln von Kategorien und Subkategorien.

Beim Kodieren ist daher für jeden Kode/jede Kategorie jeweils bis zur höchstmöglichen Hierarchieebene zu prüfen, ob sich dort Ein- und Ausschlussbemerkungen und Hinweise finden, die auf den Kode/die Kategorie anzuwenden sind.

Folgende Begriffe und Symbole werden dafür verwendet:

Einschlussbemerkungen („Inkl.:")

Die Einschlussbemerkungen eines Kodes dienen der näheren Beschreibung des Inhaltes des Kodes, z.B. Nennung von Bestandteilen der Prozedur, die enthalten sind und nicht zusätzlich kodiert werden, oder geben Beispiele für Maßnahmen, die diesem Kode (ebenfalls) zugeordnet sind.

Grundsätzlich gilt, dass regelhafte Bestandteile einer Prozedur (Blutstillung, Drainage, Verband etc.) nicht explizit als Inklusivum aufgeführt sind, eine explizite Nennung kann aber zur Verdeutlichung erfolgen. Ausnahmen für Subkodes können über Hinweise (*Hinw.:*) angezeigt werden.

1-415 Biopsie ohne Inzision an der Gesichtshaut

Inkl.: Kopfhaut

Die Biopsie ohne Inzision an der Kopfhaut ist mit dem Kode 1-415 zu verschlüsseln.

5-038.4 Implantation oder Wechsel einer Medikamentenpumpe zur intrathekalen und/oder epiduralen Infusion

Inkl.: Ersteinstellung

Die Ersteinstellung der Medikamentenpumpe ist in den Kodes im Bereich 5-038.4 enthalten und nicht gesondert zu kodieren.

Beispiel für ein Inklusivum mit beispielhaft genannten Maßnahmen:

3-035 Komplexe differenzialdiagnostische Sonographie des Gefäßsystems mit quantitativer Auswertung

Inkl.: B-Flow-Verfahren, Farbdopplersonographie/Farbduplexsonographie, fetomaternale Dopplersonographie

Das B-Flow-Verfahren, die Farbdopplersonographie, die Farbduplexsonographie und die fetomaternale Dopplersonographie sind mit dem Kode 3-035 zu kodieren.

Es kann auch ein und dasselbe Inklusivum entweder als Bestandteil der Prozedur im Kode enthalten sein oder, sofern die Art der Durchführung dem Kode entspricht, als eigenständige Maßnahme mit diesem Kode verschlüsselt werden.

Beispiel:

5-451 Lokale Exzision und Destruktion von erkranktem Gewebe des Dünndarmes

Inkl.: Blutstillung

Die im Rahmen einer lokalen Exzision oder Destruktion von erkranktem Gewebe des Dünndarmes erfolgte Blutstillung ist in den Kodes im Bereich 5-451 enthalten und nicht gesondert zu kodieren; eine Ausnahme hiervon wird z.B. für den Subkode 5-451.7 durch einen Hinweis (*Hinw.:*) angezeigt.

Die lokale Destruktion von erkranktem Gewebe des Dünndarmes ausschließlich zum Zweck der Blutstillung und nicht im Rahmen eines anderen Eingriffs ist ebenfalls mit einem Kode aus 5-451 zu verschlüsseln.

Ausschlussbemerkungen („Exkl.:")

Die Ausschlussbemerkungen eines Kodes dienen der Abgrenzung des Inhaltes des Kodes und nennen Maßnahmen, die einem oder mehreren **anderen** Kodes zuzuordnen sind; der oder die zutreffenden anderen Kodes sind jeweils angegeben.

Ausschlussbemerkungen werden i.d.R. nicht angegeben, wenn der auszuschließende Inhalt in der unmittelbar nachfolgenden Kodeliste enthalten ist.

Eine als Ausschluss genannte Maßnahme ist eine - gegenüber der im Kode selbst klassifizierten Maßnahme - abgrenzbare und andersartige Maßnahme, die folglich auch anders klassifiziert wird. Werden beide Maßnahmen am Patienten durchgeführt, können auch beide Kodes nebeneinander verwendet werden.

Beispiel:

5-784 Knochentransplantation und -transposition

Exkl.: Knorpeltransplantation (5-801.b ff., 5-812.9 ff.)

Eine Knorpeltransplantation ist mit einem Kode aus den Bereichen 5-801.b ff. oder 5-812.9 ff. zu kodieren.

Wurden bei einem Patienten z.B. eine offene autogene Spongiosa-Transplantation **und** eine offene Knorpeltransplantation durchgeführt, sind ein Kode aus dem Bereich 5-784 **und** ein Kode aus 5-801.b ff. anzugeben.

Wenn eine Ausschlussbemerkung keine Kodeangabe enthält, ist die Maßnahme nicht zu kodieren.

Beispiel:

1-334 Urodynamische Untersuchung

Exkl.: Uroflowmetrie

Hinweise („Hinw.:")

Die aufgeführten Hinweise haben z.B. folgende Funktion:

- Anmerkung zur gesonderten Kodierung von Teilkomponenten einer komplexen Operation (siehe Abschnitt Mehrfachkodierung)
- Anmerkung zur zusätzlichen Kodierung von ergänzenden Angaben einer Operation (siehe Abschnitte Zusatzkodes und Zusatzinformationen)
- Hinweis auf die gesonderte Kodierung des Zuganges
- Hinweis, wann dieser Kode verwendet werden kann
- Hinweis, dass der Kode nur einmal pro stationären Aufenthalt anzugeben ist (siehe Abschnitt Einmalkodes)
- Mindestmerkmale, die patientenbezogen zu erfüllen sind, damit der Kode angegeben werden darf
- Strukturmerkmale, die gemäß SGB V § 275d einzuhalten sind, damit der Kode angegeben werden darf; ist beim Kode spezifisch angegeben, dass ein Strukturmerkmal am Standort des Krankenhauses verfügbar sein muss, kann es auch unabhängig von der Trägerschaft des Kooperationspartners durch Kooperation erfüllt werden, wenn die Verfügbarkeit analog zu den in der Standortdefinition festgelegten räumlichen Grenzen für Flächenstandorte (§ 2 Abs. 5c der Vereinbarung über die Definition von Standorten der Krankenhäuser und ihrer Ambulanzen gemäß § 2a Abs. 1 KHG in der jeweils gültigen Fassung) kodespezifisch sichergestellt ist

und folgende („f.")

In den Ausschlussbemerkungen und Hinweisen kann auf einzelne Kodes oder Kodegruppen verwiesen werden. Das „ff." wird verwandt, um alle untergeordneten Kodes des jeweiligen Schlüssels zu bezeichnen. So bedeutet 1-212 ff. alle endständigen Kodes unter 1-212, also 1-212.0 bis 1-212.y. Das „ff." kann ab den vierstelligen Kodes abwärts angewendet werden.

Listen

Listen wurden eingeführt, um für einen oder mehrere Kodes geltende, einheitliche Untergliederungen in der 6. Stelle aus Gründen der Übersicht zusammenzufassen. Listen werden z.B. in folgenden Bereichen verwendet:

- Lokalisationsangaben für die Bezeichnung der Blutgefäße
- Bezeichnungen von Knochen und Gelenken
- Angaben zu Zugängen und Verfahren

Wird in den Listen mit Lokalisationsangaben ein „und" verwendet, ist dies immer sowohl im Sinne von „und" als auch im Sinne von „oder" zu verstehen (s.a. Verwendung von „und").

Auf die Gültigkeit einer Liste für einen Kode wird jeweils durch einen Hinweis aufmerksam gemacht. Listen gelten generell nur für die im Kode ausgewiesenen spezifischen Kodepositionen, nicht jedoch für die Resteklasse „.y Nicht näher bezeichnet".

An einigen Stellen ist darauf zu achten, dass nicht jede Listenposition mit jedem 5-Steller kombinierbar ist.

Fortsetzungsbereiche

Da die Anzahl von Kodes innerhalb einer Kategorie begrenzt ist, werden in einigen Bereichen weitere Prozeduren in einer zusätzlichen Kategorie derselben Ebene aufgeführt. Der ursprüngliche Klassentitel wird in dieser Fortsetzungskategorie durch „andere“ oder „weitere“ ergänzt; in diesem Zusammenhang sind diese Begriffe als synonym zu betrachten. Fortsetzungen dieser Art können innerhalb der 4- oder 5-Steller-Ebene erfolgen und durch Hinweise angezeigt werden.

Beispiel:

8-836 (Perkutan-)transluminale Gefäßintervention

Hinw.: Weitere (perkutan-)transluminale Gefäßinterventionen sind unter 8-83c ff. zu finden

8-83c Andere (perkutan-)transluminale Gefäßintervention

Hinw.: Weitere (perkutan-)transluminale Gefäßinterventionen sind unter 8-836 ff. zu finden

Beispiel:

5-429 Andere Operationen am Ösophagus

Hinw.: Weitere Operationen am Ösophagus sind unter 5-42a ff. zu finden

5-42a Weitere Operationen am Ösophagus

Hinw.: Weitere Operationen am Ösophagus sind unter 5-429 ff. zu finden

Beispiel:

8-800.d Pathogeninaktiviertes Apherese-Thrombozytenkonzentrat

Hinw.: Bei Transfusion von 134 oder mehr pathogeninaktivierten Apherese-Thrombozytenkonzentraten ist ein Kode aus dem Bereich 8-800.j ff. zu verwenden

8-800.j Weitere pathogeninaktivierte Apherese-Thrombozytenkonzentrate

Verwendete Begriffe und Symbole

Folgende Begriffe und Symbole werden verwendet:

Verwendung des Begriffs der ärztlichen „Behandlungsleitung"

Die Behandlungsleitung erfolgt durch mindestens einen Facharzt mit der jeweils kodespezifisch geforderten Qualifikation. Sie kann durch unterschiedliche Personen mit der jeweils kodespezifisch geforderten Qualifikation sichergestellt werden.

Die Behandlungsleitung trägt die fachlich-inhaltliche Verantwortung für die Versorgung des Patienten. Sie plant, koordiniert und überwacht die Leistungen und ärztlichen Tätigkeiten am Patienten. Sofern für die Behandlungsleitung Vorgaben für die Anwesenheit und die Teilnahme an den Teambesprechungen zu erfüllen sind, ist dies kodespezifisch bei den jeweiligen Kodes angegeben.

Verwendung des Begriffs „Einheit“

Eine Einheit führt die Patientenversorgung mit ihren kodespezifisch ggf. festgelegten Vorgaben durch. Sofern keine kodespezifischen Vorgaben zu erfüllen sind, kann die Einheit am Standort des Krankenhauses Teil einer Station oder einer Abteilung sein oder als eine eigene räumlich oder organisatorisch abgegrenzte Einheit betrieben werden.

Verwendung der Begriffe „werktäglich“, „werktags“, „arbeitstäglich“

Die Begriffe „werktäglich“, „werktags“ und „arbeitstäglich“ werden im OPS synonym verwendet. Gemeint sind die Wochentage Montag bis Freitag, ausgenommen sind gesetzliche Feiertage.

Doppelstern **

Ein Doppelstern (**) links neben dem jeweiligen Kode kennzeichnet 5-Steller, bei denen für die Kodierung eine 6-stellige Untergliederung zu benutzen ist, die durch die Kombination des 5-Stellers mit einer Liste entsteht.

Runde Klammern ( )

Runde Klammern innerhalb einer Prozedurenbezeichnung (Klassentitel) enthalten ergänzende Bezeichnungen oder Erläuterungen zu dieser Prozedurenbezeichnung. Diese Angaben können vorliegen, aber auch fehlen, ohne dass die Verschlüsselung dadurch beeinflusst wird.

Runde Klammern nicht innerhalb einer Prozedurenbezeichnung enthalten ergänzende Angaben wie Erläuterungen oder Beispiele.

Runde Klammern umschließen Angaben von Kodes oder Kodebereichen in Hinweisen und Exklusiva.

Eckige Klammern [ ]

Eckige Klammern enthalten Synonyme, alternative Formulierungen, andere Schreibweisen und Abkürzungen zu einer Bezeichnung.

Eckige Klammern umschließen Angaben zu den gültigen 6. Stellen bei postkombinierten Kodes.

Verwendung von „und"

Der Begriff „und" wird in folgenden Fällen im Sinne von „und/oder" verwendet:

- bei 3- und 4-stelligen Kodes, z.B. bei der Aufzählung von Prozeduren wie "“Inzision, Exzision und Destruktion ..." oder von Lokalisationen wie "... Naht eines Nerven und Nervenplexus"
- bei nicht endständigen 5-stelligen Kodes, deren Klassentitel ausschließlich Lokalisationsangaben ohne weiteren Zusatz enthält und die ihre 6. Stelle über eine Lokalisationsliste erhalten (Bsp. 5-380.1 ** Arterien Schulter und Oberarm)
- bei endständigen 5-stelligen Kodes, deren Klassentitel ausschließlich Lokalisationsangaben ohne weiteren Zusatz enthält (Bsp. 1-502.2 Oberarm und Ellenbogen)
- in den Lokalisationslisten für die 6. Stellen (z.B. Liste unter 5-89)

Bei nicht endständigen 5-stelligen Kodes mit Lokalisationsangaben, die ihre 6. Stelle nicht über eine Lokalisationsliste erhalten, sondern z.B. über eine Zugangsliste, wird „und" also ausschließlich im Sinne von „und" verwendet. Dasselbe gilt für endständige und nicht endständige 5-stellige Kodes, deren Klassentitel außer Lokalisationsangaben weitere Zusätze enthält, hier ist das „und" tatsächlich als kumulatives „und" zu verstehen (Bsp. 5-016.4 Schädelbasis und Hirnhäute, Tumorgewebe; 5-455.9** Resektion des Colon ascendens mit Coecum und rechter Flexur und Colon transversum [Hemikolektomie rechts mit Transversumresektion]).

Verwendete Schreibweisen

Die Nomenklatur im vorliegenden Schlüssel lehnt sich an die deutsche Fassung der ICD-10 an. Entsprechend werden Prozedurenbezeichnungen sowie Fachbezeichnungen der Anatomie in der Regel in deutscher Schreibweise angegeben. Sofern es sich um Fachbezeichnungen aus mehreren Wörtern oder um lateinische Termini technici handelt, wurde die lateinische Schreibweise verwendet. Trivialbezeichnungen sind in deutscher Schreibweise angegeben. Deutsch-lateinische Mischformen wurden nach Möglichkeit vermieden. Grundsätzlich wurde die im medizinischen Duden verwendete Schreibweise übernommen.

Genderbewusste Sprache

Die Formulierungen im OPS mit generischem Maskulinum beziehen sich auf alle Geschlechtsidentitäten. Das BfArM arbeitet zurzeit an einer Lösung für eine inhaltlich korrekte und genderbewusste Sprache in den Klassifikationen. Die Umsetzung ist aufgrund noch laufender inhaltlicher Prüfungen nur bei einigen wenigen Kodes erfolgt. Eine vollständige Überführung des OPS in eine genderbewusste Sprache ist im Rahmen der zukünftigen Revisionen des OPS geplant.

Abkürzungsverzeichnis (Auszug)

AMDP	Arbeitsgemeinschaft für Methodik und Dokumentation in der Psychiatrie
BSS	Beeinträchtigungs-Schwere-Score
EKT	Elektrokrampftherapie
Exkl.	Exklusive
GAF	Global Assessment of Functioning
G-DRG	German Diagnosis Related Groups
Hinw.	Hinweis
ICD-10-GM	Internationale statistische Klassifikation der Krankheiten und verwandter Gesundheitsprobleme, 10. Revision - German Modification -
Inkl.	Inklusive
KHG	Krankenhausfinanzierungsgesetz
MBS	Mehrdimensionale Bereichsdiagnostik der Sozialpädiatrie
N.n.bez.	Nicht näher bezeichnet
OPD	Operationalisierte psychodynamische Diagnostik
PEPP	Pauschalierende Entgelte Psychiatrie und Psychosomatik
PES	Pharyngeale elektrische Stimulation
Psy-BaDo	Basisdokumentation in der Psychotherapie
PsychThG	Psychotherapeutengesetz
rTMS	Repetitive transkranielle Magnetstimulation
SAPS	Simplified acute physiology score
TE	Therapieeinheit
TISS	Therapeutic Intervention Scoring System
ZNS	Zentrales Nervensystem

Kapitel 1:

Diagnostische Maßnahmen

Andere diagnostische Maßnahmen (1-90...1-99)

1-90 Psychosomatische, psychotherapeutische, (neuro-)psychologische, psychosoziale und testpsychologische Untersuchung

1-900 **Psychosomatische und psychotherapeutische Diagnostik**
Hinw.: Ein Kode aus diesem Bereich ist nur für Leistungen anzugeben, die in Einrichtungen im Geltungsbereich des § 17b KHG erbracht wurden

1-900.0 Einfach
Hinw.: Dauer mindestens 60 Minuten

1-900.1 Komplex
Hinw.: Dauer mindestens 3 Stunden

1-901 **(Neuro-)psychologische und psychosoziale Diagnostik**
Inkl.: Psychologische, psychotherapeutische, psychosoziale und neuropsychologische Verfahren zur Erhebung, Indikationsstellung, Verlaufsbeurteilung und Erfolgskontrolle, ggf. Erhebung biographischer Daten
Hinw.: Ein Kode aus diesem Bereich ist nur für Leistungen anzugeben, die in Einrichtungen im Geltungsbereich des § 17b KHG erbracht wurden

1-901.0 Einfach
Hinw.: Dauer mindestens 60 Minuten

1-901.1 Komplex
Hinw.: Dauer mindestens 3 Stunden

1-902 **Testpsychologische Diagnostik**
Hinw.: Ein Kode aus diesem Bereich ist nur für Leistungen anzugeben, die in Einrichtungen im Geltungsbereich des § 17b KHG erbracht wurden

1-902.0 Einfach
Hinw.: Dauer mindestens 60 Minuten

1-902.1 Komplex
Hinw.: Dauer mindestens 3 Stunden

Kapitel 8:

Nichtoperative therapeutische Maßnahmen

Elektrostimulation, Elektrotherapie und Dauer der Behandlung durch fokussierten Ultraschall (8-63...8-66)

8-63 Elektrostimulation des Nervensystems

8-630 **Elektrokonvulsionstherapie [EKT]**

8-630.2 Grundleistung
Hinw.: Zur Grundleistung gehören die fachärztliche Indikationsstellung, die Aufklärung und die Durchführung der ersten Elektrokonvulsionstherapie-Sitzung. Diese ist nicht gesondert zu kodieren
Die Durchführung erfolgt unter Muskelrelaxation in Narkose
Dieser Kode ist nur einmal pro stationären Aufenthalt anzugeben

8-630.3 Therapiesitzung
Inkl.: Erhaltungs-EKT
Hinw.: Dieser Kode ist unabhängig von der Gesamtzahl der Stimulationen einmal pro Therapiesitzung anzugeben
Die Durchführung erfolgt unter Muskelrelaxation in Narkose

8-630.y N.n.bez.

8-631 **Neurostimulation**
Hinw.: Die Ersteinstellung nach Implantation ist, sofern nicht als eigener Kode angegeben, im Kode für die Implantation enthalten
Ein Kode aus diesem Bereich ist jeweils nur einmal pro stationären Aufenthalt anzugeben

8-631.0 Nachprogrammierung eines implantierten Neurostimulators zur Hirnstimulation
Inkl.: Mehrtägige stationäre Stimulator- und Medikamentenanpassung
Exkl.: Bildgebung (Kap. 3)
Hinw.: Dieser Kode darf nur verwendet werden, wenn die folgenden Qualitätsstandards erfüllt werden:
- Quantitative Testung durch pharmakologische Stimulation mit klinischer Skalierung (ggf. mehrfach), neurologischer und neurophysiologischer Testung und Medikamentenanpassung
- Spezialisierte Physiotherapie, ggf. neuropsychologische und logopädische Behandlung

8-631.1 Nachprogrammierung eines implantierten Neurostimulators zur Rückenmarkstimulation
.10 Ohne pharmakologische Anpassung
.11 Mit pharmakologischer Anpassung

8-631.2 Nachprogrammierung eines implantierten Neurostimulators zur peripheren Nervenstimulation
.20 Ohne pharmakologische Anpassung
.21 Mit pharmakologischer Anpassung

8-631.3 Einstellung eines Systems zur Hypoglossusnerv-Stimulation
.30 Ersteinstellung
.31 Nachprogrammierung

8-631.4 Ersteinstellung eines Systems zur Phrenikusnerv-Stimulation

8-631.5 Anlegen oder Wechsel eines extrakorporalen Neurostimulators
Inkl.: Ersteinstellung
Anlegen oder Wechsel eines teilimplantierbaren Neurostimulators
Hinw.: Bei extrakorporalen (teilimplantierbaren) Systemen wird nur die Neurostimulationselektrode implantiert. Impulsgenerator und Energieversorgung sind extrakorporal
Die Implantation oder der Wechsel der Neurostimulationselektrode zur epiduralen Stimulation mit einem extrakorporalen Neurostimulator sind gesondert zu kodieren (5-039.39)
Die Implantation oder der Wechsel der Neurostimulationselektrode zur Stimulation des peripheren Nervensystems mit einem extrakorporalen Neurostimulator sind gesondert zu kodieren (5-059.88)

8-631.x Sonstige

8-631.y N.n.bez.

8-632 Repetitive transkranielle Magnetstimulation [rTMS]

8-632.0 Grundleistung
Hinw.: Zur Grundleistung gehören die fachärztliche Indikationsstellung, die Aufklärung, die Planung und die Durchführung der ersten Therapiesitzung mit repetitiver transkranieller Magnetstimulation. Diese ist nicht gesondert zu kodieren
Dieser Kode ist nur einmal pro stationären Aufenthalt anzugeben

8-632.1 Therapiesitzung
Inkl.: Erhaltungs-rTMS
Hinw.: Dieser Kode ist unabhängig von der Gesamtzahl der Stimulationen einmal pro Therapiesitzung anzugeben

8-632.y N.n.bez.

8-633 Pharyngeale elektrische Stimulation [PES]
Hinw.: Die Anlage der Stimulationssonde ist im Kode enthalten
Dieser Kode ist nur einmal pro stationären Aufenthalt anzugeben

Komplexbehandlung (8-97...8-98)

8-98 Sonstige multimodale Komplexbehandlung

8-985 Motivationsbehandlung Abhängigkeitskranker [Qualifizierter Entzug]
Hinw.: Ein Kode aus diesem Bereich ist nur für Leistungen anzugeben, die in Einrichtungen im Geltungsbereich des § 17b KHG erbracht wurden
Strukturmerkmale:
- Multidisziplinär zusammengesetztes, systematisch supervidiertes Behandlungsteam (Ärzte, Psychologische Psychotherapeuten oder Suchttherapeuten, Sozialpädagogen, Physiotherapeuten, Ergotherapeuten, Krankenpflege mit suchtmedizinischer Zusatzqualifikation wie z.B. Fortbildung in motivierender Gesprächsführung) mit Behandlungsleitung durch einen Facharzt für Psychiatrie und Psychotherapie, einen Facharzt mit der Zusatzbezeichnung Spezielle Schmerztherapie oder einen Facharzt für Innere Medizin mit belegter Fachkunde bzw. Zusatzbezeichnung Suchtmedizinische Grundversorgung. Im letztgenannten Fall muss das für den qualifizierten Entzug zuständige Team über kontinuierlichen psychiatrisch-psychotherapeutischen Sachverstand verfügen (z.B. mehrmals wöchentliche Konsiliartätigkeit eines Facharztes für Psychiatrie und Psychotherapie)

Mindestmerkmale:
- Somatische Entgiftung, differenzierte somatische und psychiatrische Befunderhebung mit Behandlung der Folge- und Begleiterkrankungen, Aufklärung über Abhängigkeitserkrankungen, soziale Stabilisierung, Motivierung zur problemspezifischen Weiterbehandlung und Einleitung suchtspezifischer Anschlussbehandlungen
- Standardisiertes suchtmedizinisches und soziales Assessment

- Ressourcen- und lösungsorientiertes Therapiemanagement unter Einsatz differenzierter Therapieelemente patientenbezogen in Kombination von Gruppen- und Einzelarbeit mit mindestens drei Stunden pro Tag: Psychoedukative Informationsgruppen, medizinische Informationsgruppen, Ergotherapie, Krankengymnastik/Bewegungstherapie, Entspannungsverfahren, Angehörigeninformation und -beratung, externe Selbsthilfegruppen, Informationsveranstaltungen von Einrichtungen des Suchthilfesystems
- Eingliederung des Patienten in das bestehende regionale ambulante und stationäre Suchthilfesystem

8-985.0	Bis zu 6 Behandlungstage
8-985.1	Mindestens 7 bis höchstens 13 Behandlungstage
8-985.2	Mindestens 14 bis höchstens 20 Behandlungstage
8-985.3	Mindestens 21 Behandlungstage

Kapitel 9:

Ergänzende Maßnahmen

Psychosoziale, psychosomatische, neuropsychologische und psychotherapeutische Therapie (9-40...9-41)

9-40 **Psychosoziale, psychosomatische und neuropsychologische Therapie**
Hinw.: Ein Kode aus diesem Bereich ist jeweils nur einmal pro stationären Aufenthalt anzugeben, es sei denn, beim jeweiligen Kode ist dies anders geregelt
Ein Kode aus diesem Bereich ist nur für Leistungen anzugeben, die in Einrichtungen im Geltungsbereich des § 17b KHG erbracht wurden

9-401 **Psychosoziale Interventionen**
Hinw.: Bei Durchführung mehrerer Beratungen, organisatorischer oder therapeutischer Maßnahmen sind die Zeiten jeweils zu addieren

9-401.0 Sozialrechtliche Beratung
Hinw.: Information und Beratung zu Möglichkeiten sozialrechtlicher Unterstützungen, einschließlich organisatorischer Maßnahmen

.00 Mindestens 50 Minuten bis 2 Stunden
.01 Mehr als 2 Stunden bis 4 Stunden
.02 Mehr als 4 Stunden

9-401.1 Familien-, Paar- und Erziehungsberatung
Exkl.: Schwerpunktmäßig gezielte therapeutische Maßnahmen zur Veränderung von Erleben und Verhalten (9-402 ff.)
Hinw.: Zielorientierte Beratung zu definierten Problemstellungen seitens der Familie oder einzelner Familienmitglieder

.10 Mindestens 50 Minuten bis 2 Stunden
.11 Mehr als 2 Stunden bis 4 Stunden
.12 Mehr als 4 Stunden

9-401.2 Nachsorgeorganisation
Hinw.: Beratung und organisatorische Maßnahmen hinsichtlich ambulanter und stationärer Nachsorge

.22 Mindestens 50 Minuten bis 2 Stunden
.23 Mehr als 2 Stunden bis 4 Stunden
.25 Mehr als 4 Stunden bis 6 Stunden
.26 Mehr als 6 Stunden

9-401.3 Supportive Therapie
Hinw.: Interventionen zur psychischen Verarbeitung somatischer Erkrankungen, ihrer Begleit- bzw. Folgeerscheinungen sowie resultierender interaktioneller Probleme

.30 Mindestens 50 Minuten bis 2 Stunden
.31 Mehr als 2 Stunden bis 4 Stunden
.32 Mehr als 4 Stunden

9-401.4 Künstlerische Therapie
Inkl.: Kunst- und Musiktherapie u.a.
Hinw.: Therapeutische Maßnahmen, die Wahrnehmungs- und Gestaltungsprozesse umfassen sowie therapeutische Anwendung künstlerischer Medien

.40 Mindestens 50 Minuten bis 2 Stunden
.41 Mehr als 2 Stunden bis 4 Stunden
.42 Mehr als 4 Stunden

9-401.5 Integrierte psychosoziale Komplexbehandlung
Hinw.: Strukturmerkmale:
- Behandlungsleitung durch einen Facharzt, einen psychologischen Psychotherapeuten oder einen Kinder- und Jugendlichen-Psychotherapeuten auf einer somatischen Station

Mindestmerkmale:
- Einsatz von mindestens 2 psychosozialen Berufsgruppen (Ärzte, psychologische Psychotherapeuten, Kinder- und Jugendlichen-Psychotherapeuten oder Psychologen, Pädagogen, Sozialarbeiter oder Künstlerische Therapeuten), davon mindestens die Hälfte der Behandlungszeit durch einen Arzt, psychologischen Psychotherapeuten, Kinder- und Jugendlichen-Psychotherapeuten oder Psychologen
- Die psychosozialen Maßnahmen können je nach Bedarf im Einzelfall umfassen:
  - Psychotherapeutische, psychologische oder neuropsychologische Diagnostik, Psychotherapie, supportive Therapie, Krisenintervention, künstlerische Therapie (Kunst- und Musiktherapie u.a.)
  - Beratende Interventionen (Einzel-, Familien-, Paar-, Erziehungs- und sozialrechtliche Beratung)
  - Nachsorgeorganisation und präventive Maßnahmen

.50 Mindestens 3 Stunden

.51 Mehr als 3 bis 5 Stunden

.52 Mehr als 5 bis 8 Stunden

.53 Mehr als 8 Stunden

9-402 Psychosomatische Therapie
Hinw.: Operationalisierte, therapieziel-orientierte stationäre Therapie durch multidisziplinäre Teams. Hier sind diejenigen pädiatrisch-psychosomatischen Therapien zu verschlüsseln, die die unter 9-403 ff. genannten Mindestanforderungen nicht erfüllen

9-402.0 Psychosomatische und psychotherapeutische Komplexbehandlung
Hinw.: Psychodynamisches oder kognitiv-behaviorales Grundverfahren als reflektierter Mehrpersonen-Interaktionsprozess mit schriftlicher Behandlungsplanung (einmal pro Woche), ärztlicher/psychologischer Einzeltherapie (100 Minuten/Woche; ggf. davon 50 Minuten/Woche ressourcenäquivalent als Gruppentherapie), Gruppenpsychotherapie (max. 10 Patienten 120 Minuten/Woche) und Einsatz spezifischer psychotherapeutischer Techniken (360 Minuten/Woche) im standardisierten Setting nach den Regeln der psychosomatischen und psychotherapeutischen Medizin

9-402.1 Integrierte klinisch-psychosomatische Komplexbehandlung
Hinw.: Stationäre somatische und psychosomatische Behandlung bei akuten und chronischen somatischen Erkrankungen mit psychischer Komorbidität und Copingstörungen, neben der somatischen Therapie durch ärztliche/psychologische Einzeltherapie (100 Minuten/Woche) und Einsatz spezifischer psychotherapeutischer Techniken auch unter Supervision (360 Minuten/Woche) im standardisierten Setting nach den Regeln der psychosomatischen und psychotherapeutischen Medizin oder der Pädiatrie

9-402.2 Psychosomatische und psychotherapeutische Krisenintervention als Komplexbehandlung
Hinw.: Stationäre Kurztherapie mit umgrenztem Therapieziel zur Stabilisierung bei akuter Dekompensation (Verschiebung der Therapie-Dosis zu höherem Anteil an Einzelpsychotherapie im Vergleich zu 9-402.0) nach den Regeln der psychosomatischen und psychotherapeutischen Medizin

9-403 Sozialpädiatrische, neuropädiatrische und pädiatrisch-psychosomatische Therapie
Hinw.: Strukturmerkmale:
- Multidisziplinäres Team mit Behandlungsleitung durch einen Facharzt für Kinder- und Jugendmedizin

Mindestmerkmale:
- Operationalisierte individuelle Diagnostik und Therapie und Anleitung von Bezugspersonen durch das multidisziplinäre Team bei drohender oder manifester Behinderung, Entwicklungs- und Verhaltensstörung sowie seelischen Störungen

Die Therapie erfolgt nach Diagnoseerstellung entsprechend der Mehrdimensionalen Bereichsdiagnostik der Sozialpädiatrie (MBS)/pädiatrischen Psychosomatik

Die Therapiedurchführung ist an den jeweiligen Standards der neuropädiatrischen oder sozialpädiatrischen Gesellschaft oder der pädiatrischen Psychosomatik orientiert. Folgende Therapeutengruppen sind dabei u.a. je nach Behandlungsplan einzubeziehen: Ärzte, Psychologen (Diplom/Master), Ergotherapeuten, (Heil)erzieher, (Heil)pädagogen, Kunsttherapeuten, Logopäden, Musiktherapeuten, Ökotrophologen/Ernährungsberater,

Physiotherapeuten (inkl. physikalischer Therapie), Kinder- und Jugendlichen-Psychotherapeuten, Schmerztherapeuten, Sozialpädagogen
Bei den Therapieformen 9-403.2, 9-403.4, 9-403.5, 9-403.6 und 9-403.7 sind die Mindestleistungen innerhalb des angegebenen Zeitraumes zu erbringen
Die jeweilige Therapieform ist so oft zu kodieren, wie sie erbracht wurde. Die Therapieformen dürfen nur nacheinander erbracht werden
Wochenendbeurlaubungen zur Unterstützung des Therapieerfolges sind möglich, wenn die Mindestleistungen im Restzeitraum erbracht werden

9-403.0 Begleitende Therapie
Hinw.: An 3 Tagen werden täglich mindestens zwei Therapieeinheiten von 45 Minuten durchgeführt. Davon müssen mindestens 3 Einheiten durch einen Arzt, Psychologen und/oder Kinder- und Jugendlichen-Psychotherapeuten geleistet werden

9-403.1 Therapie als Blockbehandlung
Hinw.: Über 5 Tage werden täglich mindestens zwei Therapieeinheiten von 45 Minuten durchgeführt. Davon müssen mindestens 5 Einheiten durch einen Arzt, Psychologen und/oder Kinder- und Jugendlichen-Psychotherapeuten geleistet werden. Es erfolgt eine zielorientierte Beratung zu definierten Problemstellungen seitens der Familie oder einzelner Familienmitglieder

9-403.2 Therapie als erweiterte Blockbehandlung
Hinw.: Über 12 Tage werden mindestens 20 Therapieeinheiten von 45 Minuten durchgeführt. Davon müssen mindestens 5 Therapieeinheiten durch einen Arzt, Psychologen und/oder Kinder- und Jugendlichen-Psychotherapeuten geleistet werden. Es müssen mindestens 3 Therapeutengruppen zum Einsatz kommen

9-403.3 Intensivtherapie
Hinw.: Über 5 Tage werden mindestens 15 Therapieeinheiten von 45 Minuten durchgeführt. Davon müssen mindestens 5 Therapieeinheiten durch einen Arzt, Psychologen und/oder Kinder- und Jugendlichen-Psychotherapeuten geleistet werden. Es müssen mindestens 3 Therapeutengruppen zum Einsatz kommen

9-403.4 Erweiterte Intensivtherapie
Hinw.: Über 12 Tage werden mindestens 30 Therapieeinheiten von 45 Minuten durchgeführt. Davon müssen mindestens 6 Therapieeinheiten durch einen Arzt, Psychologen und/oder Kinder- und Jugendlichen-Psychotherapeuten geleistet werden. Es müssen mindestens 3 Therapeutengruppen zum Einsatz kommen

9-403.5 Langzeit-Intensivtherapie
Hinw.: Über 7 Tage werden 15 Therapieeinheiten von 45 Minuten durchgeführt. Davon müssen mindestens 5 Therapieeinheiten durch einen Arzt, Psychologen und/oder Kinder- und Jugendlichen-Psychotherapeuten geleistet werden. Es müssen mindestens 3 Therapeutengruppen zum Einsatz kommen
Dieser Kode kann jeweils für eine Therapie über 7 Tage für die maximale Dauer von 8 Wochen pro Jahr angegeben werden

9-403.6 Langzeit-Intensivtherapie zum verhaltenstherapeutischen Training
Hinw.: Über 7 Tage werden 20 Therapieeinheiten von 45 Minuten durchgeführt. Davon müssen mindestens 5 Therapieeinheiten durch einen Arzt, 5 Therapieeinheiten durch einen Psychologen und 10 Therapieeinheiten durch unterstützende Physiotherapie und begleitende andere Therapieverfahren durch die oben angeführten Therapeutengruppen geleistet werden. Über den normalen Pflegebedarf hinaus werden mindestens 2 Stunden pro Tag für Trainingsmaßnahmen durch Pflegepersonal oder heilpädagogisches Personal eingesetzt
Dieser Kode kann jeweils für eine Therapie über 7 Tage für die maximale Dauer von 12 Wochen pro Jahr angegeben werden

9-403.7 Therapie im Gruppen-Setting

Hinw.: Mehrpersonen-Interaktionsprozess, reflektiert und für jeweils 7 Tage geplant im heilpädagogisch orientierten Gruppen-Setting (max. 6 Kinder pro Gruppe), unter ärztlich-psychologischer Anleitung (mindestens 35 Stunden pro Woche), Einzel- oder Gruppentherapie (max. 5 Personen pro Gruppe), Psychotherapie einzeln oder in Gruppen unter Einsatz spezifischer psychotherapeutischer Technik, Beratung und Anleitung von Bezugspersonen (mindestens 180 Minuten pro Woche). Mindestens 1/3 der Therapieeinheiten sind im Gruppensetting zu erbringen. Ziel ist es, möglichst alltagsbezogen und wirklichkeitsnah Verhaltensbeobachtung, Verhaltensmodifikation, Selbständigkeitstraining, soziales Kompetenztraining und Training der Handlungsplanung durchzuführen. Die Maßnahmen erfolgen unabhängig von pädagogischen Fördermaßnahmen in Schule oder Kindergarten. In Abhängigkeit der zugrunde liegenden Erkrankung müssen ergänzend funktionelle Therapien eingesetzt werden, wie durch die Therapeutengruppen repräsentiert

Dieser Kode kann jeweils für eine Therapie über 7 Tage für die maximale Dauer von 8 Wochen pro Jahr angegeben werden

9-403.8 Integrierte Blockbehandlung

Hinw.: Über 7 Tage werden mindestens 10 Therapieeinheiten von 45 Minuten durchgeführt. Davon müssen mindestens 3 Therapieeinheiten durch einen Arzt, Psychologen und/oder Kinder- und Jugendlichen-Psychotherapeuten geleistet werden. Es müssen mindestens 3 Berufsgruppen zum Einsatz kommen

Dieser Kode kann jeweils für eine Therapie über 7 Tage angegeben werden

9-403.x Sonstige

9-403.y N.n.bez.

9-404 Neuropsychologische Therapie

Hinw.: Therapie beeinträchtigter kognitiver, affektiver und verhaltensbezogener Funktionen (Orientierung, Aufmerksamkeit, Wahrnehmung, Lernen und Gedächtnis, Planen und Problemlösen, Affekt- und Verhaltenskontrolle, soziale Kompetenz) bei Patienten mit angeborenen oder erworbenen Hirnschädigungen, basierend auf kognitions-psychologischen, lerntheoretischen und funktional-neuroanatomischen Erkenntnissen

9-404.0 Mindestens 50 Minuten bis 2 Stunden

9-404.1 Mehr als 2 Stunden bis 4 Stunden

9-404.2 Mehr als 4 Stunden

9-41 Psychotherapie

Hinw.: Diese Kodes sind für die psychotherapeutischen Maßnahmen anzuwenden, die nicht in 9-402 ff. bis 9-404 ff. definiert sind

Ein Kode aus diesem Bereich ist nur für Leistungen anzugeben, die in Einrichtungen im Geltungsbereich des § 17b KHG erbracht wurden

9-410 Einzeltherapie

Hinw.: Dauer der Therapie mindestens 1 Stunde pro Tag

9-410.0 Kognitive Verhaltenstherapie

.04 An einem Tag
.05 An 2 bis 5 Tagen
.06 An 6 bis 10 Tagen
.07 An 11 oder mehr Tagen

9-410.1 Tiefenpsychologisch fundierte Psychotherapie

.14 An einem Tag
.15 An 2 bis 5 Tagen
.16 An 6 bis 10 Tagen
.17 An 11 oder mehr Tagen

9-410.2 Gesprächspsychotherapie

.24 An einem Tag
.25 An 2 bis 5 Tagen
.26 An 6 bis 10 Tagen
.27 An 11 oder mehr Tagen

9-410.x Sonstige

9-410.y N.n.bez.

9-411 **Gruppentherapie**
Hinw.: Dauer der Therapie mindestens 1 Stunde pro Tag

9-411.0 Kognitive Verhaltenstherapie
.04 An einem Tag
.05 An 2 bis 5 Tagen
.06 An 6 bis 10 Tagen
.07 An 11 oder mehr Tagen

9-411.1 Tiefenpsychologisch fundierte Psychotherapie
.14 An einem Tag
.15 An 2 bis 5 Tagen
.16 An 6 bis 10 Tagen
.17 An 11 oder mehr Tagen

9-411.2 Gesprächspsychotherapie
.24 An einem Tag
.25 An 2 bis 5 Tagen
.26 An 6 bis 10 Tagen
.27 An 11 oder mehr Tagen

9-411.x Sonstige

9-411.y N.n.bez.

9-412 **Multimodale psychotherapeutische Komplexbehandlung im Liaisondienst**
Hinw.: Mindestmerkmale:
- Behandlung im Liaisondienst durch einen Arzt mit der Gebietsbezeichnung Psychiatrie und Psychotherapie oder der Gebietsbezeichnung Psychosomatische Medizin und Psychotherapie oder der Gebiets- und Bereichsbezeichnung Innere Medizin (bzw. andere klinische Fachärzte wie Dermatologen, Gynäkologen, Orthopäden u.a.) und Psychotherapie oder durch einen psychologischen Psychotherapeuten
- Anamnese (biographisch bzw. verhaltensanalytisch fundiert)
- Anwendung bzw. Einleitung folgender Verfahren patientenbezogen in unterschiedlichen Kombinationen: Einzel- oder Gruppenpsychotherapie, psychoeduktive Verfahren, Entspannungs- oder imaginative Verfahren, psychologische Testdiagnostik, sozialpädagogische Beratung, Ergotherapie, künstlerische Therapie (Kunst- und Musiktherapie), supportive teambezogene Interventionen, Balintgruppen/Supervision

9-412.2 2 bis unter 5 Stunden

9-412.3 5 bis 10 Stunden

9-412.4 Mehr als 10 Stunden

Präventive und ergänzende kommunikative Maßnahmen (9-50...9-51)

9-50 Präventive Maßnahmen
Hinw.: Ein Kode aus diesem Bereich ist jeweils nur einmal pro stationären Aufenthalt anzugeben

9-500.0 Basisschulung
Hinw.: Dauer mindestens 2 Stunden
Sie beinhaltet themenorientierte Schulungen, z.B. für Antikoagulanzientherapie, Eigeninjektion, häusliche Pflege eines venösen Verweilkatheters, Monitoring oder Reanimation, Apparat- und Prothesenbenutzung, intermittierenden sterilen Einmalkatheterismus, Anleitung zum Stillen

9-500.1 Grundlegende Patientenschulung
Hinw.: Dauer bis 5 Tage mit insgesamt mindestens 20 Stunden
Durchführung durch dafür ausgebildete Trainer und ihre Teams nach einem von den jeweiligen Fachgesellschaften bzw. Arbeitsgruppen vorgegebenen, definierten und standardisierten Schema
Durchführung z.B. bei Diabetes mellitus, Asthma bronchiale, Neurodermitis, rheumatologischen Erkrankungen, Mukoviszidose, Adipositas, Epilepsie
Bei Patienten, die ihre Behandlung nicht eigenverantwortlich übernehmen können, werden Angehörige regelmäßig mitgeschult

9-500.2 Umfassende Patientenschulung

Hinw.: Dauer 6 oder mehr Tage mit durchschnittlich 4 Stunden pro Tag
Durchführung durch dafür ausgebildete Trainer und ihre Teams nach einem von den jeweiligen Fachgesellschaften bzw. Arbeitsgruppen vorgegebenen, definierten und standardisierten Schema
Durchführung z.B. bei Diabetes mellitus, Asthma bronchiale, Neurodermitis, rheumatologischen Erkrankungen, Mukoviszidose, Adipositas, Epilepsie
Bei Patienten, die ihre Behandlung nicht eigenverantwortlich übernehmen können, werden Angehörige regelmäßig mitgeschult

9-501 Multimodale stationäre Behandlung zur Tabakentwöhnung

Hinw.: Ein Kode aus diesem Bereich ist nur für Leistungen anzugeben, die in Einrichtungen im Geltungsbereich des § 17b KHG erbracht wurden
Mindestmerkmale:
- Standardisierte Erfassung der Raucheranamnese mit einem ausführlichen Fragebogen und standardisierte Erfassung der Zigarettenabhängigkeit unter Verwendung des Fagerström-Tests
- Durchführung und Dokumentation von Motivationsgesprächen zur Beendigung des Tabakkonsums von insgesamt mindestens 60 Minuten durch einen Arzt mit der Qualifikation zur Tabakentwöhnung (Voraussetzung ist eine zertifizierte Befähigung zur Tabakentwöhnung, z.B. über das Curriculum der Bundesärztekammer, der Deutschen Gesellschaft für Pneumologie und Beatmungsmedizin oder des Bundesverbandes der Pneumologen)
- Durchführung und Dokumentation von Motivationsgesprächen individuell oder in Gruppen von insgesamt mindestens 120 Minuten durch Personal mit der Qualifikation zur Tabakentwöhnung (z.B. Psychologen, Pädagogen, Sozialpädagogen, Sozialwissenschaftler, Gesundheitswissenschaftler)
- Aufklärung über Einsatz und Wirkungsweise von nikotinhaltigen Präparaten und anderen medikamentösen Hilfen zur Tabakentwöhnung
- Mindestens zwei Kohlenmonoxid-Bestimmungen in der Ausatemluft oder im Blut (CO-Hb-Wert in der Blutgasanalyse) zur Verlaufsdokumentation
- Dokumentierte Anmeldung zu einem ambulanten, von den Krankenkassen anerkannten Tabakentwöhnungsprogramm, bei einer Rehabilitationseinrichtung oder zu einem Internet- oder Telefonangebot

9-502 Präventive familienzentrierte multimodale Komplexbehandlung bei Frühgeborenen, Neugeborenen und Säuglingen

Hinw.: Ein Kode aus diesem Bereich ist für die psychosoziale und bindungsunterstützende familienzentrierte Versorgung während des stationären Aufenthaltes zu verwenden bei Frühgeborenen, Neugeborenen und Säuglingen, die aufgrund von Unreife, Störungen der Vitalfunktionen z.B. nach Infektionen, Störungen der Wahrnehmung, neuromuskulären Erkrankungen oder neurologischen Einschränkungen z.B. nach intrazerebralen Blutungen sich ihren Bezugspersonen nicht adäquat mitteilen oder die nicht sensomotorisch auf diese reagieren können. Das Risiko einer Bindungsstörung soll minimiert werden
Ein Kode aus diesem Bereich ist nur für Leistungen anzugeben, die in Einrichtungen im Geltungsbereich des § 17b KHG erbracht wurden
Strukturmerkmale:
- Multiprofessionelles Team mit Behandlungsleitung durch einen Facharzt für Kinder- und Jugendmedizin oder einen Facharzt für Kinderchirurgie
- Das multiprofessionelle Team besteht mindestens aus den folgenden 3 Berufsgruppen:
  - Ärzte
  - Psychologen oder Pädagogen
  - Gesundheits- und Kinderkrankenpflegekräfte oder Pflegefachfrauen/Pflegefachmänner

Mindestmerkmale:
- Bedarfsgerechter Einsatz (mindestens in Kooperation) von weiteren Therapeuten wie Ökotrophologen/Ernährungsberater, Physio-/Ergotherapeuten, Sozialarbeiter/-therapeuten
- Assessment durch ein Mitglied des multiprofessionellen Teams zu individuellen Schwerpunkten der Belastungsbewältigung durch eine spezielle psychisch-sozialmedizinische Anamnese mit Dokumentation folgender Bereiche (Das Assessment ist nicht auf die Anzahl der Stunden anrechenbar.):
  - Individuelle Ressourcen
  - Familiäre Ressourcen
  - Soziale Ressourcen
  - Lokale/kommunale Ressourcen

- Einsatz von mindestens 2 der folgenden Leistungen (von jeweils mindestens 30 Minuten Dauer, Leistungserbringung durch mindestens 1 Mitglied des multiprofessionellen Teams):
  - Beratung der Eltern/Sorgeberechtigten zu sozialen Aspekten und Entwicklungsaspekten bei drohender Bindungsstörung sowie zur Mobilisierung von Unterstützungsressourcen
  - Anleitung der Eltern/Sorgeberechtigten in bindungsförderndem Verhalten durch:
    - Theoretische Unterweisung im Einzel- oder Gruppensetting und/oder
    - Praktische Unterweisung im Einzelsetting und/oder
    - Übung wiederkehrender allgemeiner und spezifischer Pflege- und Versorgungshandlungen am eigenen Kind
  - Krisenintervention bei kurzfristiger Zustandsverschlechterung des Kindes
- Fallbesprechung von mindestens 10 Minuten Dauer (bei einer Aufenthaltsdauer von mehr als einer Woche erfolgt die Fallbesprechung mindestens wöchentlich) unter Beteiligung aller 3 Berufsgruppen des multiprofessionellen Teams mit Dokumentation der Anwesenheit der beteiligten Berufsgruppen sowie der bisherigen Behandlungsergebnisse und weiterer Behandlungsziele. Diese Fallbesprechung ist auf die Anzahl der Stunden anzurechnen, z.B. 30 Minuten Gesamtzeit bei 3 teilnehmenden Teammitgliedern mit jeweils 10 Minuten
- Mindestens eine Fallkonferenz unter Beteiligung von mindestens 2 Berufsgruppen des multiprofessionellen Teams sowie der Eltern/Sorgeberechtigten von mindestens 15 Minuten Dauer. Sie dient der Planung von geeigneten Leistungen gemeinsam mit den Eltern/Sorgeberechtigten, der Evaluation in Anspruch genommener Versorgung und Betreuung, der Zusammenarbeit mit weiteren medizinischen Versorgungseinrichtungen zur psychiatrischen oder psychologischen Versorgung der Eltern/Sorgeberechtigten sowie der Vorbereitung von im Einzelfall erforderlichen amtlichen Entscheidungen beispielsweise durch das Sozial- oder Jugendamt. Die Anwesenheit der beteiligten Berufsgruppen und die Inhalte der Konferenz sind zu dokumentieren. Diese Fallkonferenz ist auf die Anzahl der Stunden anzurechnen, z.B. 30 Minuten Gesamtzeit bei 2 teilnehmenden Teammitgliedern mit jeweils 15 Minuten

9-502.0 Mindestens 2 bis unter 5 Stunden

9-502.1 Mindestens 5 bis unter 15 Stunden

9-502.2 Mindestens 15 bis unter 25 Stunden

9-502.3 Mindestens 25 bis unter 35 Stunden

9-502.4 Mindestens 35 oder mehr Stunden

9-51 Ergänzende kommunikative Maßnahmen

9-510 Einsatz von Gebärdensprachdolmetschern

Hinw.: Ein Kode aus diesem Bereich ist jeweils nur einmal pro stationären Aufenthalt anzugeben
Die Anzahl der Stunden ist über den gesamten stationären Aufenthalt zu addieren

9-510.0 Mindestens 2 bis 4 Stunden

9-510.1 Mehr als 4 bis 8 Stunden

9-510.2 Mehr als 8 bis 12 Stunden

9-510.3 Mehr als 12 bis 16 Stunden

9-510.4 Mehr als 16 bis 20 Stunden

9-510.5 Mehr als 20 bis 24 Stunden

9-510.6 Mehr als 24 Stunden

Behandlung bei psychischen und psychosomatischen Störungen und Verhaltensstörungen bei Erwachsenen (9-60...9-64)

Hinw.: Ein Kode aus diesem Bereich ist nur für Leistungen anzugeben, die in Einrichtungen im Geltungsbereich des § 17d KHG erbracht wurden
Die Behandlung erfolgt als ärztlich indizierte Diagnostik und Therapie ggf. auch im Lebensumfeld des Patienten
Die gleichzeitige somatische Diagnostik und Behandlung sind gesondert zu kodieren

9-60 Regelbehandlung bei psychischen und psychosomatischen Störungen und Verhaltensstörungen bei Erwachsenen

Exkl.: Intensivbehandlung bei psychischen und psychosomatischen Störungen und Verhaltensstörungen bei Erwachsenen (9-61)
Psychotherapeutische Komplexbehandlung bei psychischen und psychosomatischen Störungen und Verhaltensstörungen bei Erwachsenen (9-626)
Psychosomatisch-psychotherapeutische Komplexbehandlung bei psychischen und psychosomatischen Störungen und Verhaltensstörungen bei Erwachsenen (9-634)

Hinw.: Eine kriseninterventionelle Behandlung (9-641 ff.), die integrierte klinisch-psychosomatisch-psychotherapeutische Komplexbehandlung bei psychischen und psychosomatischen Störungen und Verhaltensstörungen bei Erwachsenen (9-642), die psychiatrisch-psychotherapeutische Behandlung im besonderen Eltern-Kind-Setting (9-643 ff.), die Erbringung von Behandlungsmaßnahmen im stationsersetzenden Umfeld und als halbtägige tagesklinische Behandlung (9-644 ff.), der indizierte komplexe Entlassungsaufwand (9-645 ff.), die spezifische qualifizierte Entzugsbehandlung Abhängigkeitskranker (9-647 ff.) und die psychiatrisch-psychotherapeutische Behandlung im besonderen kombinierten Eltern-Kind-Setting bei therapiebedürftigem Elternteil und therapiebedürftigem Kind (9-64a ff.) sind zusätzlich zu kodieren
Der Einsatz von Gebärdensprachdolmetschern ist gesondert zu kodieren (9-510 ff.)
Dieser Kode ist zu Beginn der Behandlung und bei jedem Wechsel der Behandlungsart anzugeben
Die Anzahl der Therapieeinheiten pro Woche ist zusätzlich zu kodieren (9-649 ff.)
Dieser Kode ist sowohl für die voll- als auch die teilstationäre Behandlung zu verwenden
Die psychiatrisch-psychosomatische Regelbehandlung umfasst ärztliche und/oder psychologische Gespräche (z.B. Visiten) und die Basisversorgung durch weitere Berufsgruppen. Ein weiterer Schwerpunkt liegt in der Anwendung der unten genannten Verfahren der ärztlichen, psychologischen und spezialtherapeutischen Berufsgruppen
Strukturmerkmale:
- Multiprofessionelles Team mit Behandlungsleitung durch einen Facharzt für Psychiatrie und Psychotherapie, Facharzt für Psychiatrie, Facharzt für Nervenheilkunde oder Facharzt für Psychosomatische Medizin und Psychotherapie
- Vorhandensein von Vertretern der folgenden Berufsgruppen:
  - Ärzte (Facharzt für Psychiatrie und Psychotherapie, Facharzt für Psychiatrie, Facharzt für Nervenheilkunde oder Facharzt für Psychosomatische Medizin und Psychotherapie)
  - Psychotherapeuten oder Psychologen ohne ärztliche Psychotherapeuten (Psychologischer Psychotherapeut, Psychotherapeut mit einer Approbation nach § 2 Absatz 1 Nummer 1 der seit dem 1. September 2020 geltenden Fassung des Psychotherapeutengesetzes (PsychThG), Fachpsychotherapeut, Diplom-Psychologe oder Master in Psychologie)
  - Spezialtherapeuten (z.B. Ergotherapeuten, Physiotherapeuten, Sozialarbeiter, Logopäden, Kreativtherapeuten)
  - Pflegefachpersonen (z.B. Gesundheits- und Krankenpfleger, Gesundheits- und Kinderkrankenpfleger, Altenpfleger, Pflegefachfrauen/Pflegefachmänner, Heilerziehungspfleger)

Mindestmerkmale:
- Als angewandte Verfahren der ärztlichen und psychologischen Berufsgruppen gelten folgende Verfahren oder im Aufwand vergleichbare Verfahren:
  - Supportive Einzelgespräche
  - Einzelpsychotherapie
  - Gruppenpsychotherapie
  - Psychoedukation
  - Angehörigengespräche (z.B. Psychoedukation, Angehörigengruppen, Gespräche mit Betreuern)

  - Gespräche mit Richtern oder Behördenvertretern
  - Somato-psychosomatisches ärztliches Gespräch
  - Aufklärung, Complianceförderung und Monitoring im Rahmen der ärztlich indizierten Psychopharmakotherapie
- Als angewandte Verfahren der Spezialtherapeuten gelten folgende Verfahren oder im Aufwand vergleichbare Verfahren:
  - Beratung, Adhärenz-Förderung und Monitoring im Rahmen der ärztlich indizierten Psychopharmakotherapie
  - Psychoedukation
  - Bezugstherapeutengespräche, supportive Einzelgespräche
  - Ergotherapeutische Behandlungsverfahren
  - Spezielle psychosoziale Interventionen (z.B. Selbstsicherheitstraining, soziales Kompetenztraining)
  - Kreativtherapien (z.B. Tanztherapie, Kunsttherapie, Musiktherapie)
  - Gespräche mit Behördenvertretern
  - Angehörigengespräche, Gespräche mit Betreuern
  - Physio- oder Bewegungstherapie (z.B. Sporttherapie)
  - Sensorisch fokussierte Therapien (z.B. Genussgruppe, Snoezelen)
  - Entspannungsverfahren (z.B. progressive Muskelrelaxation nach Jacobson, autogenes Training oder psychophysiologische Techniken wie Biofeedback)
  - Logopädie (z.B. bei Schluckstörungen)
  - Übende Verfahren und Hilfekoordination zur Reintegration in den individuellen psychosozialen Lebensraum

9-607 **Regelbehandlung bei psychischen und psychosomatischen Störungen und Verhaltensstörungen bei Erwachsenen**

9-61 Intensivbehandlung bei psychischen und psychosomatischen Störungen und Verhaltensstörungen bei Erwachsenen

Exkl.: Regelbehandlung bei psychischen und psychosomatischen Störungen und Verhaltensstörungen bei Erwachsenen (9-607)
Psychotherapeutische Komplexbehandlung bei psychischen und psychosomatischen Störungen und Verhaltensstörungen bei Erwachsenen (9-626)
Psychosomatisch-psychotherapeutische Komplexbehandlung bei psychischen und psychosomatischen Störungen und Verhaltensstörungen bei Erwachsenen (9-634)

Hinw.: Ein Kode aus diesem Bereich ist so lange anzugeben, wie mindestens eines der unten genannten Patientenmerkmale vorliegt
Ein erhöhter Betreuungsaufwand bei psychischen und psychosomatischen Störungen und Verhaltensstörungen bei Erwachsenen (9-640 ff.), eine kriseninterventionelle Behandlung (9-641 ff.), die integrierte klinisch-psychosomatisch-psychotherapeutische Komplexbehandlung bei psychischen und psychosomatischen Störungen und Verhaltensstörungen bei Erwachsenen (9-642), die psychiatrisch-psychotherapeutische Behandlung im besonderen Eltern-Kind-Setting (9-643 ff.), die Erbringung von Behandlungsmaßnahmen im stationsersetzenden Umfeld und als halbtägige tagesklinische Behandlung (9-644 ff.), der indizierte komplexe Entlassungsaufwand (9-645 ff.), die spezifische qualifizierte Entzugsbehandlung Abhängigkeitskranker (9-647 ff.) und die psychiatrisch-psychotherapeutische Behandlung im besonderen kombinierten Eltern-Kind-Setting bei therapiebedürftigem Elternteil und therapiebedürftigem Kind (9-64a ff.) sind zusätzlich zu kodieren
Der Einsatz von Gebärdensprachdolmetschern ist gesondert zu kodieren (9-510 ff.)
Ein Kode aus diesem Bereich ist zu Beginn der Behandlung, bei jedem Wechsel der Behandlungsart und bei jeder Änderung der Anzahl der Patientenmerkmale anzugeben
Die Anzahl der Therapieeinheiten pro Woche ist zusätzlich zu kodieren (9-649 ff.)
Die psychiatrisch-psychosomatische Intensivbehandlung umfasst ärztliche und/oder psychologische Gespräche (z.B. Visiten) und/oder sozialarbeiterische Interventionen und die Basisversorgung durch weitere Berufsgruppen. Der Schwerpunkt der Behandlung liegt zumeist bei häufigen, nicht planbaren und zeitlich begrenzten Einzelkontakten, da die Patienten meistens nicht gruppenfähig sind
Strukturmerkmale:
- Multiprofessionelles Team mit Behandlungsleitung durch einen Facharzt für Psychiatrie und Psychotherapie, Facharzt für Psychiatrie, Facharzt für Nervenheilkunde oder Facharzt für Psychosomatische Medizin und Psychotherapie

- Vorhandensein von Vertretern der folgenden Berufsgruppen:
  - Ärzte (Facharzt für Psychiatrie und Psychotherapie, Facharzt für Psychiatrie, Facharzt für Nervenheilkunde oder Facharzt für Psychosomatische Medizin und Psychotherapie)
  - Psychotherapeuten oder Psychologen ohne ärztliche Psychotherapeuten (Psychologischer Psychotherapeut, Psychotherapeut mit einer Approbation nach § 2 Absatz 1 Nummer 1 der seit dem 1. September 2020 geltenden Fassung des Psychotherapeutengesetzes (PsychThG), Fachpsychotherapeut, Diplom-Psychologe oder Master in Psychologie)
  - Spezialtherapeuten (z.B. Ergotherapeuten, Physiotherapeuten, Sozialarbeiter, Logopäden, Kreativtherapeuten)
  - Pflegefachpersonen (z.B. Gesundheits- und Krankenpfleger, Gesundheits- und Kinderkrankenpfleger, Altenpfleger, Pflegefachfrauen/Pflegefachmänner, Heilerziehungspfleger)

Mindestmerkmale:

- Als angewandte Verfahren der ärztlichen und psychologischen Berufsgruppen gelten folgende Verfahren oder im Aufwand vergleichbare Verfahren:
  - Supportive Einzelgespräche
  - Angehörigengespräche (z.B. Psychoedukation, Angehörigengruppen, Gespräche mit Betreuern)
  - Gespräche mit Richtern oder Behördenvertretern
  - Somato-psychosomatisches ärztliches Gespräch
  - Aufklärung, Complianceförderung und Monitoring im Rahmen der ärztlich indizierten Psychopharmakotherapie
- Als angewandte Verfahren der Spezialtherapeuten gelten folgende Verfahren oder im Aufwand vergleichbare Verfahren:
  - Beratung, Adhärenz-Förderung und Monitoring im Rahmen der ärztlich indizierten Psychopharmakotherapie
  - Psychoedukation
  - Ergotherapeutische Behandlungsverfahren
  - Gespräche mit Behördenvertretern
  - Angehörigengespräche, Gespräche mit Betreuern
  - Spezielle psychosoziale Interventionen (z.B. Selbstsicherheitstraining, soziales Kompetenztraining)
  - Physio- oder Bewegungstherapie (z.B. Sporttherapie)
  - Logopädie (z.B. bei Schluckstörungen)
  - Bezugstherapeutengespräche, supportive Einzelgespräche
- Die Patienten weisen mindestens eines der nachfolgenden Merkmale auf:
  - Anwendung von Sicherungsmaßnahmen
    - Dieses Merkmal ist erfüllt, wenn die Notwendigkeit des Einsatzes von individuellen präventiven (nur personellen) Sicherungsmaßnahmen und/oder individuellen reaktiven (personellen, räumlichen, mechanischen und/oder medikamentösen) Sicherungsmaßnahmen besteht und diese ärztlich angeordnet sind
  - Akute Selbstgefährdung durch Suizidalität oder schwer selbstschädigendes Verhalten
    - Unter selbstschädigendem Verhalten versteht man z.B. häufige Selbstverletzungen von Borderline-Patienten oder durchgängige Nahrungsverweigerung bei Essstörungen oder Verweigerung vital notwendiger medizinischer Maßnahmen (z.B. Insulintherapie bei Diabetes mellitus)
  - Akute Fremdgefährdung
    - Dieses Merkmal ist erfüllt, wenn der Patient gewaltbereit oder gewalttätig ist (hierzu zählt auch die verbale Bedrohung)
  - Schwere Antriebsstörung (gesteigert oder reduziert)
    - Das Merkmal "schwere gesteigerte Antriebsstörung" ist erfüllt, wenn der Patient sich in seiner Aktivität durch Gegenargumente nicht beeindrucken lässt und selbst persönliche Konsequenzen nicht zur Kenntnis nimmt oder sie ihm nichts ausmachen. Das Merkmal "schwere reduzierte Antriebsstörung" ist erfüllt, wenn Anregungen von außen den Patienten kaum oder gar nicht mehr erreichen. Die Alltagsverrichtungen sind beeinträchtigt
  - Keine eigenständige Flüssigkeits-/Nahrungsaufnahme
    - Dieses Merkmal ist erfüllt, wenn Flüssigkeit und/oder Nahrung vollständig von Dritten verabreicht oder die Flüssigkeits-/Nahrungsaufnahme vollständig von Dritten begleitet werden muss (nicht bei alleiniger Sondenernährung oder alleiniger parenteraler Ernährung)
  - Akute Selbstgefährdung durch fehlende Orientierung oder Realitätsverkennung (z.B. Stürze/Verletzungsgefahr ohne Fremdeinfluss oder durchgängige Nahrungsverweigerung bei Demenz)

- Vitalgefährdung durch somatische Komplikationen
- Die für den jeweiligen Patienten zutreffenden unterschiedlichen Merkmale sind für die einzelnen Tage, an denen sie zutreffen, jeweils zu addieren. Ändert sich die Anzahl der Patientenmerkmale pro Tag, ist der entsprechende neue Kode anzugeben. Für den Nachweis der Merkmale ist die Regeldokumentation in der Patientenakte ausreichend

9-617 **Intensivbehandlung bei psychischen und psychosomatischen Störungen und Verhaltensstörungen bei erwachsenen Patienten mit 1 Merkmal**

9-618 **Intensivbehandlung bei psychischen und psychosomatischen Störungen und Verhaltensstörungen bei erwachsenen Patienten mit 2 Merkmalen**

9-619 **Intensivbehandlung bei psychischen und psychosomatischen Störungen und Verhaltensstörungen bei erwachsenen Patienten mit 3 Merkmalen**

9-61a **Intensivbehandlung bei psychischen und psychosomatischen Störungen und Verhaltensstörungen bei erwachsenen Patienten mit 4 Merkmalen**

9-61b **Intensivbehandlung bei psychischen und psychosomatischen Störungen und Verhaltensstörungen bei erwachsenen Patienten mit 5 oder mehr Merkmalen**

9-62 Psychotherapeutische Komplexbehandlung bei psychischen und psychosomatischen Störungen und Verhaltensstörungen bei Erwachsenen

Exkl.: Regelbehandlung bei psychischen und psychosomatischen Störungen und Verhaltensstörungen bei Erwachsenen (9-607)
Intensivbehandlung bei psychischen und psychosomatischen Störungen und Verhaltensstörungen bei Erwachsenen (9-61)
Psychosomatisch-psychotherapeutische Komplexbehandlung bei psychischen und psychosomatischen Störungen und Verhaltensstörungen bei Erwachsenen (9-634)

Hinw.: Ein erhöhter Betreuungsaufwand bei psychischen und psychosomatischen Störungen und Verhaltensstörungen bei Erwachsenen (9-640 ff.), eine kriseninterventionelle Behandlung (9-641 ff.), die integrierte klinisch-psychosomatisch-psychotherapeutische Komplexbehandlung bei psychischen und psychosomatischen Störungen und Verhaltensstörungen bei Erwachsenen (9-642), die psychiatrisch-psychotherapeutische Behandlung im besonderen Eltern-Kind-Setting (9-643 ff.), die Erbringung von Behandlungsmaßnahmen im stationsersetzenden Umfeld und als halbtägige tagesklinische Behandlung (9-644 ff.), der indizierte komplexe Entlassungsaufwand (9-645 ff.), die spezifische qualifizierte Entzugsbehandlung Abhängigkeitskranker (9-647 ff.) und die psychiatrisch-psychotherapeutische Behandlung im besonderen kombinierten Eltern-Kind-Setting bei therapiebedürftigem Elternteil und therapiebedürftigem Kind (9-64a ff.) sind zusätzlich zu kodieren
Der Einsatz von Gebärdensprachdolmetschern ist gesondert zu kodieren (9-510 ff.)
Dieser Kode ist zu Beginn der Behandlung und bei jedem Wechsel der Behandlungsart anzugeben
Die Anzahl der Therapieeinheiten pro Woche ist zusätzlich zu kodieren (9-649 ff.)
Dieser Kode ist sowohl für die voll- als auch die teilstationäre Behandlung zu verwenden
Strukturmerkmale:

- Multiprofessionelles Team mit Behandlungsleitung durch einen Facharzt für Psychiatrie und Psychotherapie, Facharzt für Psychiatrie mit Zusatzbezeichnung Psychotherapie, Facharzt für Nervenheilkunde mit Zusatzbezeichnung Psychotherapie oder Facharzt für Psychosomatische Medizin und Psychotherapie
- Vorhandensein von Vertretern der folgenden Berufsgruppen:
  - Ärzte (Facharzt für Psychiatrie und Psychotherapie, Facharzt für Psychiatrie mit Zusatzbezeichnung Psychotherapie, Facharzt für Nervenheilkunde mit Zusatzbezeichnung Psychotherapie oder Facharzt für Psychosomatische Medizin und Psychotherapie)
  - Psychotherapeuten oder Psychologen ohne ärztliche Psychotherapeuten (Psychologischer Psychotherapeut, Psychotherapeut mit einer Approbation nach § 2 Absatz 1 Nummer 1 der seit dem 1. September 2020 geltenden Fassung des Psychotherapeutengesetzes (PsychThG), Fachpsychotherapeut, Diplom-Psychologe oder Master in Psychologie)
  - Spezialtherapeuten (z.B. Ergotherapeuten, Physiotherapeuten, Sozialarbeiter, Logopäden, Kreativtherapeuten)
  - Pflegefachpersonen (z.B. Gesundheits- und Krankenpfleger, Gesundheits- und Kinderkrankenpfleger, Altenpfleger, Pflegefachfrauen/Pflegefachmänner, Heilerziehungspfleger)

Mindestmerkmale:
- Der Kode ist für Patienten anzuwenden, bei denen die Art und/oder Schwere der Erkrankung eine intensive psychotherapeutische Behandlung notwendig machen. Der Patient muss hierfür ausreichend motiviert und introspektionsfähig sein. Die Indikation für die psychotherapeutische Komplexbehandlung muss durch den Facharzt oder den psychologischen Psychotherapeuten gestellt werden
- Die durchgeführten ärztlichen und/oder psychologischen Verfahren (ärztliche und psychologische Einzel- und Gruppentherapie) müssen mindestens 3 Therapieeinheiten pro Woche umfassen. Bei weniger als 3 Therapieeinheiten pro Woche ist der Kode 9-607 (Regelbehandlung) zu verwenden, sofern keine Intensivbehandlung (9-61) vorliegt. Bei Erfassungszeiträumen von weniger als 1 Woche (z.B. wegen Entlassung) können die 3 Therapieeinheiten auch anteilig erbracht werden, sofern die Behandlung in diesem Zeitraum dem dominierenden Behandlungskonzept des stationären Aufenthaltes im Sinne der Komplexkodes entspricht
- Als angewandte Verfahren der ärztlichen und psychologischen Berufsgruppen gelten folgende Verfahren oder im Aufwand vergleichbare Verfahren:
  - Supportive Einzelgespräche
  - Einzelpsychotherapie
  - Gruppenpsychotherapie
  - Psychoedukation
  - Angehörigengespräche (z.B. Psychoedukation, Angehörigengruppen, Gespräche mit Betreuern)
  - Gespräche mit Richtern oder Behördenvertretern
  - Somato-psychosomatisches ärztliches Gespräch
  - Aufklärung, Complianceförderung und Monitoring im Rahmen der ärztlich indizierten Psychopharmakotherapie
- Als angewandte Verfahren der Spezialtherapeuten gelten folgende Verfahren oder im Aufwand vergleichbare Verfahren:
  - Beratung, Adhärenz-Förderung und Monitoring im Rahmen der ärztlich indizierten Psychopharmakotherapie
  - Psychoedukation
  - Bezugstherapeutengespräche, supportive Einzelgespräche
  - Ergotherapeutische Behandlungsverfahren
  - Übende Verfahren und Hilfekoordination zur Reintegration in den individuellen psychosozialen Lebensraum
  - Gespräche mit Behördenvertretern
  - Angehörigengespräche, Gespräche mit Betreuern
  - Spezielle psychosoziale Interventionen (z.B. Selbstsicherheitstraining, soziales Kompetenztraining)
  - Kreativtherapien (z.B. Tanztherapie, Kunsttherapie, Musiktherapie)
  - Physio- oder Bewegungstherapie (z.B. Sporttherapie)
  - Entspannungsverfahren (z.B. progressive Muskelrelaxation nach Jacobson)

9-626 Psychotherapeutische Komplexbehandlung bei psychischen und psychosomatischen Störungen und Verhaltensstörungen bei Erwachsenen

9-63 Psychosomatisch-psychotherapeutische Komplexbehandlung bei psychischen und psychosomatischen Störungen und Verhaltensstörungen bei Erwachsenen

Exkl.: Regelbehandlung bei psychischen und psychosomatischen Störungen und Verhaltensstörungen bei Erwachsenen (9-607)
Intensivbehandlung bei psychischen und psychosomatischen Störungen und Verhaltensstörungen bei Erwachsenen (9-61)
Psychotherapeutische Komplexbehandlung bei psychischen und psychosomatischen Störungen und Verhaltensstörungen bei Erwachsenen (9-626)

Hinw.: Ein erhöhter Betreuungsaufwand bei psychischen und psychosomatischen Störungen und Verhaltensstörungen bei Erwachsenen (9-640 ff.), eine kriseninterventionelle Behandlung (9-641 ff.), die integrierte klinisch-psychosomatisch-psychotherapeutische Komplexbehandlung bei psychischen und psychosomatischen Störungen und Verhaltensstörungen bei Erwachsenen (9-642), die psychiatrisch-psychotherapeutische Behandlung im besonderen Eltern-Kind-Setting (9-643 ff.), die Erbringung von Behandlungsmaßnahmen im stationsersetzenden Umfeld und als halbtägige tagesklinische Behandlung (9-644 ff.), der indizierte komplexe Entlassungsaufwand (9-645 ff.), die spezifische qualifizierte Entzugsbehandlung Abhängigkeitskranker (9-647 ff.) und die psychiatrisch-psychotherapeutische Behandlung im besonderen kombinierten Eltern-Kind-Setting bei therapiebedürftigem Elternteil und therapiebedürftigem Kind (9-64a ff.) sind zusätzlich zu kodieren
Der Einsatz von Gebärdensprachdolmetschern ist gesondert zu kodieren (9-510 ff.)
Dieser Kode ist zu Beginn der Behandlung und bei jedem Wechsel der Behandlungsart anzugeben
Die Anzahl der Therapieeinheiten pro Woche ist zusätzlich zu kodieren (9-649 ff.)
Dieser Kode ist sowohl für die voll- als auch die teilstationäre Behandlung zu verwenden
Strukturmerkmale:
- Multiprofessionelles Team mit Behandlungsleitung durch einen Facharzt für Psychosomatische Medizin und Psychotherapie
- Vorhandensein von Vertretern der folgenden Berufsgruppen:
  - Ärzte (Facharzt für Psychosomatische Medizin und Psychotherapie)
  - Psychotherapeuten oder Psychologen ohne ärztliche Psychotherapeuten (Psychologischer Psychotherapeut, Psychotherapeut mit einer Approbation nach § 2 Absatz 1 Nummer 1 der seit dem 1. September 2020 geltenden Fassung des Psychotherapeutengesetzes (PsychThG), Fachpsychotherapeut, Diplom-Psychologe oder Master in Psychologie)
  - Spezialtherapeuten (z.B. Ergotherapeuten, Sozialarbeiter, Kreativtherapeuten, Physiotherapeuten, Ökotrophologen, Sportlehrer)
  - Pflegefachpersonen (z.B. Gesundheits- und Krankenpfleger, Gesundheits- und Kinderkrankenpfleger, Altenpfleger, Pflegefachfrauen/Pflegefachmänner, Heilerziehungspfleger)

Mindestmerkmale:
- Die durchgeführten ärztlichen und/oder psychologischen Verfahren (ärztliche und psychologische Einzel- und Gruppentherapie) müssen mindestens 3 Therapieeinheiten pro Woche umfassen. Bei weniger als 3 Therapieeinheiten pro Woche ist der Kode 9-607 (Regelbehandlung) zu verwenden, sofern keine Intensivbehandlung (9-61) vorliegt. Bei Erfassungszeiträumen von weniger als 1 Woche (z.B. wegen Entlassung) können die 3 Therapieeinheiten auch anteilig erbracht werden, sofern die Behandlung in diesem Zeitraum dem dominierenden Behandlungskonzept des stationären Aufenthaltes im Sinne der Komplexkodes entspricht
- Standardisierte psychosomatisch-psychotherapeutische Diagnostik zu Beginn der Behandlung:
  - Soziodemographische Daten entsprechend der Basisdokumentation zur Psychotherapie (Psy-BaDo)
  - Festlegung von Hauptdiagnose und Komorbiditäten
  - Standardisierte Erhebung des psychopathologischen Befundes mittels der Kriterien der Arbeitsgemeinschaft für Methodik und Dokumentation in der Psychiatrie (AMDP)
  - Schweregradeinschätzung entsprechend dem Beeinträchtigungs-Schwere-Score (BSS) und dem Global Assessment of Functioning Scale (GAF)
  - Alternativ in psychodynamisch arbeitenden Abteilungen oder Krankenhäusern: Achse II – IV der operationalisierten psychodynamischen Diagnostik (OPD-2)
  - Alternativ in verhaltenstherapeutisch arbeitenden Abteilungen oder Krankenhäusern: Verhaltensanalyse

- Einsatz eines psychodynamischen oder kognitiv-behavioralen Grundverfahrens als reflektiertem Mehrpersonen-Interaktionsprozess mit wöchentlicher Teambesprechung je stationärer Einheit von mindestens 60 Minuten mit wochenbezogener schriftlicher Dokumentation bisheriger Behandlungsergebnisse und weiterer Behandlungsziele
- Somatisch-medizinische Aufnahmeuntersuchung
- Eine fachärztliche Visite pro Woche pro Patient
- Als angewandte Verfahren der ärztlichen und psychologischen Berufsgruppen gelten folgende Verfahren oder im Aufwand vergleichbare Verfahren:
  - Supportive Einzelgespräche
  - Einzelpsychotherapie
  - Gruppenpsychotherapie
  - Psychoedukation
  - Angehörigengespräche (z.B. Psychoedukation, Angehörigengruppen, Gespräche mit Betreuern)
  - Gespräche mit Richtern oder Behördenvertretern
  - Somato-psychosomatisches ärztliches Gespräch
  - Aufklärung, Complianceförderung und Monitoring im Rahmen der ärztlich indizierten Psychopharmakotherapie
- Als angewandte Verfahren der Spezialtherapeuten gelten folgende Verfahren oder im Aufwand vergleichbare Verfahren:
  - Beratung, Adhärenz-Förderung und Monitoring im Rahmen der ärztlich indizierten Psychopharmakotherapie
  - Psychoedukation
  - Bezugstherapeutengespräche, supportive Einzelgespräche
  - Ergotherapeutische Behandlungsverfahren
  - Spezielle psychosoziale Interventionen (z.B. Selbstsicherheitstraining, soziales Kompetenztraining)
  - Kreativtherapien (z.B. Tanztherapie, Kunsttherapie, Musiktherapie)
  - Gespräche mit Behördenvertretern
  - Angehörigengespräche, Gespräche mit Betreuern
  - Gestaltungs-, Körper- und Bewegungstherapie
  - Sensorisch fokussierte Therapien (z.B. Genussgruppe, Snoezelen)
  - Physio- oder Bewegungstherapie (z.B. Sporttherapie)
  - Entspannungsverfahren (z.B. progressive Muskelrelaxation nach Jacobson, autogenes Training oder psychophysiologische Techniken wie Biofeedback)
  - Somatopsychisch-psychosomatische Kompentenztrainings (Diätberatung, Sozialberatung, Sport)
- Prä-Post-Evaluation des Behandlungsverlaufs

9-634 Psychosomatisch-psychotherapeutische Komplexbehandlung bei psychischen und psychosomatischen Störungen und Verhaltensstörungen bei Erwachsenen

9-64 Zusatzinformationen zur Behandlung bei psychischen und psychosomatischen Störungen und Verhaltensstörungen bei Erwachsenen

9-640 Erhöhter Betreuungsaufwand bei psychischen und psychosomatischen Störungen und Verhaltensstörungen bei Erwachsenen

Hinw.: Diese Kodes sind Zusatzkodes. Sie können nur in Kombination mit der Intensivbehandlung bei psychischen und psychosomatischen Störungen und Verhaltensstörungen bei Erwachsenen (9-61), der psychotherapeutischen Komplexbehandlung bei psychischen und psychosomatischen Störungen und Verhaltensstörungen bei Erwachsenen (9-626) und der psychosomatisch-psychotherapeutischen Komplexbehandlung bei psychischen und psychosomatischen Störungen und Verhaltensstörungen bei Erwachsenen (9-634) angegeben werden

Diese Kodes sind für jeden Behandlungstag mit erhöhtem Betreuungsaufwand einzeln anzugeben

1:1-Betreuung bedeutet, dass eine Person einen einzelnen Patienten individuell zusammenhängend ggf. zusätzlich zu angewandten Verfahren betreut. 1:1-Betreuung bedeutet, dass ein Patient über einen Zeitraum von mindestens 2 Stunden ohne Unterbrechung fortlaufend von einer oder mehreren Personen betreut und bei Bedarf begleitet wird. Mehrere Zeiträume von mindestens 2 Stunden können über den Tag addiert werden. Bei Einzelbetreuung durch mehr als eine Person (2 oder mehr) sind die zusammenhängenden Zeiten aller betreuenden Personen zu einer Gesamtsumme zu addieren und entsprechend mit einem Kode unter 9-640.0 ff. zu kodieren

Anerkannt werden alle Leistungen, die durch Mitarbeiter erbracht werden, die eine Ausbildung in der jeweiligen, in den Primärkodes (9-60 bis 9-63) spezifizierten Berufsgruppe abgeschlossen haben und in einem dieser Berufsgruppe entsprechend vergüteten Beschäftigungsverhältnis stehen
Die für diese Betreuung aufgewendete Zeit kann nicht für die Berechnung der Therapieeinheiten (9-649 ff.) oder für andere Zusatzkodes (9-641 ff.) angerechnet werden
Mindestmerkmale:
- Multiprofessionelle Behandlung von Patienten, deren wesentliche Merkmale die akute Fremd- oder Selbstgefährdung infolge einer psychischen oder psychosomatischen Erkrankung sind
- Persönliche Betreuung durch die in den Primärkodes (9-60 bis 9-63) spezifizierten Berufsgruppen unter Vorhaltung eines Beziehungsangebots
- Tägliche ärztliche/psychologische Befunderhebung und ggf. ärztliche Anordnung zur Einleitung oder Fortführung der Betreuungsmaßnahmen
- Dokumentation der Verhaltensbeobachtung im Abstand von höchstens einer Stunde

9-640.0 1:1-Betreuung
- .04 Mindestens 2 bis zu 4 Stunden pro Tag
- .05 Mehr als 4 bis zu 6 Stunden pro Tag
- .06 Mehr als 6 bis zu 12 Stunden pro Tag
- .07 Mehr als 12 bis zu 18 Stunden pro Tag
- .08 Mehr als 18 Stunden pro Tag

9-641 Kriseninterventionelle Behandlung bei psychischen und psychosomatischen Störungen und Verhaltensstörungen bei Erwachsenen

Hinw.: Diese Kodes sind Zusatzkodes. Sie können nur in Kombination mit der Regelbehandlung bei psychischen und psychosomatischen Störungen und Verhaltensstörungen bei Erwachsenen (9-607), der Intensivbehandlung bei psychischen und psychosomatischen Störungen und Verhaltensstörungen bei Erwachsenen (9-61), der psychotherapeutischen Komplexbehandlung bei psychischen und psychosomatischen Störungen und Verhaltensstörungen bei Erwachsenen (9-626), der psychosomatisch-psychotherapeutischen Komplexbehandlung bei psychischen und psychosomatischen Störungen und Verhaltensstörungen bei Erwachsenen (9-634) und der stationsäquivalenten psychiatrischen Behandlung bei Erwachsenen (9-701 ff.) angegeben werden
Diese Kodes sind für jeden Behandlungstag mit erhöhtem Behandlungsaufwand gesondert anzugeben
Mindestmerkmale:
- Behandlungen von psychosozialen oder psychischen Krisen, die tagesbezogen einen hohen Personaleinsatz erfordern. Die psychische Krise beschreibt eine akute vorübergehende psychische Störung als Reaktion auf außergewöhnliche Ereignisse und Lebensumstände, so dass dringliches therapeutisches Handeln erforderlich wird
- Für den Nachweis des Vorliegens einer psychosozialen oder psychischen Krise ist die Regeldokumentation in der Patientenakte ausreichend
- Es erfolgen vordringliche, ungeplante (außerhalb des vorgegebenen Therapieplans), Orientierung gebende, einzeltherapeutische Kontakte (ggf. auch durch 2 Therapeuten oder Pflegefachpersonen) mit dem Patienten und/oder den Kontaktpersonen des Patienten. Diese Zeit kann nicht für die Berechnung der Therapieeinheiten (9-649 ff.) oder für andere Zusatzkodes (9-640 ff.) angerechnet werden
- Tägliche ärztliche/psychologische Befunderhebung und ggf. ärztliche Anordnung zur Einleitung oder Fortführung der Behandlungsmaßnahme. Dies ist Teil der therapeutischen Kontakte

9-641.0 Kriseninterventionelle Behandlung durch Ärzte, Psychotherapeuten und/oder Psychologen
- .00 Mehr als 1 bis 1,5 Stunden pro Tag
- .01 Mehr als 1,5 bis 3 Stunden pro Tag
- .02 Mehr als 3 bis 4,5 Stunden pro Tag
- .03 Mehr als 4,5 bis 6 Stunden pro Tag
- .04 Mehr als 6 Stunden pro Tag

9-641.1 Kriseninterventionelle Behandlung durch Spezialtherapeuten und/oder Pflegefachpersonen
- .10 Mehr als 1 bis 1,5 Stunden pro Tag
- .11 Mehr als 1,5 bis 3 Stunden pro Tag
- .12 Mehr als 3 bis 4,5 Stunden pro Tag
- .13 Mehr als 4,5 bis 6 Stunden pro Tag
- .14 Mehr als 6 Stunden pro Tag

9-642 Integrierte klinisch-psychosomatisch-psychotherapeutische Komplexbehandlung bei psychischen und psychosomatischen Störungen und Verhaltensstörungen bei Erwachsenen

Hinw.: Dieser Kode ist ein Zusatzkode. Er kann nur jeweils in Kombination angegeben werden mit der Regelbehandlung bei psychischen und psychosomatischen Störungen und Verhaltensstörungen bei Erwachsenen (9-607), der Intensivbehandlung bei psychischen und psychosomatischen Störungen und Verhaltensstörungen bei Erwachsenen (9-61), der psychotherapeutischen Komplexbehandlung bei psychischen und psychosomatischen Störungen und Verhaltensstörungen bei Erwachsenen (9-626) und der psychosomatisch-psychotherapeutischen Komplexbehandlung bei psychischen und psychosomatischen Störungen und Verhaltensstörungen bei Erwachsenen (9-634). Solange die Mindestmerkmale dieses Kodes erfüllt sind, ist er einmal pro Woche anzugeben

Strukturmerkmale:

- Vorhandensein einer somatischen Intensivstation und/oder Intermediate Care am Standort des Krankenhauses
- Psychosomatisch-psychotherapeutisches Team mit Behandlungsleitung durch einen Facharzt für Psychosomatische Medizin und Psychotherapie (Psychotherapeutische Medizin), einen Facharzt für Psychiatrie und Psychotherapie, einen Facharzt für Psychiatrie mit Zusatzbezeichnung Psychotherapie oder einen Facharzt für Nervenheilkunde mit Zusatzbezeichnung Psychotherapie jeweils mit einer weiteren somatischen Facharztqualifikation (Innere Medizin/Allgemeinmedizin, Neurologie, Orthopädie, Anästhesiologie/Schmerztherapie) oder mit Behandlungsleitung durch einen Facharzt für Psychosomatische Medizin und Psychotherapie (Psychotherapeutische Medizin), einen Facharzt für Psychiatrie und Psychotherapie, einen Facharzt für Psychiatrie mit Zusatzbezeichnung Psychotherapie oder einen Facharzt für Nervenheilkunde mit Zusatzbezeichnung Psychotherapie und einen weiteren Arzt mit einer somatischen Facharztqualifikation im Team
- Arbeitstägliche Anwesenheit eines Arztes, um ggf. auch kurzfristig psychische Problemlagen behandeln zu können
- Mindestens in einem somatischen Fach qualifizierte ärztliche Rufbereitschaft am Standort des Krankenhauses über 24 Stunden täglich
- Pflegerische Behandlung auch bettlägeriger Patienten ist grundsätzlich über 24 Stunden täglich gewährleistet

Mindestmerkmale:

- Vorliegen von unmittelbar medizinisch behandlungsbedürftigen akuten und chronischen somatischen Erkrankungen, dokumentiert durch Veränderung(en) des initialen medizinischen Behandlungsregimes im Verlauf der Krankenhausbehandlung, mit psychischer Komorbidität und/oder Copingstörungen im Rahmen einer begleitenden körperlichen Erkrankung oder von sich vorwiegend somatisch präsentierenden Erkrankungen (z.B. somatoforme (Schmerz-)Störung, schwerstes Untergewicht bei Anorexia nervosa), die der gleichzeitigen intensiven somatischen Diagnostik und Therapie im Sinne einer auf die Erfordernisse somatisch Kranker adaptierten integrierten klinisch-psychosomatisch-psychotherapeutischen Komplexbehandlung bedürfen
- Arbeitstägliche ärztliche Visiten, wenn keine "höherwertige" ärztliche Therapieeinheit erfolgt
- Kontinuierliche Anwesenheit mindestens einer Pflegekraft über 24 Stunden auf einer Station mit persönlicher Kontaktaufnahme pro Schicht
- Über die Struktur der wöchentlichen Teambesprechungen psychosomatisch-psychotherapeutischer Komplexbehandlungen hinaus erfolgt die regelmäßige multidisziplinäre Abstimmung mit allen an der Behandlung beteiligten somatischen Fachgebieten zur weiteren Differenzialdiagnostik oder/und integrierten somatischen und psychosomatischen Behandlung, mindestens 3-mal wöchentlich

9-643 Psychiatrisch-psychotherapeutische Behandlung im besonderen Eltern-Kind-Setting

Exkl.: Psychiatrisch-psychotherapeutische Behandlung im besonderen kombinierten Eltern-Kind-Setting bei therapiebedürftigem Elternteil und therapiebedürftigem Kind (9-64a ff.)

Hinw.: Diese Kodes sind Zusatzkodes. Sie können nur in Kombination mit der Regelbehandlung bei psychischen und psychosomatischen Störungen und Verhaltensstörungen bei Erwachsenen (9-607), der Intensivbehandlung bei psychischen und psychosomatischen Störungen und Verhaltensstörungen bei Erwachsenen (9-61), der psychotherapeutischen Komplexbehandlung bei psychischen und psychosomatischen Störungen und Verhaltensstörungen bei Erwachsenen (9-626) und der psychosomatisch-psychotherapeutischen Komplexbehandlung bei psychischen und psychosomatischen Störungen und Verhaltensstörungen bei Erwachsenen (9-634) angegeben werden

Ein Kode aus diesem Bereich ist für die Behandlung psychisch kranker Mütter oder Väter anzuwenden, wenn aufgrund der elterlichen Erkrankung eine Beziehungsstörung zum 0-4 Jahre alten Kind besteht und die Aufnahme der Mutter oder des Vaters gemeinsam mit dem Kind indiziert ist, um die Eltern-Kind-Interaktion zu verbessern. Es erfolgt eine Behandlung der Mutter/des Vaters gemeinsam mit dem Kind bzw. den Geschwistern

Strukturmerkmale:

- Vorhandensein eines Eltern-Kind-Rooming-In. Rooming-In meint hierbei die Unterbringung des Elternteils mit seinem Kind gemeinsam in einem eigenen familiengerechten Zimmer. Am Standort eines Krankenhauses, an dem ausschließlich tagesklinisch gearbeitet wird, ist das Vorhandensein eines gemeinsamen Ruheraumes für die Kinder ausreichend. Der Ruheraum bietet hierbei die Möglichkeit für altersgerechte Ruhe- und Schlafenszeiten (z.B. Mittagsschlaf). Er kann auch alternativ genutzt werden (z.B. als Bewegungsraum)
- Familiengerechtes milieutherapeutisches Setting mit einem kindgerechten Aufenthalts- und Spielraum und einem Rückzugsraum für Eltern
- Pädagogisch-pflegerische Fachkräfte (z.B. Kinderkrankenpfleger, Pflegefachfrauen/Pflegefachmänner, Erzieher, Heilerzieher, Heilpädagogen) sind Teil des Behandlungsteams
- Möglichkeit zu einer fachübergreifenden konsiliarischen Betreuung der Mutter durch eine Hebamme, einen Stillberater im Hause oder durch eine Kooperation mit ambulant tätigen Hebammen/Stillberatern
- Mindestens konsiliarisches Vorhandensein eines Pädiaters und/oder Kinder- und Jugendpsychiaters

Mindestmerkmale:

- Qualifizierte Diagnostik der Mutter/Vater-Kind-Beziehung
- Im Rahmen des Zusatzkodes können folgende Verfahren zusätzlich und ggf. im Rahmen einer Videointervention zur Anwendung kommen:
  - Einzeltherapie der Mutter/Vater-Kind-Dyade
  - Familiengespräche und/oder Gespräche mit Bezugspersonen aus dem Herkunftsmilieu (z.B. Pflegefamilie, Jugendhilfe)
  - Elterngruppentherapie
  - Unterstützung der Eltern bei alltäglichen Verrichtungen (Förderung der elterlichen Erziehungskompetenz)
  - Kinderbetreuung während der therapeutischen Aktivitäten der Eltern
  - Anleitung zum gemeinsamen Spiel
- Es kommt mindestens ein spezialisiertes Therapieverfahren zur Anwendung, welches die Verbesserung der Eltern-Kind-Interaktion bzw. -Beziehung zum Ziel hat (z.B. systemische Therapie)

Die im Rahmen dieses Zusatzkodes erbrachten Therapieeinheiten können pro Woche bei den Zusatzkodes 9-649 ff. mitgerechnet werden

9-643.0 Mindestens 1 bis höchstens 7 Tage

9-643.1 Mindestens 8 bis höchstens 14 Tage

9-643.2 Mindestens 15 bis höchstens 21 Tage

9-643.3 Mindestens 22 bis höchstens 28 Tage

9-643.4 Mindestens 29 bis höchstens 35 Tage

9-643.5 Mindestens 36 bis höchstens 42 Tage

9-643.6 Mindestens 43 bis höchstens 49 Tage

9-643.7 Mindestens 50 Tage

9-644 Erbringung von Behandlungsmaßnahmen im stationsersetzenden Umfeld und als halbtägige tagesklinische Behandlung bei Erwachsenen

Hinw.: Diese Kodes sind Zusatzkodes. Sie können nur in Kombination mit der Regelbehandlung bei psychischen und psychosomatischen Störungen und Verhaltensstörungen bei Erwachsenen (9-607), der psychotherapeutischen Komplexbehandlung bei psychischen und psychosomatischen Störungen und Verhaltensstörungen bei Erwachsenen (9-626) und der psychosomatisch-psychotherapeutischen Komplexbehandlung bei psychischen und psychosomatischen Störungen und Verhaltensstörungen bei Erwachsenen (9-634) angegeben werden

Ein Kode aus diesem Bereich ist für jeden Tag, an dem die Leistung erbracht wird, gesondert anzugeben. Die Struktur- und Mindestmerkmale der Kodes 9-607, 9-626 oder 9-634 (u.a. Leistungserbringung durch ein multiprofessionelles, fachärztlich geleitetes Behandlungsteam) müssen erfüllt sein

9-644.0 Ganztägiges Hometreatment

Hinw.: Dieser Kode ist nur anzugeben für die Behandlung im Rahmen von Modellvorhaben nach § 64b SGB V

Die Behandlung des Patienten erfolgt im häuslichen Umfeld über mindestens 210 Minuten. Fahrzeiten werden dabei nicht angerechnet

9-644.1 Halbtägiges Hometreatment

Hinw.: Dieser Kode ist nur anzugeben für die Behandlung im Rahmen von Modellvorhaben nach § 64b SGB V

Die Behandlung des Patienten erfolgt im häuslichen Umfeld über mindestens 105 Minuten bis maximal 209 Minuten. Fahrzeiten werden dabei nicht angerechnet

9-644.2 Halbtägige tagesklinische Behandlung

Hinw.: Intermittierende Behandlung des Patienten in der Tagesklinik

Es werden mindestens eine Gruppentherapie über 90 Minuten und eine Einzeltherapie über 25 Minuten oder mindestens eine Einzeltherapie über 60 Minuten durchgeführt

9-645 Indizierter komplexer Entlassungsaufwand bei psychischen und psychosomatischen Störungen und Verhaltensstörungen bei Erwachsenen

Hinw.: Diese Kodes sind Zusatzkodes. Sie können nur in Kombination mit der Regelbehandlung bei psychischen und psychosomatischen Störungen und Verhaltensstörungen bei Erwachsenen (9-607), der Intensivbehandlung bei psychischen und psychosomatischen Störungen und Verhaltensstörungen bei Erwachsenen (9-61), der psychotherapeutischen Komplexbehandlung bei psychischen und psychosomatischen Störungen und Verhaltensstörungen bei Erwachsenen (9-626), der psychosomatisch-psychotherapeutischen Komplexbehandlung bei psychischen und psychosomatischen Störungen und Verhaltensstörungen bei Erwachsenen (9-634) und der stationsäquivalenten psychiatrischen Behandlung bei Erwachsenen (9-701 ff.) angegeben werden

Kodes aus den Bereichen 9-645.0 ff. und 9-645.1 ff. sind für jeden Tag, an dem Leistungen im Sinne dieser Kodes erbracht wurden, gesondert anzugeben

Die im Kontext der Entlassung im Sinne dieses Kodes erbrachten Leistungen können nicht gleichzeitig bei der Berechnung der Therapieeinheiten (9-649 ff.) oder für andere Zusatzkodes (9-640 ff., 9-641 ff.) angerechnet werden

Mindestmerkmale für den gesamten Entlassungsprozess:

- Differenzierte Diagnostik des Funktionsniveaus und des poststationären Versorgungsbedarfs, Erstellung eines bedarfsgerechten Entlassungsplanes
- Anerkannt werden alle Leistungen, die durch Mitarbeiter erbracht werden, die eine Ausbildung in der jeweiligen spezifizierten Berufsgruppe abgeschlossen haben und in einem dieser Berufsgruppe entsprechend vergüteten Beschäftigungsverhältnis stehen
- Es zählen z.B. folgende Leistungen:
  - Leistungen zur Unterstützung des Wohnsitzwechsels (z.B. bei Obdachlosigkeit, bei Heimeintritt, begleitete Besuche, Beschaffung von Einrichtungsgegenständen)
  - Ein oder mehrere Hausbesuche vor Entlassung, die im unmittelbaren inhaltlichen Zusammenhang mit der Entlassung stehen
  - Leistungen zur Organisation nachbetreuender Dienste und/oder Überleitungsmanagement (z.B. Hilfeplankonferenzen, Überleitungsgespräche)
  - Leistungen zur Unterstützung bei schwieriger Wohnsituation (z.B. Vermietergespräche, Besuche in der Nachbarschaft, Besuch eines Rechtsbeistandes)
  - Leistungen zur Unterstützung der beruflichen Wiedereingliederung (z.B. stundenweise begleitete Belastungserprobungen im Arbeitsumfeld, Durchführung von oder Begleitung zu Gesprächen mit dem Arbeitgeber)

- Leistungen zur Unterstützung von Angehörigen (gezielte Anleitung und/oder Edukation für die Entlassung, z.B. Erarbeitung eines konkreten Tagesplanes, Begleitung von stundenweisen Belastungserprobungen, Familiengespräche)
- Fahrzeiten werden nicht angerechnet

9-645.0 Indizierter komplexer Entlassungsaufwand, durch Spezialtherapeuten und/oder pflegerische Fachpersonen erbracht

.03 Mehr als 1 bis zu 2 Stunden (erhöhter Aufwand)

.04 Mehr als 2 bis zu 4 Stunden (deutlich erhöhter Aufwand)

.05 Mehr als 4 Stunden (stark erhöhter Aufwand)

9-645.1 Indizierter komplexer Entlassungsaufwand, durch Ärzte, Psychotherapeuten und/oder Psychologen erbracht

.13 Mehr als 1 bis zu 2 Stunden (erhöhter Aufwand)

.14 Mehr als 2 bis zu 4 Stunden (deutlich erhöhter Aufwand)

.15 Mehr als 4 Stunden (stark erhöhter Aufwand)

9-647 Spezifische qualifizierte Entzugsbehandlung Abhängigkeitskranker bei Erwachsenen

Hinw.: Diese Kodes sind Zusatzkodes. Sie können nur in Kombination mit der Regelbehandlung bei psychischen und psychosomatischen Störungen und Verhaltensstörungen bei Erwachsenen (9-607), der Intensivbehandlung bei psychischen und psychosomatischen Störungen und Verhaltensstörungen bei Erwachsenen (9-61), der psychotherapeutischen Komplexbehandlung bei psychischen und psychosomatischen Störungen und Verhaltensstörungen bei Erwachsenen (9-626) und der psychosomatisch-psychotherapeutischen Komplexbehandlung bei psychischen und psychosomatischen Störungen und Verhaltensstörungen bei Erwachsenen (9-634) angegeben werden

Wird die spezifische qualifizierte Entzugsbehandlung unterbrochen, so wird für jede Behandlungsepisode ein Kode aus diesem Bereich angegeben

Bei einer Behandlung an mehr als 28 Behandlungstagen ist die Zählung von Neuem zu beginnen und es wird ein weiterer Kode aus diesem Bereich angegeben

Ein Kode aus diesem Bereich kann bei einfachem oder multiplem Substanzmissbrauch angegeben werden und ist nicht bei isolierter Nikotinabhängigkeit (Tabak), Koffeinabhängigkeit oder nicht stoffgebundenen Abhängigkeiten anzuwenden

Die im Rahmen der spezifischen qualifizierten Entzugsbehandlung Abhängigkeitskranker anfallenden Therapieeinheiten werden bei den Zusatzkodes 9-649 ff. angegeben

Das Therapiekonzept ist auf mindestens 7 Behandlungstage ausgelegt (Ausnahme: vorzeitiger Therapieabbruch)

Strukturmerkmale:

- Multidisziplinär zusammengesetztes Behandlungsteam mit mindestens 3 Berufsgruppen (z.B. Ärzte, Psychologische Psychotherapeuten oder Suchttherapeuten, Sozialpädagogen, Physiotherapeuten, Ergotherapeuten, Pflegefachpersonen), davon mindestens 1 Arzt oder Psychologischer Psychotherapeut

Mindestmerkmale (für den stationären Gesamtaufenthalt zu erbringende Maßnahmen):

- Ggf. somatischer Entzug
- Differenzierte somatische und psychiatrische Befunderhebung mit Diagnostik und ggf. Behandlung von Folge- und Begleiterkrankungen
- Information und Aufklärung über Abhängigkeitserkrankungen, Förderung von Veränderungsbereitschaft, soziale Stabilisierung, Motivierung zur problemspezifischen Weiterbehandlung
- Ressourcen- und lösungsorientiertes Therapiemanagement unter Einsatz differenzierter Therapieelemente patientenbezogen in Kombination von Gruppen- und Einzeltherapie: z.B. psychoedukative Informationsgruppen, medizinische Informationsgruppen, themenzentrierte Einzel- und Gruppentherapie, Ergotherapie, Krankengymnastik/Bewegungstherapie, Entspannungsverfahren
- Ggf. Angehörigeninformation und -beratung
- Information über externe Selbsthilfegruppen, ggf. Informationsveranstaltungen von Einrichtungen des Suchthilfesystems
- Ggf. Eingliederung des Patienten in das bestehende regionale Suchthilfesystem

9-647.0 1 Behandlungstag

9-647.1 2 Behandlungstage

9-647.2 3 Behandlungstage

9-647.3 4 Behandlungstage

9-647.4 5 Behandlungstage

9-647.5	6 Behandlungstage
9-647.6	7 Behandlungstage
9-647.7	8 Behandlungstage
9-647.8	9 Behandlungstage
9-647.9	10 Behandlungstage
9-647.a	11 Behandlungstage
9-647.b	12 Behandlungstage
9-647.c	13 Behandlungstage
9-647.d	14 Behandlungstage
9-647.e	15 Behandlungstage
9-647.f	16 Behandlungstage
9-647.g	17 Behandlungstage
9-647.h	18 Behandlungstage
9-647.j	19 Behandlungstage
9-647.k	20 Behandlungstage
9-647.m	21 Behandlungstage
9-647.n	22 Behandlungstage
9-647.p	23 Behandlungstage
9-647.q	24 Behandlungstage
9-647.r	25 Behandlungstage
9-647.s	26 Behandlungstage
9-647.t	27 Behandlungstage
9-647.u	28 Behandlungstage

9-649 Anzahl der Therapieeinheiten pro Woche bei Erwachsenen

Hinw.: Diese Kodes sind Zusatzkodes. Sie können nur in Kombination mit der Regelbehandlung bei psychischen und psychosomatischen Störungen und Verhaltensstörungen bei Erwachsenen (9-607), der Intensivbehandlung bei psychischen und psychosomatischen Störungen und Verhaltensstörungen bei Erwachsenen (9-61), der psychotherapeutischen Komplexbehandlung bei psychischen und psychosomatischen Störungen und Verhaltensstörungen bei Erwachsenen (9-626) und der psychosomatisch-psychotherapeutischen Komplexbehandlung bei psychischen und psychosomatischen Störungen und Verhaltensstörungen bei Erwachsenen (9-634) angegeben werden

Ein Kode aus diesem Bereich ist unabhängig von der Art der Behandlung einmal pro Woche anzugeben. Als erste Woche gilt die Zeitspanne vom Tag der Aufnahme bis zum Ablauf der ersten 7 Tage, usw. Erfolgt innerhalb der Woche ein Wechsel der Behandlungsart z.B. von Regelbehandlung auf Intensivbehandlung, werden die Therapieeinheiten aus den verschiedenen Behandlungsarten für die jeweilige Berufsgruppe zusammengezählt. Erfolgt eine Versorgung an weniger als 7 Tagen (z.B. aufgrund einer Entlassung), werden auch dann die Therapieeinheiten der jeweiligen Berufsgruppen berechnet und entsprechend der Anzahl der erreichten Therapieeinheiten kodiert

Sofern Therapieeinheiten an Wochenenden, Feiertagen, Aufnahme- oder Entlassungstagen erbracht werden, sind diese ebenfalls zu berücksichtigen

Als Einzeltherapie gilt eine zusammenhängende Therapie von mindestens 25 Minuten. Dies entspricht einer Therapieeinheit

Gruppentherapien dauern ebenfalls mindestens 25 Minuten. Bei Gruppentherapien ist die Gruppengröße auf maximal 18 Patienten begrenzt. Bei einer Gruppenpsychotherapie mit 13 bis 18 Patienten sind mindestens 2 Mitarbeiter, von denen mindestens einer ein Arzt, ein Psychotherapeut oder ein Psychologe ist, erforderlich

Pro Einzel- oder Gruppentherapie dürfen Therapieeinheiten für maximal 2 Therapeuten pro Patient angerechnet werden

Die für die Diagnostik aufgewendete Zeit ist für die Berechnung der Therapieeinheiten entsprechend zu berücksichtigen

Die Tabelle der pro Patient anrechenbaren Therapieeinheiten befindet sich im Anhang zum OPS

Anerkannt werden alle Leistungen, die durch Mitarbeiter erbracht werden, die eine Ausbildung in der jeweiligen, beim Primärkode spezifizierten Berufsgruppe abgeschlossen haben und in einem dieser Berufsgruppe entsprechend vergüteten Beschäftigungsverhältnis

stehen. Bei Psychotherapeuten in Ausbildung ist für eine Anerkennung der Leistungen Voraussetzung, dass diese Mitarbeiter eine Vergütung entsprechend ihrem Grundberuf z.B. als Diplom-Psychologe oder Diplom-Pädagoge erhalten
Für die Kodierung sind die durch die ärztliche und psychologische Berufsgruppe erbrachten Therapieeinheiten getrennt nach Einzel- und Gruppentherapie zu addieren. Für die Spezialtherapeuten sind die in Einzeltherapie erbrachten Therapieeinheiten zu addieren. Es sind für jede Berufsgruppe gesondert die entsprechenden Kodes anzugeben

9-649.0 Keine Therapieeinheit pro Woche
Hinw.: Dieser Kode ist nur anzuwenden, wenn im Rahmen der Behandlung eines Patienten von keiner der 3 Berufsgruppen zusammenhängende Therapien von mindestens 25 Minuten pro Woche durchgeführt wurden

9-649.1 Einzeltherapie durch Ärzte
Hinw.: Die Erbringung der Therapieeinheiten kann durch Fachärzte und durch Ärzte in Weiterbildung erfolgen

.10 1 Therapieeinheit pro Woche
.11 2 Therapieeinheiten pro Woche
.12 3 Therapieeinheiten pro Woche
.13 4 Therapieeinheiten pro Woche
.14 5 Therapieeinheiten pro Woche
.15 6 Therapieeinheiten pro Woche
.16 7 Therapieeinheiten pro Woche
.17 8 Therapieeinheiten pro Woche
.18 9 Therapieeinheiten pro Woche
.19 10 Therapieeinheiten pro Woche
.1a 11 Therapieeinheiten pro Woche
.1b 12 Therapieeinheiten pro Woche
.1c 13 Therapieeinheiten pro Woche
.1d 14 Therapieeinheiten pro Woche
.1e 15 Therapieeinheiten pro Woche
.1f 16 Therapieeinheiten pro Woche
.1g Mehr als 16 Therapieeinheiten pro Woche

9-649.2 Gruppentherapie durch Ärzte
Hinw.: Die Erbringung der Therapieeinheiten kann durch Fachärzte und durch Ärzte in Weiterbildung erfolgen

.20 Mehr als 0,05 bis 1 Therapieeinheit pro Woche
.21 Mehr als 1 bis 2 Therapieeinheiten pro Woche
.22 Mehr als 2 bis 3 Therapieeinheiten pro Woche
.23 Mehr als 3 bis 4 Therapieeinheiten pro Woche
.24 Mehr als 4 bis 5 Therapieeinheiten pro Woche
.25 Mehr als 5 bis 6 Therapieeinheiten pro Woche
.26 Mehr als 6 bis 7 Therapieeinheiten pro Woche
.27 Mehr als 7 bis 8 Therapieeinheiten pro Woche
.28 Mehr als 8 bis 9 Therapieeinheiten pro Woche
.29 Mehr als 9 bis 10 Therapieeinheiten pro Woche
.2a Mehr als 10 bis 11 Therapieeinheiten pro Woche
.2b Mehr als 11 bis 12 Therapieeinheiten pro Woche
.2c Mehr als 12 bis 13 Therapieeinheiten pro Woche
.2d Mehr als 13 bis 14 Therapieeinheiten pro Woche
.2e Mehr als 14 bis 15 Therapieeinheiten pro Woche
.2f Mehr als 15 bis 16 Therapieeinheiten pro Woche
.2g Mehr als 16 Therapieeinheiten pro Woche

9-649.3 Einzeltherapie durch Psychotherapeuten und/oder Psychologen
Exkl.: Einzeltherapie durch ärztliche Psychotherapeuten (9-649.1 ff.)

.30 1 Therapieeinheit pro Woche
.31 2 Therapieeinheiten pro Woche
.32 3 Therapieeinheiten pro Woche
.33 4 Therapieeinheiten pro Woche
.34 5 Therapieeinheiten pro Woche

.35 6 Therapieeinheiten pro Woche
.36 7 Therapieeinheiten pro Woche
.37 8 Therapieeinheiten pro Woche
.38 9 Therapieeinheiten pro Woche
.39 10 Therapieeinheiten pro Woche
.3a 11 Therapieeinheiten pro Woche
.3b 12 Therapieeinheiten pro Woche
.3c 13 Therapieeinheiten pro Woche
.3d 14 Therapieeinheiten pro Woche
.3e 15 Therapieeinheiten pro Woche
.3f 16 Therapieeinheiten pro Woche
.3g Mehr als 16 Therapieeinheiten pro Woche

9-649.4 Gruppentherapie durch Psychotherapeuten und/oder Psychologen
Exkl.: Gruppentherapie durch ärztliche Psychotherapeuten (9-649.2 ff.)

.40 Mehr als 0,05 bis 1 Therapieeinheit pro Woche
.41 Mehr als 1 bis 2 Therapieeinheiten pro Woche
.42 Mehr als 2 bis 3 Therapieeinheiten pro Woche
.43 Mehr als 3 bis 4 Therapieeinheiten pro Woche
.44 Mehr als 4 bis 5 Therapieeinheiten pro Woche
.45 Mehr als 5 bis 6 Therapieeinheiten pro Woche
.46 Mehr als 6 bis 7 Therapieeinheiten pro Woche
.47 Mehr als 7 bis 8 Therapieeinheiten pro Woche
.48 Mehr als 8 bis 9 Therapieeinheiten pro Woche
.49 Mehr als 9 bis 10 Therapieeinheiten pro Woche
.4a Mehr als 10 bis 11 Therapieeinheiten pro Woche
.4b Mehr als 11 bis 12 Therapieeinheiten pro Woche
.4c Mehr als 12 bis 13 Therapieeinheiten pro Woche
.4d Mehr als 13 bis 14 Therapieeinheiten pro Woche
.4e Mehr als 14 bis 15 Therapieeinheiten pro Woche
.4f Mehr als 15 bis 16 Therapieeinheiten pro Woche
.4g Mehr als 16 Therapieeinheiten pro Woche

9-649.5 Einzeltherapie durch Spezialtherapeuten

.50 1 Therapieeinheit pro Woche
.51 2 Therapieeinheiten pro Woche
.52 3 Therapieeinheiten pro Woche
.53 4 Therapieeinheiten pro Woche
.54 5 Therapieeinheiten pro Woche
.55 6 Therapieeinheiten pro Woche
.56 7 Therapieeinheiten pro Woche
.57 8 Therapieeinheiten pro Woche
.58 9 Therapieeinheiten pro Woche
.59 10 Therapieeinheiten pro Woche
.5a 11 Therapieeinheiten pro Woche
.5b 12 Therapieeinheiten pro Woche
.5c 13 Therapieeinheiten pro Woche
.5d 14 Therapieeinheiten pro Woche
.5e 15 Therapieeinheiten pro Woche
.5f 16 Therapieeinheiten pro Woche
.5g 17 Therapieeinheiten pro Woche
.5h 18 Therapieeinheiten pro Woche
.5j 19 Therapieeinheiten pro Woche
.5k 20 Therapieeinheiten pro Woche
.5m 21 Therapieeinheiten pro Woche
.5n 22 Therapieeinheiten pro Woche
.5p 23 Therapieeinheiten pro Woche
.5q 24 Therapieeinheiten pro Woche
.5r Mehr als 24 Therapieeinheiten pro Woche

9-64a Psychiatrisch-psychotherapeutische Behandlung im besonderen kombinierten Eltern-Kind-Setting bei therapiebedürftigem Elternteil und therapiebedürftigem Kind

Exkl.: Psychiatrisch-psychotherapeutische Behandlung im besonderen Eltern-Kind-Setting (9-643 ff.)
Psychiatrisch-psychosomatische Behandlung im besonderen Eltern-Kind-Setting bei psychischen und psychosomatischen Störungen und Verhaltensstörungen bei Kindern und Jugendlichen (9-686)

Hinw.: Diese Kodes sind Zusatzkodes. Sie können sowohl in Kombination mit der Regelbehandlung bei psychischen und psychosomatischen Störungen und Verhaltensstörungen bei Erwachsenen (9-607), der Intensivbehandlung bei psychischen und psychosomatischen Störungen und Verhaltensstörungen bei Erwachsenen (9-61), der psychotherapeutischen Komplexbehandlung bei psychischen und psychosomatischen Störungen und Verhaltensstörungen bei Erwachsenen (9-626) und der psychosomatisch-psychotherapeutischen Komplexbehandlung bei psychischen und psychosomatischen Störungen und Verhaltensstörungen bei Erwachsenen (9-634) als auch mit der Regelbehandlung bei psychischen und psychosomatischen Störungen und Verhaltensstörungen bei Kindern und Jugendlichen (9-656) und der psychiatrisch-psychosomatischen Intensivbehandlung bei psychischen und psychosomatischen Störungen und Verhaltensstörungen bei Kindern und Jugendlichen (9-67) angegeben werden
Eine durchgeführte Diagnostik bei Verdacht auf Gefährdung von Kindeswohl und Kindergesundheit ist gesondert zu kodieren (1-945 ff.)
Diese Kodes sind sowohl für die voll- als auch für die teilstationäre Behandlung zu verwenden
Diese Kodes sind bei allen behandelten Elternteilen und Kindern anzugeben
Es findet eine gemeinsame Behandlung sowohl des psychisch erkrankten Elternteils als auch des psychisch erkrankten Kindes bis zur Vollendung des 14. Lebensjahres (bei Kindern mit Intelligenzminderung auch bis zur Vollendung des 18. Lebensjahres) in einem gesonderten, familiengerechten Setting statt
Die im Rahmen dieses Zusatzkodes erbrachten patientenindividuellen Therapieeinheiten in Einzel- und in Gruppentherapie werden pro Woche bei den Zusatzkodes 9-649 ff. (Elternteil) oder 9-696 ff. (Kind) angegeben
Eine Gruppentherapie im Sinne einer Familientherapie dauert mindestens 25 Minuten. Diese wird über den Kode des Elternteils (Zusatzkodes 9-649 ff.) abgebildet
Spezialtherapeutische Interventionen werden als Einzeltherapie dieser Berufsgruppen für den jeweiligen Patienten (Elternteil oder Kind) gezählt, dem die Leistung gilt, auch wenn jeweils ein Kind oder ein Elternteil in diese Leistung einbezogen ist
Strukturmerkmale:

- Fachabteilung für Kinder- und Jugendpsychiatrie/-psychotherapie am Standort des Krankenhauses
- Fachabteilung für Psychiatrie oder Psychosomatik am Standort des Krankenhauses
- Spezialisierte, räumlich oder organisatorisch abgegrenzte Einheit mit dualem kinder- und erwachsenenpsychiatrischen/-psyochosomatischen/-psychotherapeutischen Setting
- Duale Behandlungsleitung durch einen Facharzt für Kinder- und Jugendpsychiatrie/-psychotherapie und einen Facharzt für Psychiatrie und Psychotherapie/Facharzt für Psychosomatische Medizin und Psychotherapie
- Familiengerechtes milieutherapeutisches Setting mit einem kindgerechten Aufenthalts- und Spielraum und einem Rückzugsraum für Eltern
- Vorhandensein eines Eltern-Kind-Rooming-In. Rooming-In meint hierbei die Unterbringung des Elternteils mit seinem Kind gemeinsam in einem eigenen familiengerechten Zimmer. Am Standort eines Krankenhauses, an dem ausschließlich tagesklinisch gearbeitet wird, ist das Vorhandensein eines gemeinsamen Ruheraumes für die Kinder ausreichend. Der Ruheraum bietet hierbei die Möglichkeit für altersgerechte Ruhe- und Schlafenszeiten (z.B. Mittagsschlaf). Er kann auch alternativ genutzt werden (z.B. als Bewegungsraum)

Mindestmerkmale:

- Wöchentliche Teambesprechung unter Einbeziehung von mindestens jeweils 2 Berufsgruppen aus dem Behandlungsteam des Kindes und des Elternteils
- Neben der jeweils individuellen Behandlung nehmen das Elternteil und das Kind gemeinsam an Behandlungsangeboten teil
- Qualifizierte Diagnostik der Eltern-Kind-Beziehung sowohl aus der Perspektive des Elternteils als auch des Kindes
- Einsatz mindestens eines spezialisierten Therapieverfahrens zur Verbesserung der Eltern-Kind-Interaktion bzw. -Beziehung

- Einsatz mindestens eines Elterngruppentherapieverfahrens (z.B. Multifamilientherapie, Vermittlung entwicklungsspezifischen Wissens, Training elterlicher Feinfühligkeit)
- Bei Bedarf Unterstützung des Elternteils bei alltäglichen Verrichtungen, Kinderpflege und gemeinsamem Spiel
- Prüfung einer ggf. vorliegenden Kindeswohlgefährdung

9-64a.0 Mindestens 1 bis höchstens 7 Tage

9-64a.1 Mindestens 8 bis höchstens 14 Tage

9-64a.2 Mindestens 15 bis höchstens 21 Tage

9-64a.3 Mindestens 22 bis höchstens 28 Tage

9-64a.4 Mindestens 29 bis höchstens 35 Tage

9-64a.5 Mindestens 36 bis höchstens 42 Tage

9-64a.6 Mindestens 43 bis höchstens 49 Tage

9-64a.7 Mindestens 50 Tage

Behandlung bei psychischen und psychosomatischen Störungen und Verhaltensstörungen bei Kindern und Jugendlichen (9-65...9-69)

Hinw.: Ein Kode aus diesem Bereich ist nur für Leistungen anzugeben, die in Einrichtungen im Geltungsbereich des § 17d KHG erbracht wurden
Die gleichzeitige somatische Diagnostik und Behandlung sind gesondert zu kodieren

9-65 Psychiatrisch-psychosomatische Regelbehandlung bei psychischen und psychosomatischen Störungen und Verhaltensstörungen bei Kindern und Jugendlichen

Exkl.: Psychiatrisch-psychosomatische Intensivbehandlung bei psychischen und psychosomatischen Störungen und Verhaltensstörungen bei Kindern und Jugendlichen (9-672)
Psychiatrisch-psychosomatische Behandlung im besonderen Eltern-Kind-Setting bei psychischen und psychosomatischen Störungen und Verhaltensstörungen bei Kindern und Jugendlichen (9-686)

Hinw.: Die psychiatrisch-psychotherapeutische Behandlung im besonderen kombinierten Eltern-Kind-Setting bei therapiebedürftigem Elternteil und therapiebedürftigem Kind (9-64a ff.), die Erbringung von Behandlungsmaßnahmen im stationsersetzenden Umfeld und als halbtägige tagesklinische Behandlung (9-691 ff.), der erhöhte Betreuungsaufwand (9-693 ff.) und die spezifische Behandlung im besonderen Setting bei substanzbedingten Störungen (9-694 ff.) sind zusätzlich zu kodieren
Der Einsatz von Gebärdensprachdolmetschern ist gesondert zu kodieren (9-510 ff.)
Dieser Kode ist für die Behandlung von Patienten anzuwenden, die bei stationärer Aufnahme das 18. Lebensjahr noch nicht vollendet haben (bei deutlichen Entwicklungsdefiziten auch für Heranwachsende bis zum vollendeten 21. Lebensjahr)
Dieser Kode ist sowohl für die voll- als auch die teilstationäre Behandlung zu verwenden
Dieser Kode ist zu Beginn der Behandlung und bei jedem Wechsel der Behandlungsart anzugeben
Die Anzahl der Therapieeinheiten pro Woche ist zusätzlich zu kodieren (9-696 ff.)
Strukturmerkmale:

- Multiprofessionelles Team mit Behandlungsleitung durch einen Facharzt für Kinder- und Jugendpsychiatrie und -psychotherapie
- Vorhandensein von Vertretern der folgenden Berufsgruppen:
  - Ärzte (Facharzt für Kinder- und Jugendpsychiatrie und -psychotherapie)
  - Psychotherapeuten oder Psychologen ohne ärztliche Psychotherapeuten (Kinder- und Jugendlichenpsychotherapeut, Psychologischer Psychotherapeut, Psychotherapeut mit einer Approbation nach § 2 Absatz 1 Nummer 1 der seit dem 1. September 2020 geltenden Fassung des Psychotherapeutengesetzes (PsychThG), Fachpsychotherapeut für Kinder und Jugendliche bzw. für Erwachsene, Diplom-Psychologe oder Master in Psychologie)
  - Mindestens 2 Spezialtherapeutengruppen (z.B. Ergotherapeuten, Sozialarbeiter, Heilpädagogen, Bewegungs-, Erlebnis-, Kreativtherapeuten, Logopäden)

- Pädagogisch-pflegerische Fachpersonen (z.B. (Kinder-)Gesundheits- und Krankenpflegepersonal, Pflegefachfrauen/Pflegefachmänner, Erzieher, Heilerziehungspfleger, Jugend- und Heimerzieher)

Mindestmerkmale:

- Wöchentliche Teambesprechung mit Vertretern aus mindestens 2 unterschiedlichen Berufsgruppen zur Beratung des weiteren Behandlungsverlaufs (bei Aufenthalten von mehr als 6 Tagen) oder eine ausführliche Behandlungsplanung mit Vertretern aus mindestens 2 unterschiedlichen Berufsgruppen mindestens alle 4 Wochen
- Die Anwendung der unterschiedlichen Therapieverfahren erfolgt nach ärztlicher Indikation patientenbezogen in unterschiedlichen Kombinationen in einem kind- und/oder jugendgerechten, milieutherapeutischen Setting mit entwicklungsspezifischem Umgang und Anleitung und mit Bezug auf das oder im Lebensumfeld des Patienten
- Als angewandte Verfahren der ärztlichen und psychologischen Berufsgruppen gelten folgende Verfahren oder im Aufwand vergleichbare Verfahren:
  - Ärztliches oder psychologisches Einzelgespräch
  - Einzelpsychotherapie mit kind- und jugendgerechten Verfahren
  - Gruppenpsychotherapie und Entspannungsverfahren
  - Elterngespräche, Familiengespräche und Familientherapie und/oder Gespräche mit Bezugspersonen aus dem Herkunftsmilieu (z.B. Jugendhilfe, Pflegefamilie)
  - Gespräche und Beratungen mit Richtern oder Behördenvertretern
  - Somato-psychosomatisches ärztliches Gespräch
  - Aufklärung (Kind/Jugendlicher und Bezugspersonen), Complianceförderung und Monitoring im Rahmen der ärztlich indizierten Psychopharmakotherapie
- Als angewandte Verfahren der Spezialtherapeuten gelten folgende Verfahren oder im Aufwand vergleichbare Verfahren:
  - Begleitung in die Patientengruppe
  - Anleitung bei sozialer Interaktion
  - Gelenkte Freizeitaktivitäten, Medienpädagogik, Erlebnispädagogik/-therapie mit therapeutischem Auftrag gemäß Gesamtbehandlungsplan
  - Angehörigengespräche und gezielte Anleitung der Bezugspersonen aus dem Herkunftsmilieu
  - Heilpädagogische oder ergotherapeutische Förder- und Behandlungsverfahren
  - Spezielle psychosoziale Techniken (z.B. Sozialkompetenztraining, Anleitung zu gemeinsamen Aktivitäten mit Mitpatienten wie Spiel, Sport, Freizeit)
  - Kreativtherapien (z.B. Tanztherapie, Kunsttherapie, Musiktherapie)
  - Bewegungstherapie, Mototherapie, Logopädie
  - Erlebnispädagogik oder -therapie
  - Übende Verfahren und prospektive Hilfekoordination hinsichtlich der geplanten Reintegration in Schule und soziales Umfeld, inklusive Behandlung als Hometreatment
  - Entspannungsverfahren
  - Gespräche mit Behördenvertretern

9-656 Regelbehandlung bei psychischen und psychosomatischen Störungen und Verhaltensstörungen bei Kindern und Jugendlichen

9-67 Psychiatrisch-psychosomatische Intensivbehandlung bei psychischen und psychosomatischen Störungen und Verhaltensstörungen bei Kindern und Jugendlichen

Exkl.: Psychiatrisch-psychosomatische Regelbehandlung bei psychischen und psychosomatischen Störungen und Verhaltensstörungen bei Kindern und Jugendlichen (9-656)
Psychiatrisch-psychosomatische Behandlung im besonderen Eltern-Kind-Setting bei psychischen und psychosomatischen Störungen und Verhaltensstörungen bei Kindern und Jugendlichen (9-686)

Hinw.: Die psychiatrisch-psychotherapeutische Behandlung im besonderen kombinierten Eltern-Kind-Setting bei therapiebedürftigem Elternteil und therapiebedürftigem Kind (9-64a ff.), der erhöhte Betreuungsaufwand (9-693 ff.) und die spezifische Behandlung im besonderen Setting bei substanzbedingten Störungen (9-694 ff.) sind zusätzlich zu kodieren
Der Einsatz von Gebärdensprachdolmetschern ist gesondert zu kodieren (9-510 ff.)
Dieser Kode ist für die Behandlung von Patienten anzuwenden, die bei stationärer Aufnahme das 18. Lebensjahr noch nicht vollendet haben (bei deutlichen Entwicklungsdefiziten auch für Heranwachsende bis zum vollendeten 21. Lebensjahr)
Dieser Kode ist sowohl für die voll- als auch die teilstationäre Behandlung zu verwenden
Dieser Kode ist zu Beginn der Behandlung und bei jedem Wechsel der Behandlungsart anzugeben

Die Anzahl der Therapieeinheiten pro Woche ist zusätzlich zu kodieren (9-696 ff.)
Strukturmerkmale:
- Multiprofessionelles Team mit Behandlungsleitung durch einen Facharzt für Kinder- und Jugendpsychiatrie und -psychotherapie
- Vorhandensein von Vertretern der folgenden Berufsgruppen:
  - Ärzte (Facharzt für Kinder- und Jugendpsychiatrie und -psychotherapie)
  - Psychotherapeuten oder Psychologen ohne ärztliche Psychotherapeuten (Kinder- und Jugendlichenpsychotherapeut, Psychologischer Psychotherapeut, Psychotherapeut mit einer Approbation nach § 2 Absatz 1 Nummer 1 der seit dem 1. September 2020 geltenden Fassung des Psychotherapeutengesetzes (PsychThG), Fachpsychotherapeut für Kinder und Jugendliche bzw. für Erwachsene, Diplom-Psychologe oder Master in Psychologie)
  - Spezialtherapeuten (z.B. Ergotherapeuten, Sozialarbeiter, Heilpädagogen, Bewegungs-, Erlebnis-, Kreativtherapeuten)
  - Pädagogisch-pflegerische Fachpersonen (z.B. (Kinder-)Gesundheits- und Krankenpflegepersonal, Pflegefachfrauen/Pflegefachmänner, Erzieher, Heilerziehungspfleger, Jugend- und Heimerzieher)

Mindestmerkmale:
- Teambesprechung mit Vertretern aus mindestens 2 unterschiedlichen Berufsgruppen einmal pro Woche zur Beratung des weiteren Behandlungsverlaufs
- Als angewandte Verfahren der ärztlichen und psychologischen Berufsgruppen gelten folgende Verfahren oder im Aufwand vergleichbare Verfahren:
  - Ärztliches oder psychologisches Einzelgespräch/einzeltherapeutische Intervention
  - Ärztliche oder psychologische therapeutische Familienkontakte bzw. Kontakt mit Bezugspersonen aus dem Herkunftsmilieu (z.B. Jugendhilfe, Pflegefamilie), Familientherapie
  - Anleitung von anderen Teammitgliedern im Umgang mit dem Patienten, z.B. Begleitung von Deeskalationen (desaktualisierendes "Talking down" bis hin zu Freiheitseinschränkung oder Freiheitsentzug)
  - (Störungsspezifische) Psychoedukation
  - Aufklärung (Kinder/Jugendliche und Bezugspersonen), Compliance-Förderung und enges Monitoring im Rahmen der ärztlich indizierten Psychopharmakotherapie
  - Monitoring und ärztliche Behandlung von Entzugssymptomatik
  - Begleitung bei richterlichen Anhörungen oder (fach)ärztliche Stellungnahmen zur Unterbringung
- Als angewandte Verfahren der Spezialtherapeuten gelten folgende Verfahren oder im Aufwand vergleichbare Verfahren:
  - Einzelbegleitung bei sozialen Aktivitäten (z.B. Mahlzeiten, Freizeit) zur Vermeidung von Überforderung oder Konflikten
  - Sofern ärztlich vertretbar, Begleitung bei Ausgang
  - Angehörigengespräche und gezielte Anleitung der Bezugspersonen aus dem familiären oder sozialen Raum, Begleitung von Besuchskontakten auf der Station
  - Gespräche mit Behördenvertretern
  - Ergotherapeutische Behandlungsverfahren, Bewegungstherapie, Krankengymnastik, Kunst- und Musiktherapie, Entspannungsverfahren in Einzelkontakt oder Kleinstgruppe
  - Interventionen hinsichtlich der geplanten Überleitung in Regelbehandlung oder rehabilitative Anschlussmaßnahmen (z.B. Jugendhilfe)
- Die Patienten weisen mindestens eines der nachfolgenden Merkmale auf:
  - Deutlich erhöhter Pflegeaufwand
    - Die Patienten benötigen deutlich über das altersübliche Maß hinaus Unterstützung bei Aktivitäten des täglichen Lebens im Sinne intensiver pflegerischer Maßnahmen (z.B. Unterstützung bei der Nahrungsaufnahme, bei Hygienemaßnahmen, bei Bettlägerigkeit oder bei anderen schweren körperlichen Einschränkungen/Erkrankungen und Behinderungen (auch Behinderungen der Sinnesorgane); und/oder sie benötigen Aktivierung zum Aufstehen und zur Teilnahme am Gruppenleben); oder sie benötigen kontinuierliche Überwachung wegen drohender somatischer Dekompensation bei vitaler Gefährdung (z.B. Herzrhythmusstörungen oder Elektrolytentgleisungen durch unzureichende Nahrungsaufnahme bei Anorexia nervosa) oder bei Stoffwechselstörung oder Intoxikation
  - Erhöhter Einzelbetreuungsaufwand wegen mangelnder Gruppenfähigkeit
    - Die Patienten sind störungsbedingt nicht gruppenfähig (z.B. wegen hoher Impulsivität, hohem Erregungsniveau, Manipulationen und Bedrohungen von Mitpatienten, Manipulation mit Nahrung, Schutz vor Reizüberflutung), so dass sie von der Gruppe separiert werden müssen, enge Führung oder ständige Ansprache brauchen

- Selbstgefährdung
  - Die Patienten sind nicht absprachefähig oder ihr Verhalten ist nicht vorhersehbar; sie sind störungsbedingt nicht in der Lage, auch nur für kurze Zeit für sich Verantwortung zu übernehmen
- Fremdaggressives Verhalten mit deutlicher Beeinträchtigung des Gruppenmilieus
  - Die Patienten zeigen fremdaggressives Verhalten wie Zerstören von Gegenständen, Bespucken von Mitpatienten und/oder Mitarbeitern, massive Bedrohungen von Mitpatienten und/oder Mitarbeitern oder Tätlichkeiten, sofern nicht mit Einzelbetreuung oder Freiheitseinschränkung separiert oder deeskaliert wird
- Störungsbedingt nicht einschätzbarer, nicht kooperationsfähiger Patient
  - Die Patienten zeigen stark wechselhafte Zustände oder Desorientierung oder z.B. psychosebedingte Nichterreichbarkeit; oder sie sind nicht erreichbar für Kooperation, verweigern sich allem, zeigen in keinem Therapiebereich eine Regelakzeptanz
- Erforderliche Maßnahmen zur Gefahrabwendung
  - Die Patienten benötigen Maßnahmen wie z.B. Isolierung, Fixierung, Festhalten, Zwangsmedikation, Zwangssondierung, Beschränken des Aktionsradius auf die Station bei geschlossener Tür oder es muss stete Bereitschaft dazu und Verfügbarkeit dieser Maßnahmen bestehen, sofern nicht durch hohen Einsatz deeskaliert werden kann
- Substanzbedingt erhöhter Betreuungsbedarf
  - Kontinuierliches Alkohol- oder Drogencraving mit starker Unruhe oder akuter, auch protrahierter Alkohol- oder Drogenentzug
- Für den Nachweis der Merkmale ist die Regeldokumentation in der Patientenakte ausreichend

9-672 Psychiatrisch-psychosomatische Intensivbehandlung bei psychischen und psychosomatischen Störungen und Verhaltensstörungen bei Kindern und Jugendlichen

9-68 Psychiatrisch-psychosomatische Behandlung im besonderen Eltern-Kind-Setting bei psychischen und psychosomatischen Störungen und Verhaltensstörungen bei Kindern und Jugendlichen

Exkl.: Psychiatrisch-psychosomatische Regelbehandlung bei psychischen und psychosomatischen Störungen und Verhaltensstörungen bei Kindern und Jugendlichen (9-656)
Psychiatrisch-psychosomatische Intensivbehandlung bei psychischen und psychosomatischen Störungen und Verhaltensstörungen bei Kindern und Jugendlichen (9-672)
Psychiatrisch-psychotherapeutische Behandlung im besonderen kombinierten Eltern-Kind-Setting bei therapiebedürftigem Elternteil und therapiebedürftigem Kind (9-64a ff.)

Hinw.: Die Erbringung von Behandlungsmaßnahmen im stationsersetzenden Umfeld und als halbtägige tagesklinische Behandlung (9-691 ff.) ist zusätzlich zu kodieren
Der Einsatz von Gebärdensprachdolmetschern ist gesondert zu kodieren (9-510 ff.)
Dieser Kode ist für die Behandlung von Patienten anzuwenden, die bei stationärer Aufnahme das 18. Lebensjahr noch nicht vollendet haben (bei deutlichen Entwicklungsdefiziten auch für Heranwachsende bis zum vollendeten 21. Lebensjahr)
Es findet eine Behandlung von psychisch kranken Kindern oder retardierten Jugendlichen oder von Kindern/Jugendlichen mit psychischer Symptomatik gemeinsam mit Eltern und ggf. Geschwistern statt, wenn die Eltern-Kind-Dynamik einen wesentlichen Faktor zur Entstehung oder Aufrechterhaltung der Störung darstellt. Die Behandlung in diesem Setting dient der Erlangung einer entwicklungsfördernden Mutter/Vater-Kind-Interaktion unter störungsspezifischen Aspekten
Dieser Kode ist nicht anzuwenden bei Jugendlichen mit der Fähigkeit zur Ablösung
Dieser Kode ist sowohl für die voll- als auch die teilstationäre Behandlung zu verwenden
Dieser Kode ist zu Beginn der Behandlung und bei jedem Wechsel der Behandlungsart anzugeben
Die Anzahl der Therapieeinheiten pro Woche ist zusätzlich zu kodieren (9-696 ff.)
Strukturmerkmale:
- Spezialisierte, räumlich oder organisatorisch abgegrenzte Einheit
- Familiengerechtes milieutherapeutisches Setting mit einem kindgerechten Aufenthalts- und Spielraum und einem Rückzugsraum für Eltern
- Vorhandensein eines Eltern-Kind-Rooming-In. Rooming-In meint hierbei die Unterbringung des Elternteils mit seinem Kind gemeinsam in einem eigenen familiengerechten Zimmer. Am Standort eines Krankenhauses, an dem ausschließlich tagesklinisch gearbeitet wird, ist das Vorhandensein eines gemeinsamen Ruheraumes für die Kinder ausreichend. Der Ruheraum bietet hierbei die Möglichkeit für altersgerechte

Ruhe- und Schlafenszeiten (z.B. Mittagsschlaf). Er kann auch alternativ genutzt werden (z.B. als Bewegungsraum)
- Multiprofessionelles Team mit Behandlungsleitung durch einen Facharzt für Kinder- und Jugendpsychiatrie und -psychotherapie
- Vorhandensein von Vertretern der folgenden Berufsgruppen:
  - Ärzte (Facharzt für Kinder- und Jugendpsychiatrie und -psychotherapie)
  - Psychotherapeuten oder Psychologen ohne ärztliche Psychotherapeuten (Kinder- und Jugendlichenpsychotherapeut, Psychologischer Psychotherapeut, Psychotherapeut mit einer Approbation nach § 2 Absatz 1 Nummer 1 der seit dem 1. September 2020 geltenden Fassung des Psychotherapeutengesetzes (PsychThG), Fachpsychotherapeut für Kinder und Jugendliche bzw. für Erwachsene, Diplom-Psychologe oder Master in Psychologie)
  - Mindestens 2 Spezialtherapeutengruppen (z.B. Ergotherapeuten, Sozialarbeiter, Heilpädagogen, Bewegungs-, Erlebnis-, Kreativtherapeuten)
  - Pädagogisch-pflegerische Fachpersonen (z.B. (Kinder-)Gesundheits- und Krankenpflegepersonal, Pflegefachfrauen/Pflegefachmänner, Erzieher, Heilerziehungspfleger, Jugend- und Heimerzieher)

Mindestmerkmale:
- Wöchentliche Teambesprechung mit Vertretern aus mindestens 2 unterschiedlichen Berufsgruppen zur Beratung des weiteren Behandlungsverlaufs (bei Aufenthalten von mehr als 6 Tagen)
- Die Anwendung der unterschiedlichen Therapieverfahren erfolgt nach ärztlicher Indikation patientenbezogen in unterschiedlichen Kombinationen in einem kind- und familiengerechten, milieutherapeutischen Setting mit entwicklungsspezifischem Umgang und Anleitung
- Zum Konzept der Behandlung im besonderen Setting gehören: Familiendiagnostik mit evaluierten Verfahren, Interaktionsbeobachtung und -förderung der Eltern-Kind-Beziehung (z.B. unter bindungstheoretischen Gesichtspunkten); Einzelgespräche mit den Eltern (bzw. Elternteilen), Paargespräche, Eltern-Gruppentherapie bzw. Multifamilientherapie, Eltern-Kind-Spieltherapie; Alltagsgestaltung unter Supervision; sozial- bzw. lebensraumorientierte Arbeit und prospektive Hilfekoordination
- Als angewandte Verfahren der ärztlichen und psychologischen Berufsgruppen gelten folgende Verfahren oder im Aufwand vergleichbare Verfahren:
  - Ärztliches oder psychologisches Einzelgespräch
  - Einzeltherapie von Kind oder Eltern(teil)
  - Paargespräche, Eltern-Gruppentherapie, Multifamilientherapie
  - Helferkonferenzen (z.B. Jugendhilfe), Gespräche und Beratungen mit Richtern oder Behördenvertretern
  - Somato-psychosomatisches ärztliches Gespräch
  - Aufklärung (Kind und Bezugspersonen), Complianceförderung und Monitoring im Rahmen der ärztlich indizierten Psychopharmakotherapie
- Als angewandte Verfahren der Spezialtherapeuten gelten folgende Verfahren oder im Aufwand vergleichbare Verfahren:
  - Gezielte Anleitung der Bezugspersonen aus dem Herkunftsmilieu/Eltern
  - Unterstützung (der Eltern) bei alltäglichen Verrichtungen und Förderung der selbständigen Konfliktklärung mit dem Kind, ggf. mit Video-Feedback, ggf. mit spezifischen Deeskalationstechniken
  - Begleitung in die Eltern-Kindergruppe
  - Gelenkte Freizeitaktivitäten, Medienpädagogik, Erlebnispädagogik/-therapie
  - Heilpädagogische/ergotherapeutische Förder- und Behandlungsverfahren einzeln und als Eltern-Kind-Interaktionsförderung
  - Spezielle psychosoziale Techniken (z.B. Sozialkompetenztraining in der Eltern-Kind-Gruppe, Anleitung zu gemeinsamem Spiel)
  - Kreativtherapien (z.B. Kunsttherapie)
  - Bewegungstherapie, ggf. in der Eltern-Kind-Gruppe
  - Einübung spezialisierter Therapiemodule gemeinsam mit den Eltern
  - Gespräche mit Behördenvertretern
  - Prospektive Hilfekoordination hinsichtlich der geplanten Reintegration in Schule und soziales Umfeld

9-686 Psychiatrisch-psychosomatische Behandlung im besonderen Eltern-Kind-Setting bei psychischen und psychosomatischen Störungen und Verhaltensstörungen bei Kindern und Jugendlichen

9-69 Zusatzinformationen zur Behandlung bei psychischen und psychosomatischen Störungen und Verhaltensstörungen bei Kindern und Jugendlichen

9-691 Erbringung von Behandlungsmaßnahmen im stationsersetzenden Umfeld und als halbtägige tagesklinische Behandlung bei Kindern und Jugendlichen

Hinw.: Diese Kodes sind Zusatzkodes. Sie können nur in Kombination mit der psychiatrisch-psychosomatischen Regelbehandlung bei psychischen und psychosomatischen Störungen und Verhaltensstörungen bei Kindern und Jugendlichen (9-656) und der psychiatrisch-psychosomatischen Behandlung im besonderen Eltern-Kind-Setting bei psychischen und psychosomatischen Störungen und Verhaltensstörungen bei Kindern und Jugendlichen (9-686) angegeben werden

Ein Kode aus diesem Bereich ist für jeden Tag, an dem die Leistung erbracht wird, gesondert anzugeben. Die Struktur- und Mindestmerkmale des Kodes 9-656 (u.a. Leistungserbringung durch ein multiprofessionelles, fachärztlich geleitetes Behandlungsteam) müssen erfüllt sein

9-691.0 Ganztägiges Hometreatment

Hinw.: Dieser Kode ist nur anzugeben für die Behandlung im Rahmen von Modellvorhaben nach § 64b SGB V

Die Behandlung des Patienten erfolgt im häuslichen Umfeld über mindestens 210 Minuten. Fahrzeiten werden dabei nicht angerechnet

9-691.1 Halbtägiges Hometreatment

Hinw.: Dieser Kode ist nur anzugeben für die Behandlung im Rahmen von Modellvorhaben nach § 64b SGB V

Die Behandlung des Patienten erfolgt im häuslichen Umfeld über mindestens 105 Minuten bis maximal 209 Minuten. Fahrzeiten werden dabei nicht angerechnet

9-691.2 Halbtägige tagesklinische Behandlung

Hinw.: Intermittierende Behandlung des Patienten in der Tagesklinik

Es werden mindestens eine Gruppentherapie über 60 Minuten und eine oder zwei Einzeltherapien über insgesamt mindestens 30 Minuten oder mindestens eine oder zwei Einzeltherapien über insgesamt mindestens 60 Minuten durchgeführt

9-693 Erhöhter Betreuungsaufwand bei psychischen und psychosomatischen Störungen und Verhaltensstörungen bei Kindern und Jugendlichen

Hinw.: Diese Kodes sind Zusatzkodes. Sie können nur in Kombination mit der psychiatrisch-psychosomatischen Regelbehandlung bei psychischen und psychosomatischen Störungen und Verhaltensstörungen bei Kindern und Jugendlichen (9-656) und der psychiatrisch-psychosomatischen Intensivbehandlung bei psychischen und psychosomatischen Störungen und Verhaltensstörungen bei Kindern und Jugendlichen (9-672) angegeben werden, wenn die intensive Betreuung in einer Kleinstgruppe oder die Einzelbetreuung indikationsspezifisch erforderlich sind

Ein Kode aus diesem Bereich ist für die Behandlung von Patienten anzuwenden, die bei stationärer Aufnahme das 18. Lebensjahr noch nicht vollendet haben (bei deutlichen Entwicklungsdefiziten auch für Heranwachsende bis zum vollendeten 21. Lebensjahr)

Diese Kodes sind für jeden Behandlungstag einzeln anzugeben

Es können für einen Tag sowohl Kodes aus dem Bereich 9-693.0 ff. als auch aus dem Bereich 9-693.1 ff. angegeben werden

Sofern die intensive Betreuung in einer Kleinstgruppe oder Einzelbetreuung an Wochenenden, Feiertagen, Aufnahme- oder Entlassungstagen stattfindet, ist diese ebenfalls zu berücksichtigen

Ein Kode aus diesem Bereich ist nicht für Patienten anzuwenden, bei denen autonome soziale Integration, wie der Besuch einer externen Regelschule oder ein externes Praktikum, vorliegt

Bei der Berechnung der Stunden für die Einzelbetreuung und die Betreuung in der Kleinstgruppe werden Einzelkontakte durch alle Berufsgruppen berücksichtigt. Bei Einzelbetreuung und intensiver Betreuung in einer Kleinstgruppe durch mehr als eine Person sind die jeweiligen Zeiten für jede betreuende Person anzurechnen

Anerkannt werden alle Leistungen, die durch Mitarbeiter erbracht werden, die eine Ausbildung in der jeweiligen, in den Primärkodes (9-656, 9-672) spezifizierten Berufsgruppe abgeschlossen haben und in einem dieser Berufsgruppe entsprechend vergüteten Beschäftigungsverhältnis stehen

Die für die intensive Betreuung in einer Kleinstgruppe oder Einzelbetreuung aufgewendete Zeit kann nicht für die Berechnung der Therapieeinheiten (9-696 ff.) angerechnet werden

Mindestmerkmale:
- Persönliche Einzelbetreuung oder intensive persönliche Betreuung in der Kleinstgruppe durch die in den Primärkodes (9-656, 9-672) spezifizierten Berufsgruppen unter Vorhaltung eines Beziehungsangebots
- Einzelbegleitung bei sozialen Aktivitäten in einer Patientengruppe (z.B. Mahlzeiten, Freizeit), soweit ärztlich vertretbar, zur Vermeidung von Überforderung oder Konflikten
- Ggf. gezielte, indizierte störungsspezifische Interventionen
- Begleitung bei Ausgang, sofern ärztlich vertretbar
- Wenn notwendig Begleitung von Besucherkontakten auf der Station
- Dokumentation der Verhaltensbeobachtung im Abstand von höchstens einer Stunde

9-693.0 Intensive Betreuung in einer Kleinstgruppe bei psychischen und/oder psychosomatischen Störungen und/oder Verhaltensstörungen bei Kindern oder Jugendlichen

Hinw.: Zu einer Kleinstgruppe gehören bis zu 3 Kinder und/oder Jugendliche
Intensive Betreuung in einer Kleinstgruppe bedeutet, dass eine Person bis zu 3 Patienten individuell zusammenhängend ggf. zusätzlich zu angewandten Verfahren betreut. Intensive Betreuung in einer Kleinstgruppe bedeutet, dass bis zu 3 Patienten über einen Zeitraum von mindestens 1 Stunde ohne Unterbrechung fortlaufend von einer oder mehreren Personen betreut oder bei Bedarf begleitet werden. Mehrere Zeiträume von mindestens 1 Stunde können über den Tag addiert werden. Bei intensiver Betreuung in einer Kleinstgruppe durch mehr als eine Person (2 oder mehr) sind die zusammenhängenden Zeiten aller betreuenden Personen zu einer Gesamtsumme zu addieren
Mindestmerkmale:
- Mindestens wöchentliche ärztliche Anordnung und Überprüfung der Betreuungsmaßnahmen

.00 Mindestens 1 bis zu 2 Stunden pro Tag
.01 Mehr als 2 bis zu 4 Stunden pro Tag
.02 Mehr als 4 bis zu 8 Stunden pro Tag
.03 Mehr als 8 bis zu 12 Stunden pro Tag
.04 Mehr als 12 bis zu 18 Stunden pro Tag
.05 Mehr als 18 Stunden pro Tag

9-693.1 Einzelbetreuung bei psychischen und/oder psychosomatischen Störungen und/oder Verhaltensstörungen bei Kindern oder Jugendlichen

Hinw.: Einzelbetreuung bedeutet, dass eine Person einen einzelnen Patienten individuell zusammenhängend ggf. zusätzlich zu angewandten Verfahren betreut. Einzelbetreuung bedeutet, dass ein Patient über einen Zeitraum von mindestens 1 Stunde ohne Unterbrechung fortlaufend von einer oder mehreren Personen betreut oder bei Bedarf begleitet wird. Mehrere Zeiträume von mindestens 1 Stunde können über den Tag addiert werden. Bei Einzelbetreuung durch mehr als eine Person (2 oder mehr) sind die zusammenhängenden Zeiten aller betreuenden Personen zu einer Gesamtsumme zu addieren
Mindestmerkmale:
- Mindestens tägliche ärztliche Anordnung und Überprüfung der Betreuungsmaßnahmen

.10 Mindestens 1 bis zu 2 Stunden pro Tag
.11 Mehr als 2 bis zu 4 Stunden pro Tag
.12 Mehr als 4 bis zu 8 Stunden pro Tag
.13 Mehr als 8 bis zu 12 Stunden pro Tag
.14 Mehr als 12 bis zu 18 Stunden pro Tag
.15 Mehr als 18 Stunden pro Tag

9-694 Spezifische Behandlung im besonderen Setting bei substanzbedingten Störungen bei Kindern und Jugendlichen

Hinw.: Diese Kodes sind Zusatzkodes. Sie können nur in Kombination mit der psychiatrisch-psychosomatischen Regelbehandlung bei psychischen und psychosomatischen Störungen und Verhaltensstörungen bei Kindern und Jugendlichen (9-656) und der psychiatrisch-psychosomatischen Intensivbehandlung bei psychischen und psychosomatischen Störungen und Verhaltensstörungen bei Kindern und Jugendlichen (9-672) angegeben werden

Wird die spezifische Behandlung im besonderen Setting bei substanzbedingten Störungen unterbrochen, so wird für jede Behandlungsepisode ein Kode aus diesem Bereich angegeben

Bei einer Behandlung an mehr als 28 Behandlungstagen ist die Zählung von Neuem zu beginnen und es wird ein weiterer Kode aus diesem Bereich angegeben

Ein Kode aus diesem Bereich kann bei einfachem oder multiplem Substanzmissbrauch kodiert werden und gilt für alle Formen des Konsums

Die im Rahmen der spezifischen Behandlung im besonderen Setting bei substanzbedingten Störungen bei Kindern und Jugendlichen anfallenden Therapieeinheiten werden bei den Zusatzkodes 9-696 ff. angegeben

Ein Kode aus diesem Bereich ist für die Behandlung von Patienten anzuwenden, die bei stationärer Aufnahme das 18. Lebensjahr noch nicht vollendet haben (bei deutlichen Entwicklungsdefiziten auch für Heranwachsende bis zum vollendeten 21. Lebensjahr)

Strukturmerkmale:

- Spezialstation für Suchtpatienten bis zum vollendeten 18. Lebensjahr (bei deutlichen Entwicklungsdefiziten auch für Heranwachsende bis zum vollendeten 21. Lebensjahr)

Mindestmerkmale (für den stationären Gesamtaufenthalt zu erbringende Maßnahmen):

- Versorgung von Kindern und Jugendlichen auf der Spezialstation mit individuellem, ärztlich indiziertem Einsatz von Fachtherapien wie z.B. Ergotherapie oder körperbezogene Therapieverfahren, mit schulischem Angebot (sofern schulpflichtig oder berufsschulpflichtig), mit entwicklungsspezifischem Umgang und Anleitung, mit Bezug auf das oder im Lebensumfeld des Patienten im besonderen suchtspezifischen Setting. Diese Stationen haben ein hochstrukturiertes therapeutisches Milieu und arbeiten nach einem integrierten, auf das Störungsbild zugeschnittenen Konzept. Die folgenden Merkmale sind mindestens Teil des Konzeptes:
  - Somatische Entgiftung, ggf. über Substitutionsmittel oder andere pharmakologische Unterstützung sowie suchtspezifische roborierende Maßnahmen, differenzierte somatische Befunderhebung mit Behandlung von Folge- und Begleiterkrankungen
  - Aufklärung über Abhängigkeitserkrankungen, Gesundheits- und Selbstfürsorgetrainings, soziales Kompetenztraining, Stabilisierung der familiären und/oder psychosozialen Situation, Klärung und Anbahnung der schulischen/beruflichen Wiedereingliederung, ggf. juristische und sozialrechtliche Anspruchsklärung sowie Behandlung nach Traumatisierung, Motivierung zur problemspezifischen Weiterbehandlung und Vermittlung, ggf. Einleitung suchtspezifischer Anschlussbehandlungen oder erforderlicher Jugendhilfemaßnahmen
  - Suchtmedizinisches Assessment sowie Erhebung eines nicht substanzgebundenen Suchtverhaltens
  - Sofern erforderlich Begleitung bei Klärungen mit juristischen Instanzen
  - Diagnostik und Behandlung von kinder- und jugendpsychiatrischer Komorbidität bzw. einer kinder- und jugendpsychiatrischen Grundstörung
  - Familienarbeit, sofern die Herkunftsfamilie kooperationsfähig ist, alternativ Arbeit mit Bezugspersonen aus Ersatzfamilien oder der Jugendhilfe

9-694.0 1 Behandlungstag

9-694.1 2 Behandlungstage

9-694.2 3 Behandlungstage

9-694.3 4 Behandlungstage

9-694.4 5 Behandlungstage

9-694.5 6 Behandlungstage

9-694.6 7 Behandlungstage

9-694.7 8 Behandlungstage

9-694.8 9 Behandlungstage

9-694.9 10 Behandlungstage

9-694.a 11 Behandlungstage

9-694.b 12 Behandlungstage

9-694.c 13 Behandlungstage
9-694.d 14 Behandlungstage
9-694.e 15 Behandlungstage
9-694.f 16 Behandlungstage
9-694.g 17 Behandlungstage
9-694.h 18 Behandlungstage
9-694.j 19 Behandlungstage
9-694.k 20 Behandlungstage
9-694.m 21 Behandlungstage
9-694.n 22 Behandlungstage
9-694.p 23 Behandlungstage
9-694.q 24 Behandlungstage
9-694.r 25 Behandlungstage
9-694.s 26 Behandlungstage
9-694.t 27 Behandlungstage
9-694.u 28 Behandlungstage

9-696 Anzahl der Therapieeinheiten pro Woche bei Kindern und Jugendlichen

Hinw.: Diese Kodes sind Zusatzkodes. Sie können nur in Kombination mit der psychiatrisch-psychosomatischen Regelbehandlung bei psychischen und psychosomatischen Störungen und Verhaltensstörungen bei Kindern und Jugendlichen (9-656), der psychiatrisch-psychosomatischen Intensivbehandlung bei psychischen und psychosomatischen Störungen und Verhaltensstörungen bei Kindern und Jugendlichen (9-672) und der psychiatrisch-psychosomatischen Behandlung im besonderen Eltern-Kind-Setting bei psychischen und psychosomatischen Störungen und Verhaltensstörungen bei Kindern und Jugendlichen (9-686) angegeben werden

Diese Kodes sind für die Behandlung von Patienten anzuwenden, die bei stationärer Aufnahme das 18. Lebensjahr noch nicht vollendet haben (bei deutlichen Entwicklungsdefiziten auch für Heranwachsende bis zum vollendeten 21. Lebensjahr)

Ein Kode aus diesem Bereich ist unabhängig von der Art der Behandlung einmal pro Woche anzugeben. Als erste Woche gilt die Zeitspanne vom Tag der Aufnahme bis zum Ablauf der ersten 7 Tage, usw. Erfolgt innerhalb der Woche ein Wechsel der Behandlungsart z.B. von Regelbehandlung auf Intensivbehandlung, werden die Therapieeinheiten aus den verschiedenen Behandlungsarten für die jeweilige Berufsgruppe zusammengezählt. Erfolgt eine Versorgung an weniger als 7 Tagen (z.B. aufgrund einer Entlassung), werden auch dann die Therapieeinheiten der jeweiligen Berufsgruppen berechnet und entsprechend der Anzahl der erreichten Therapieeinheiten kodiert

Sofern Therapieeinheiten an Wochenenden, Feiertagen, Aufnahme- oder Entlassungstagen erbracht werden, sind diese ebenfalls zu berücksichtigen

Als Einzeltherapie gilt eine zusammenhängende Therapie von mindestens 15 Minuten. Dies entspricht einer Therapieeinheit. Hierzu zählen auch Familientherapie oder Elterngespräche

Gruppentherapien dauern ebenfalls mindestens 15 Minuten. Bei Eltern-Gruppentherapien oder Eltern-Kind-Gruppentherapien ist die Gruppengröße auf maximal 8 Familien oder 15 Teilnehmer begrenzt. Gruppen mit 4 bis 10 Teilnehmern werden in aller Regel nach dem 2-Therapeuten-Prinzip geführt. Gruppen mit 11 bis 15 Teilnehmern müssen nach dem 2-Therapeuten-Prinzip geführt werden

Pro Einzel- oder Gruppentherapie dürfen Therapieeinheiten für maximal 2 Therapeuten pro Patient angerechnet werden

Die für die Diagnostik aufgewendete Zeit ist für die Berechnung der Therapieeinheiten entsprechend zu berücksichtigen

Die Tabelle der pro Patient anrechenbaren Therapieeinheiten befindet sich im Anhang zum OPS

Anerkannt werden alle Leistungen, die durch Mitarbeiter erbracht werden, die eine Ausbildung in der jeweiligen, beim Primärkode spezifizierten Berufsgruppe abgeschlossen haben und in einem dieser Berufsgruppe entsprechend vergüteten Beschäftigungsverhältnis stehen. Bei Psychotherapeuten in Ausbildung ist für eine Anerkennung der Leistungen Voraussetzung, dass diese Mitarbeiter eine Vergütung entsprechend ihrem Grundberuf z.B. als Diplom-Psychologe oder Diplom-(Sozial-)Pädagoge erhalten

Für die Kodierung sind die durch die ärztliche und psychologische Berufsgruppe erbrachten Therapieeinheiten getrennt nach Einzel- und Gruppentherapie zu addieren. Für die Spezialtherapeuten sind die in Einzeltherapie erbrachten Therapieeinheiten zu addieren. Es sind für jede Berufsgruppe gesondert die entsprechenden Kodes anzugeben

9-696.0 Keine Therapieeinheit pro Woche
Hinw.: Dieser Kode ist nur anzuwenden, wenn im Rahmen der Behandlung eines Patienten von keiner der 3 Berufsgruppen zusammenhängende Therapien von mindestens 15 Minuten pro Woche durchgeführt wurden

9-696.1 Einzeltherapie durch Ärzte
Hinw.: Die Erbringung der Therapieeinheiten kann durch Fachärzte und durch Ärzte in Weiterbildung erfolgen

.10 1 Therapieeinheit pro Woche
.11 2 Therapieeinheiten pro Woche
.12 3 Therapieeinheiten pro Woche
.13 4 Therapieeinheiten pro Woche
.14 5 Therapieeinheiten pro Woche
.15 6 Therapieeinheiten pro Woche
.16 7 Therapieeinheiten pro Woche
.17 8 Therapieeinheiten pro Woche
.18 9 Therapieeinheiten pro Woche
.19 10 Therapieeinheiten pro Woche
.1a 11 Therapieeinheiten pro Woche
.1b 12 Therapieeinheiten pro Woche
.1c 13 Therapieeinheiten pro Woche
.1d 14 Therapieeinheiten pro Woche
.1e 15 Therapieeinheiten pro Woche
.1f 16 Therapieeinheiten pro Woche
.1g Mehr als 16 Therapieeinheiten pro Woche

9-696.2 Gruppentherapie durch Ärzte
Hinw.: Die Erbringung der Therapieeinheiten kann durch Fachärzte und durch Ärzte in Weiterbildung erfolgen

.20 Mehr als 0,06 bis 1 Therapieeinheit pro Woche
.21 Mehr als 1 bis 2 Therapieeinheiten pro Woche
.22 Mehr als 2 bis 3 Therapieeinheiten pro Woche
.23 Mehr als 3 bis 4 Therapieeinheiten pro Woche
.24 Mehr als 4 bis 5 Therapieeinheiten pro Woche
.25 Mehr als 5 bis 6 Therapieeinheiten pro Woche
.26 Mehr als 6 bis 7 Therapieeinheiten pro Woche
.27 Mehr als 7 bis 8 Therapieeinheiten pro Woche
.28 Mehr als 8 bis 9 Therapieeinheiten pro Woche
.29 Mehr als 9 bis 10 Therapieeinheiten pro Woche
.2a Mehr als 10 bis 11 Therapieeinheiten pro Woche
.2b Mehr als 11 bis 12 Therapieeinheiten pro Woche
.2c Mehr als 12 bis 13 Therapieeinheiten pro Woche
.2d Mehr als 13 bis 14 Therapieeinheiten pro Woche
.2e Mehr als 14 bis 15 Therapieeinheiten pro Woche
.2f Mehr als 15 bis 16 Therapieeinheiten pro Woche
.2g Mehr als 16 Therapieeinheiten pro Woche

9-696.3 Einzeltherapie durch Psychotherapeuten und/oder Psychologen
Exkl.: Einzeltherapie durch ärztliche Psychotherapeuten (9-696.1 ff.)

.30 1 Therapieeinheit pro Woche
.31 2 Therapieeinheiten pro Woche
.32 3 Therapieeinheiten pro Woche
.33 4 Therapieeinheiten pro Woche
.34 5 Therapieeinheiten pro Woche
.35 6 Therapieeinheiten pro Woche
.36 7 Therapieeinheiten pro Woche
.37 8 Therapieeinheiten pro Woche
.38 9 Therapieeinheiten pro Woche
.39 10 Therapieeinheiten pro Woche

.3a 11 Therapieeinheiten pro Woche
.3b 12 Therapieeinheiten pro Woche
.3c 13 Therapieeinheiten pro Woche
.3d 14 Therapieeinheiten pro Woche
.3e 15 Therapieeinheiten pro Woche
.3f 16 Therapieeinheiten pro Woche
.3g Mehr als 16 Therapieeinheiten pro Woche

9-696.4 Gruppentherapie durch Psychotherapeuten und/oder Psychologen
Exkl.: Gruppentherapie durch ärztliche Psychotherapeuten (9-696.2 ff.)

.40 Mehr als 0,06 bis 1 Therapieeinheit pro Woche
.41 Mehr als 1 bis 2 Therapieeinheiten pro Woche
.42 Mehr als 2 bis 3 Therapieeinheiten pro Woche
.43 Mehr als 3 bis 4 Therapieeinheiten pro Woche
.44 Mehr als 4 bis 5 Therapieeinheiten pro Woche
.45 Mehr als 5 bis 6 Therapieeinheiten pro Woche
.46 Mehr als 6 bis 7 Therapieeinheiten pro Woche
.47 Mehr als 7 bis 8 Therapieeinheiten pro Woche
.48 Mehr als 8 bis 9 Therapieeinheiten pro Woche
.49 Mehr als 9 bis 10 Therapieeinheiten pro Woche
.4a Mehr als 10 bis 11 Therapieeinheiten pro Woche
.4b Mehr als 11 bis 12 Therapieeinheiten pro Woche
.4c Mehr als 12 bis 13 Therapieeinheiten pro Woche
.4d Mehr als 13 bis 14 Therapieeinheiten pro Woche
.4e Mehr als 14 bis 15 Therapieeinheiten pro Woche
.4f Mehr als 15 bis 16 Therapieeinheiten pro Woche
.4g Mehr als 16 Therapieeinheiten pro Woche

9-696.5 Einzeltherapie durch Spezialtherapeuten

.50 1 Therapieeinheit pro Woche
.51 2 Therapieeinheiten pro Woche
.52 3 Therapieeinheiten pro Woche
.53 4 Therapieeinheiten pro Woche
.54 5 Therapieeinheiten pro Woche
.55 6 Therapieeinheiten pro Woche
.56 7 Therapieeinheiten pro Woche
.57 8 Therapieeinheiten pro Woche
.58 9 Therapieeinheiten pro Woche
.59 10 Therapieeinheiten pro Woche
.5a 11 Therapieeinheiten pro Woche
.5b 12 Therapieeinheiten pro Woche
.5c 13 Therapieeinheiten pro Woche
.5d 14 Therapieeinheiten pro Woche
.5e 15 Therapieeinheiten pro Woche
.5f 16 Therapieeinheiten pro Woche
.5g 17 Therapieeinheiten pro Woche
.5h 18 Therapieeinheiten pro Woche
.5j 19 Therapieeinheiten pro Woche
.5k 20 Therapieeinheiten pro Woche
.5m 21 Therapieeinheiten pro Woche
.5n 22 Therapieeinheiten pro Woche
.5p 23 Therapieeinheiten pro Woche
.5q 24 Therapieeinheiten pro Woche
.5r 25 Therapieeinheiten pro Woche
.5s 26 Therapieeinheiten pro Woche
.5t 27 Therapieeinheiten pro Woche
.5u 28 Therapieeinheiten pro Woche
.5v 29 Therapieeinheiten pro Woche
.5w Mehr als 29 Therapieeinheiten pro Woche

Andere Behandlung bei psychischen und psychosomatischen Störungen und Verhaltensstörungen bei Erwachsenen (9-70...9-70)

Hinw.: Ein Kode aus diesem Bereich ist nur für Leistungen anzugeben, die in Einrichtungen im Geltungsbereich des § 17d KHG erbracht wurden
Die gleichzeitige somatische Diagnostik und Behandlung sind gesondert zu kodieren

9-70 Spezifische Behandlung bei psychischen und psychosomatischen Störungen und Verhaltensstörungen bei Erwachsenen

9-701 Stationsäquivalente psychiatrische Behandlung bei Erwachsenen

Exkl.: Regelbehandlung bei psychischen und psychosomatischen Störungen und Verhaltensstörungen bei Erwachsenen (9-607)
Intensivbehandlung bei psychischen und psychosomatischen Störungen und Verhaltensstörungen bei Erwachsenen (9-61)
Psychotherapeutische Komplexbehandlung bei psychischen und psychosomatischen Störungen und Verhaltensstörungen bei Erwachsenen (9-626)
Psychosomatisch-psychotherapeutische Komplexbehandlung bei psychischen und psychosomatischen Störungen und Verhaltensstörungen bei Erwachsenen (9-634)
Erhöhter Betreuungsaufwand bei psychischen und psychosomatischen Störungen und Verhaltensstörungen bei Erwachsenen (9-640 ff.)
Integrierte klinisch-psychosomatisch-psychotherapeutische Komplexbehandlung bei psychischen und psychosomatischen Störungen und Verhaltensstörungen bei Erwachsenen (9-642)
Psychiatrisch-psychotherapeutische Behandlung im besonderen Eltern-Kind-Setting (9-643 ff.)
Erbringung von Behandlungsmaßnahmen im stationsersetzenden Umfeld und als halbtägige tagesklinische Behandlung bei Erwachsenen (9-644 ff.)
Spezifische qualifizierte Entzugsbehandlung Abhängigkeitskranker bei Erwachsenen (9-647 ff.)
Psychiatrisch-psychotherapeutische Behandlung im besonderen kombinierten Eltern-Kind-Setting bei therapiebedürftigem Elternteil und therapiebedürftigem Kind (9-64a ff.)

Hinw.: Eine kriseninterventionelle Behandlung (9-641 ff.) und der indizierte komplexe Entlassungsaufwand (9-645 ff.) sind zusätzlich zu kodieren
Der Einsatz von Gebärdensprachdolmetschern ist gesondert zu kodieren (9-510 ff.)
Voraussetzung für die stationsäquivalente Behandlung ist das Vorliegen einer psychischen Erkrankung und einer Indikation für eine stationäre Behandlung. Die stationsäquivalente Behandlung umfasst eine psychiatrische Behandlung im häuslichen Umfeld des Patienten Sie stellt bei Bedarf neben der aufsuchenden Behandlung auch die Nutzung weiterer Ressourcen der psychiatrischen Abteilung oder des psychiatrischen Krankenhauses für ergänzende Diagnostik und Therapie sicher
Diese Kodes sind für jeden Tag mit stationsäquivalenter Behandlung berufsgruppenspezifisch anzugeben. Therapiezeiten eines Tages einer Berufsgruppe sind zu addieren. Fahrzeiten werden nicht angerechnet
Bei Gruppentherapien ist die Gruppengröße auf maximal 18 Patienten begrenzt. Bei einer Gruppenpsychotherapie mit 13 bis 18 Patienten sind mindestens 2 Mitarbeiter, von denen mindestens einer ein Arzt oder ein Psychologe ist, erforderlich. Pro Gruppentherapie dürfen Therapiezeiten für maximal 2 Therapeuten angerechnet werden. Die Dauer der Gruppentherapie ist mit der Anzahl der Therapeuten zu multiplizieren und dann durch die Anzahl der teilnehmenden Patienten zu teilen. Diese Zeit wird jedem teilnehmenden Patienten angerechnet
Die Kodes sind ebenfalls für Leistungen anzugeben, die von an der ambulanten psychiatrischen Behandlung teilnehmenden Leistungserbringern oder von anderen zur Erbringung der stationsäquivalenten Behandlung berechtigten Krankenhäusern (§ 115d Abs. 1 Satz 3 SGB V) erbracht werden
Strukturmerkmale:

- Mobiles multiprofessionelles Team mit Behandlungsleitung durch einen Facharzt für Psychiatrie und Psychotherapie, Facharzt für Psychiatrie, Facharzt für Nervenheilkunde oder Facharzt für Psychosomatische Medizin und Psychotherapie, bestehend aus ärztlichem Dienst, pflegerischem Dienst und mindestens einem Vertreter einer weiteren Berufsgruppe (z.B. Psychotherapeuten oder Psychologen ohne ärztliche Psychotherapeuten

(Psychologischer Psychotherapeut, Psychotherapeut mit einer Approbation nach § 2 Absatz 1 Nummer 1 der seit dem 1. September 2020 geltenden Fassung des Psychotherapeutengesetzes (PsychThG), Fachpsychotherapeut, Diplom-Psychologe oder Master in Psychologie) oder Spezialtherapeuten (z.B. Ergotherapeut, Physiotherapeut, Sozialarbeiter, Sozialpädagoge, Logopäde, Kreativtherapeut))

- Vorhandensein von Vertretern der folgenden Berufsgruppen:
  - Ärzte (Facharzt für Psychiatrie und Psychotherapie, Facharzt für Psychiatrie, Facharzt für Nervenheilkunde oder Facharzt für Psychosomatische Medizin und Psychotherapie)
  - Psychotherapeuten oder Psychologen ohne ärztliche Psychotherapeuten (Psychologischer Psychotherapeut, Psychotherapeut mit einer Approbation nach § 2 Absatz 1 Nummer 1 der seit dem 1. September 2020 geltenden Fassung des Psychotherapeutengesetzes (PsychThG), Fachpsychotherapeut, Diplom-Psychologe oder Master in Psychologie)
  - Spezialtherapeuten (z.B. Ergotherapeuten, Physiotherapeuten, Sozialarbeiter, Logopäden, Kreativtherapeuten)
  - Pflegefachpersonen (z.B. Gesundheits- und Krankenpfleger, Gesundheits- und Kinderkrankenpfleger, Altenpfleger, Pflegefachfrauen/Pflegefachmänner, Heilerziehungspfleger)
- Erreichbarkeit mindestens eines Mitglieds des Behandlungsteams werktags im Rahmen des üblichen Tagesdienstes (Rufbereitschaft). Darüber hinaus jederzeitige, 24 Stunden an 7 Tagen in der Woche, ärztliche Eingriffsmöglichkeit
- Möglichkeit zur umgehenden vollstationären Aufnahme bei kurzfristiger Zustandsverschlechterung

Mindestmerkmale:

- Durchführung einer wöchentlichen ärztlichen Visite (bei stationsäquivalenter Behandlung an mehr als 6 Tagen in Folge) im direkten Patientenkontakt, in der Regel im häuslichen Umfeld. Der Facharztstandard ist zu gewährleisten
- Durchführung einer wöchentlichen multiprofessionellen Fallbesprechung zur Beratung des weiteren Behandlungsverlaufs (bei stationsäquivalenter Behandlung an mehr als 6 Tagen in Folge), in die mindestens 3 der an der Behandlung beteiligten Berufsgruppen ggf. unter Einbeziehung kooperierender Leistungserbringer nach § 115d Abs. 1 Satz 3 SGB V einbezogen werden. Die Fallbesprechung kann unter Zuhilfenahme von Telekommunikation geschehen
- Behandlung auf der Grundlage eines individuellen Therapieplans, orientiert an den Möglichkeiten und dem Bedarf des Patienten
- Es erfolgt mindestens ein direkter Patientenkontakt durch mindestens ein Mitglied des multiprofessionellen Teams pro Tag. Kommt ein direkter Kontakt nicht zustande aus Gründen, die der Patient zu verantworten hat, zählt der unternommene Kontaktversuch dennoch als direkter Patientenkontakt
- Genesungsbegleiter können hinzugezogen werden
- Als angewandte Verfahren der ärztlichen und psychologischen Berufsgruppen gelten folgende Verfahren oder im Aufwand vergleichbare Verfahren:
  - Supportive Einzelgespräche
  - Einzelpsychotherapie
  - Psychoedukation
  - Internetbasierte Interventionen
  - Angehörigengespräche (z.B. Psychoedukation, Gespräche mit Betreuern)
  - Gespräche mit Richtern oder Behördenvertretern
  - Somato-psychosomatisches ärztliches Gespräch
  - Aufklärung, Complianceförderung und Monitoring im Rahmen der ärztlich indizierten Psychopharmakotherapie, Einnahmetraining
  - Leistungen im und unter Einbeziehung des sozialen Netzwerkes/Umfeldes des Patienten (z.B. Familie, Arbeitgeber, Betreuer, komplementäre Dienste)
  - Gruppenpsychotherapie
- Als angewandte Verfahren der Spezialtherapeuten und Pflegefachpersonen gelten folgende Verfahren oder im Aufwand vergleichbare Verfahren:
  - Beratung, Adhärenz-Förderung und Monitoring im Rahmen der ärztlich indizierten Psychopharmakotherapie, Einnahmetraining
  - Psychoedukation
  - Bezugstherapeutengespräche, supportive Einzelgespräche
  - Behandlung und spezielle Interventionen durch Pflegefachpersonen (z.B. alltagsbezogenes Training, Aktivierungsbehandlung)
  - Ergotherapeutische Behandlungsverfahren
  - Spezielle psychosoziale Interventionen (z.B. Selbstsicherheitstraining, soziales Kompetenztraining)

- Kreativtherapien (z.B. Tanztherapie, Kunsttherapie, Musiktherapie)
- Internetbasierte Interventionen
- Gespräche mit Behördenvertretern
- Angehörigengespräche, Gespräche mit Betreuern
- Physio- oder Bewegungstherapie (z.B. Sporttherapie)
- Sensorisch fokussierte Therapien (z.B. Genussgruppe, Snoezelen)
- Entspannungsverfahren (z.B. progressive Muskelrelaxation nach Jacobson, autogenes Training oder psychophysiologische Techniken wie Biofeedback)
- Logopädie (z.B. bei Schluckstörungen)
- Übende Verfahren und Hilfekoordination zur Reintegration in den individuellen psychosozialen Lebensraum
- Gestaltungs-, Körper- und Bewegungstherapie
- Somatopsychisch-psychosomatische Kompetenztrainings (Diätberatung, Sozialberatung, Sport)

9-701.0 Therapiezeiten am Patienten durch Ärzte

.00 Bis 30 Minuten pro Tag
.01 Mehr als 30 bis 60 Minuten pro Tag
.02 Mehr als 60 bis 90 Minuten pro Tag
.03 Mehr als 90 bis 120 Minuten pro Tag
.04 Mehr als 120 bis 180 Minuten pro Tag
.05 Mehr als 180 bis 240 Minuten pro Tag
.06 Mehr als 240 Minuten pro Tag

9-701.1 Therapiezeiten am Patienten durch Psychotherapeuten und/oder Psychologen
Exkl.: Therapiezeiten am Patienten durch ärztliche Psychotherapeuten (9-701.0 ff.)

.10 Bis 30 Minuten pro Tag
.11 Mehr als 30 bis 60 Minuten pro Tag
.12 Mehr als 60 bis 90 Minuten pro Tag
.13 Mehr als 90 bis 120 Minuten pro Tag
.14 Mehr als 120 bis 180 Minuten pro Tag
.15 Mehr als 180 bis 240 Minuten pro Tag
.16 Mehr als 240 Minuten pro Tag

9-701.2 Therapiezeiten am Patienten durch Spezialtherapeuten

.20 Bis 30 Minuten pro Tag
.21 Mehr als 30 bis 60 Minuten pro Tag
.22 Mehr als 60 bis 90 Minuten pro Tag
.23 Mehr als 90 bis 120 Minuten pro Tag
.24 Mehr als 120 bis 180 Minuten pro Tag
.25 Mehr als 180 bis 240 Minuten pro Tag
.26 Mehr als 240 Minuten pro Tag

9-701.3 Therapiezeiten am Patienten durch Pflegefachpersonen

.30 Bis 30 Minuten pro Tag
.31 Mehr als 30 bis 60 Minuten pro Tag
.32 Mehr als 60 bis 90 Minuten pro Tag
.33 Mehr als 90 bis 120 Minuten pro Tag
.34 Mehr als 120 bis 180 Minuten pro Tag
.35 Mehr als 180 bis 240 Minuten pro Tag
.36 Mehr als 240 Minuten pro Tag

Andere Behandlung bei psychischen und psychosomatischen Störungen und Verhaltensstörungen bei Kindern und Jugendlichen (9-80...9-80)

Hinw.: Ein Kode aus diesem Bereich ist nur für Leistungen anzugeben, die in Einrichtungen im Geltungsbereich des § 17d KHG erbracht wurden
Die gleichzeitige somatische Diagnostik und Behandlung sind gesondert zu kodieren

9-80 Spezifische Behandlung bei psychischen und psychosomatischen Störungen und Verhaltensstörungen bei Kindern und Jugendlichen

9-801 Stationsäquivalente psychiatrische Behandlung bei Kindern und Jugendlichen

Exkl.: Psychiatrisch-psychotherapeutische Behandlung im besonderen kombinierten Eltern-Kind-Setting bei therapiebedürftigem Elternteil und therapiebedürftigem Kind (9-64a ff.)
Regelbehandlung bei psychischen und psychosomatischen Störungen und Verhaltensstörungen bei Kindern und Jugendlichen (9-656)
Psychiatrisch-psychosomatische Intensivbehandlung bei psychischen und psychosomatischen Störungen und Verhaltensstörungen bei Kindern und Jugendlichen (9-672)
Psychiatrisch-psychosomatische Behandlung im besonderen Eltern-Kind-Setting bei psychischen und psychosomatischen Störungen und Verhaltensstörungen bei Kindern und Jugendlichen (9-686)
Erbringung von Behandlungsmaßnahmen im stationsersetzenden Umfeld und als halbtägige tagesklinische Behandlung bei Kindern und Jugendlichen (9-691 ff.)
Erhöhter Betreuungsaufwand bei psychischen und psychosomatischen Störungen und Verhaltensstörungen bei Kindern und Jugendlichen (9-693 ff.)
Spezifische Behandlung im besonderen Setting bei substanzbedingten Störungen bei Kindern und Jugendlichen (9-694 ff.)

Hinw.: Der Einsatz von Gebärdensprachdolmetschern (9-510 ff.) ist gesondert zu kodieren
Diese Kodes sind für die Behandlung von Patienten anzuwenden, die zu Beginn der stationsäquivalenten Behandlung das 18. Lebensjahr noch nicht vollendet haben (bei deutlichen Entwicklungsdefiziten auch für Heranwachsende bis zum vollendeten 21. Lebensjahr)
Voraussetzung für die stationsäquivalente Behandlung ist das Vorliegen einer psychischen Erkrankung und einer Indikation für eine stationäre Behandlung. Die stationsäquivalente Behandlung umfasst eine kinder- und jugendpsychiatrische Behandlung im häuslichen Umfeld des Patienten
Sie stellt bei Bedarf neben der aufsuchenden Behandlung auch die Nutzung weiterer Ressourcen der kinder- und jugendpsychiatrischen Abteilung oder des kinder- und jugendpsychiatrischen Krankenhauses (je nach Bundesland und Träger im Bedarfsfall auch der Schule für Kranke) für ergänzende Diagnostik und Therapie sicher
Diese Kodes sind für jeden Tag mit stationsäquivalenter Behandlung berufsgruppenspezifisch anzugeben. Therapiezeiten eines Tages einer Berufsgruppe sind zu addieren. Fahrzeiten werden nicht angerechnet
Bei Eltern-Gruppentherapien oder Eltern-Kind-Gruppentherapien ist die Gruppengröße auf maximal 8 Familien oder 15 Teilnehmer begrenzt. Gruppen mit 4 bis 10 Teilnehmern werden in aller Regel nach dem 2-Therapeuten-Prinzip geführt. Gruppen mit 11 bis 15 Teilnehmern müssen nach dem 2-Therapeuten-Prinzip geführt werden. Pro Gruppentherapie dürfen Therapiezeiten für maximal 2 Therapeuten angerechnet werden. Die Dauer der Gruppentherapie ist mit der Anzahl der Therapeuten zu multiplizieren und dann durch die Anzahl der teilnehmenden Patienten zu teilen. Diese Zeit wird jedem teilnehmenden Patienten angerechnet
Die Kodes sind ebenfalls für Leistungen anzugeben, die von an der ambulanten psychiatrischen Behandlung teilnehmenden Leistungserbringern oder von anderen zur Erbringung der stationsäquivalenten Behandlung berechtigten Krankenhäusern (§ 115d Abs. 1 Satz 3 SGB V) erbracht werden

Strukturmerkmale:
- Mobiles multiprofessionelles Team mit Behandlungsleitung durch einen Facharzt für Kinder- und Jugendpsychiatrie und -psychotherapie, bestehend aus ärztlichem Dienst, pädagogisch-pflegerischem Dienst (z.B. (Kinder-)Gesundheits- und Krankenpflegepersonal, Erzieher, Heilerziehungspfleger, Jugend- und Heimerzieher) und mindestens einem Vertreter einer weiteren Berufsgruppe (z.B. Psychotherapeuten oder Psychologen ohne ärztliche Psychotherapeuten (Kinder- und Jugendlichenpsychotherapeut, Psychologischer Psychotherapeut, Psychotherapeut mit einer Approbation nach § 2 Absatz 1 Nummer 1 der seit dem 1. September 2020 geltenden Fassung des Psychotherapeutengesetzes (PsychThG), Fachpsychotherapeut für Kinder und Jugendliche bzw. für Erwachsene, Diplom-Psychologe oder Master in Psychologie) oder Spezialtherapeuten (z.B. Ergotherapeut, Physiotherapeut, Sozialarbeiter, Sozialpädagoge, Heilpädagoge, Bewegungs-, Erlebnis-, Kreativtherapeut, Logopäde))
- Vorhandensein von Vertretern der folgenden Berufsgruppen:
  - Ärzte (Facharzt für Kinder- und Jugendpsychiatrie und -psychotherapie)
  - Psychotherapeuten oder Psychologen ohne ärztliche Psychotherapeuten (Kinder- und Jugendlichenpsychotherapeut, Psychologischer Psychotherapeut, Psychotherapeut mit einer Approbation nach § 2 Absatz 1 Nummer 1 der seit dem 1. September 2020 geltenden Fassung des Psychotherapeutengesetzes (PsychThG), Fachpsychotherapeut für Kinder und Jugendliche bzw. für Erwachsene, Diplom-Psychologe oder Master in Psychologie)
  - Spezialtherapeuten (z.B. Ergotherapeuten, Sozialarbeiter, Heilpädagogen, Bewegungs-, Erlebnis-, Kreativtherapeuten, Logopäden)
  - Pädagogisch-pflegerische Fachpersonen (z.B. (Kinder-)Gesundheits- und Krankenpflegepersonal, Pflegefachfrauen/Pflegefachmänner, Erzieher, Heilerziehungspfleger, Jugend- und Heimerzieher)
- Erreichbarkeit mindestens eines Mitglieds des Behandlungsteams werktags im Rahmen des üblichen Tagesdienstes (Rufbereitschaft). Darüber hinaus jederzeitige, 24 Stunden an 7 Tagen in der Woche, ärztliche Eingriffsmöglichkeit
- Möglichkeit zur umgehenden vollstationären Aufnahme bei kurzfristiger Zustandsverschlechterung

Mindestmerkmale:
- Durchführung einer wöchentlichen ärztlichen Visite (bei stationsäquivalenter Behandlung an mehr als 6 Tagen in Folge) im direkten Patientenkontakt, in der Regel im häuslichen Umfeld. Der Facharztstandard ist zu gewährleisten
- Durchführung einer wöchentlichen multiprofessionellen Fallbesprechung zur Beratung des weiteren Behandlungsverlaufs (bei stationsäquivalenter Behandlung an mehr als 6 Tagen in Folge), in die mindestens 3 der an der Behandlung beteiligten Berufsgruppen ggf. unter Einbeziehung kooperierender Leistungserbringer nach § 115d Abs. 1 Satz 3 SGB V einbezogen werden. Die Fallbesprechung kann unter Zuhilfenahme von Telekommunikation geschehen
- Behandlung auf der Grundlage eines individuellen Therapieplans, orientiert an den Möglichkeiten und dem Bedarf des Patienten
- Es erfolgt mindestens ein direkter Patientenkontakt durch mindestens ein Mitglied des multiprofessionellen Teams pro Tag, ggf. auch im Rahmen eines Familiengesprächs/einer Familientherapie oder eines Elterngesprächs mit kurzem Kontakt zum Kind. Kommt ein direkter Kontakt nicht zustande aus Gründen, die der Patient zu verantworten hat, zählt der unternommene Kontaktversuch dennoch als direkter Patientenkontakt
- Als angewandte Verfahren der ärztlichen und psychologischen Berufsgruppen gelten folgende Verfahren oder im Aufwand vergleichbare Verfahren:
  - Ärztliches oder psychologisches Einzelgespräch/einzeltherapeutische Intervention
  - Einzelpsychotherapie mit kind- und jugendgerechten Verfahren
  - Entspannungsverfahren
  - Ärztliche oder psychologische therapeutische Familienkontakte, Elterngespräche, Familiengespräche und Familientherapie und/oder Gespräche/Kontakte mit Bezugspersonen aus dem Herkunftsmilieu (z.B. Jugendhilfe, Pflegefamilie)
  - Somato-psychosomatisches ärztliches Gespräch
  - Aufklärung (Kind/Jugendlicher und Bezugspersonen), Complianceförderung und Monitoring im Rahmen der ärztlich indizierten Psychopharmakotherapie
  - (Störungsspezifische) Psychoedukation
  - Helferkonferenzen (z.B. Jugendhilfe)
  - Anleitung von Bezugspersonen im Umgang mit dem Patienten, z.B. Begleitung von Deeskalationen
  - Gruppenpsychotherapie

- Als angewandte Verfahren der Spezialtherapeuten und pädagogisch-pflegerischen Fachpersonen gelten folgende Verfahren oder im Aufwand vergleichbare Verfahren:
  - Behandlungseinheiten durch die kinder- und jugendpsychiatrische Pflege/Bezugspflege des Pflege- und Erziehungsdienstes (z.B. alltagsbezogenes Training, Anleitung und Förderung der Selbständigkeit, Stuhltraining, Esstraining, Verstärkerplan, Feedbackrunden)
  - Anleitung bei sozialer Interaktion
  - Gelenkte Freizeitaktivitäten, Medienpädagogik, Erlebnispädagogik/-therapie mit therapeutischem Auftrag gemäß Gesamtbehandlungsplan
  - Heilpädagogische oder ergotherapeutische Förder- und Behandlungsverfahren (auch als Eltern-Kind-Interaktionsförderung)
  - Kreativtherapien (z.B. Tanztherapie, Kunsttherapie, Musiktherapie)
  - Bewegungstherapie, Mototherapie, Logopädie
  - Übende Verfahren und prospektive Hilfekoordination hinsichtlich der geplanten Reintegration in Schule und soziales Umfeld
  - Gespräche mit Behördenvertretern
  - Ergotherapeutische Behandlungsverfahren, Krankengymnastik, Entspannungsverfahren
  - Unterstützung (der Eltern) bei alltäglichen Verrichtungen und Förderung der selbständigen Konfliktklärung mit dem Kind, ggf. mit Video-Feedback, ggf. mit spezifischen Deeskalationstechniken
  - Einübung spezialisierter Therapiemodule gemeinsam mit den Eltern
  - Spezielle psychosoziale Techniken (z.B. Sozialkompetenztraining, Anleitung zu gemeinsamen Aktivitäten mit Familienmitgliedern wie Spiel, Sport, Freizeit)
  - Angehörigengespräche und gezielte Anleitung von Bezugspersonen aus dem Herkunftsmilieu, dem familiären oder sozialen Raum
  - Interventionen hinsichtlich der geplanten Überleitung in andere Behandlungssettings oder rehabilitative Anschlussmaßnahmen (z.B. Jugendhilfe)

9-801.0 Therapiezeiten am Patienten durch Ärzte

.00 Bis 30 Minuten pro Tag
.01 Mehr als 30 bis 60 Minuten pro Tag
.02 Mehr als 60 bis 90 Minuten pro Tag
.03 Mehr als 90 bis 120 Minuten pro Tag
.04 Mehr als 120 bis 180 Minuten pro Tag
.05 Mehr als 180 bis 240 Minuten pro Tag
.06 Mehr als 240 Minuten pro Tag

9-801.1 Therapiezeiten am Patienten durch Psychotherapeuten und/oder Psychologen

Exkl.: Therapiezeiten am Patienten durch ärztliche Psychotherapeuten (9-801.0 ff.)

.10 Bis 30 Minuten pro Tag
.11 Mehr als 30 bis 60 Minuten pro Tag
.12 Mehr als 60 bis 90 Minuten pro Tag
.13 Mehr als 90 bis 120 Minuten pro Tag
.14 Mehr als 120 bis 180 Minuten pro Tag
.15 Mehr als 180 bis 240 Minuten pro Tag
.16 Mehr als 240 Minuten pro Tag

9-801.2 Therapiezeiten am Patienten durch Spezialtherapeuten

.20 Bis 30 Minuten pro Tag
.21 Mehr als 30 bis 60 Minuten pro Tag
.22 Mehr als 60 bis 90 Minuten pro Tag
.23 Mehr als 90 bis 120 Minuten pro Tag
.24 Mehr als 120 bis 180 Minuten pro Tag
.25 Mehr als 180 bis 240 Minuten pro Tag
.26 Mehr als 240 Minuten pro Tag

9-801.3 Therapiezeiten am Patienten durch pädagogisch-pflegerische Fachpersonen

.30 Bis 30 Minuten pro Tag
.31 Mehr als 30 bis 60 Minuten pro Tag
.32 Mehr als 60 bis 90 Minuten pro Tag
.33 Mehr als 90 bis 120 Minuten pro Tag
.34 Mehr als 120 bis 180 Minuten pro Tag
.35 Mehr als 180 bis 240 Minuten pro Tag
.36 Mehr als 240 Minuten pro Tag

Therapieeinheiten Psych

Tabellen der anrechenbaren Therapieeinheiten pro Patient in Abhängigkeit von der Dauer der Therapie und von der Anzahl der Patienten, die an der Gruppentherapie teilgenommen haben.

Die anrechenbaren Therapieeinheiten werden wie folgt berechnet: Die Gesamtanzahl der in einer Gruppentherapiesitzung erbrachten Therapieeinheiten (abhängig von der Dauer und der Anzahl der Therapeuten) wird durch die Anzahl der teilnehmenden Patienten geteilt. Dieser Anteil wird jedem teilnehmenden Patienten angerechnet.

Zur besseren Übersichtlichkeit dieser Tabellen und zur einfacheren Benutzung für die Kodierung wurden die Werte kaufmännisch gerundet und auf zwei Nachkommastellen begrenzt. Bei softwaretechnischer Bearbeitung müssen die kaufmännische Rundung und die Begrenzung auf zwei Nachkommastellen berücksichtigt werden.

Anrechenbare Therapieeinheiten pro Patient für Erwachsene				
Anzahl der Patienten pro Gruppe	**Therapiedauer (Mindestdauer in Minuten)**			
	25 Min.	**50 Min.**	**75 Min.**	**usw.**
Einzeltherapie	1,00 TE	2,00 TE	3,00 TE	
2	0,50 TE	1,00 TE	1,50 TE	
3	0,33 TE	0,67 TE	1,00 TE	
4	0,25 TE	0,50 TE	0,75 TE	
5	0,20 TE	0,40 TE	0,60 TE	
6	0,17 TE	0,33 TE	0,50 TE	
7	0,14 TE	0,29 TE	0,43 TE	
8	0,13 TE	0,25 TE	0,38 TE	
9	0,11 TE	0,22 TE	0,33 TE	
10	0,10 TE	0,20 TE	0,30 TE	
11	0,09 TE	0,18 TE	0,27 TE	
12	0,08 TE	0,17 TE	0,25 TE	
13	0,08 TE	0,15 TE	0,23 TE	
14	0,07 TE	0,14 TE	0,21 TE	
15	0,07 TE	0,13 TE	0,20 TE	
16	0,06 TE	0,13 TE	0,19 TE	
17	0,06 TE	0,12 TE	0,18 TE	
18	0,06 TE	0,11 TE	0,17 TE	

Anrechenbare Therapieeinheiten pro Patient für Kinder und Jugendliche				
Anzahl der Patienten pro Gruppe	**Therapiedauer (Mindestdauer in Minuten)**			
	15 Min.	**30 Min.**	**45 Min.**	**usw.**
Einzeltherapie	1,00 TE	2,00 TE	3,00 TE	
2	0,50 TE	1,00 TE	1,50 TE	
3	0,33 TE	0,67 TE	1,00 TE	
4	0,25 TE	0,50 TE	0,75 TE	
5	0,20 TE	0,40 TE	0,60 TE	
6	0,17 TE	0,33 TE	0,50 TE	
7	0,14 TE	0,29 TE	0,43 TE	
8	0,13 TE	0,25 TE	0,38 TE	
9	0,11 TE	0,22 TE	0,33 TE	
10	0,10 TE	0,20 TE	0,30 TE	
11	0,09 TE	0,18 TE	0,27 TE	
12	0,08 TE	0,17 TE	0,25 TE	
13	0,08 TE	0,15 TE	0,23 TE	
14	0,07 TE	0,14 TE	0,21 TE	
15	0,07 TE	0,13 TE	0,20 TE	